U0196851

老年疾病与用药保健指导

主　编　阙万才　洪华山　刘茂柏

副主编　王亦萍　黄　显　陈菲菲　林海玲　丘宏强　程　昱　叶晓燕

编　委（按姓名汉语拼音排序）

车春晖　陈碧艳　陈官旭　陈瑞琪　崔艺凡　方美琴　方宗伟

郭敏之　郭秀强　黄伟昆　黄小嘉　黄雅萍　江学辉　晋　华

李大勇　林　冬　林接玉　林世腾　念冬妮　邱　澜　宋　昱

汤志耀　王　强　魏　娜　翁明娟　吴　靖　吴秋莹　徐春平

颜文强　晏泽辉　杨　佳　游晓洁　张　健　张　勤　张引强

郑红霞　邹丽丽　邹　秀

北京大学医学出版社

LAONIAN JIBING YU YONGYAO BAOJIAN ZHIDAO

图书在版编目（CIP）数据

老年疾病与用药保健指导 / 阙万才，洪华山，刘茂
柏主编 . — 北京：北京大学医学出版社，2022.11（2025.1 重印）
ISBN 978-7-5659-2727-0

Ⅰ.①老… Ⅱ.①阙…②洪…③刘… Ⅲ.①老年病 -
用药法 Ⅳ.① R592.05

中国版本图书馆 CIP 数据核字（2022）第 167155 号

老年疾病与用药保健指导

主　　编：阙万才　洪华山　刘茂柏
出版发行：北京大学医学出版社
地　　址：（100191）北京市海淀区学院路 38 号　北京大学医学部院内
电　　话：发行部 010-82802230；图书邮购 010-82802495
网　　址：http://www.pumpress.com.cn
E-mail：booksale@bjmu.edu.cn
印　　刷：北京溢漾印刷有限公司
经　　销：新华书店
责任编辑：法振鹏　慈光辉　责任校对：靳新强　责任印制：李　啸
开　　本：787 mm×1092 mm　1/16　印张：21.5　字数：371 千字
版　　次：2022 年 11 月第 1 版　2025 年 1 月第 3 次印刷
书　　号：ISBN 978-7-5659-2727-0
定　　价：85.00 元

读者朋友们：

　　药品非一般商品，是一种特殊的商品！误用不仅不能"治病"，还可能"致病"，甚至危及生命安全。请在医生指导下仔细阅读说明书并按说明使用，或在药师指导下购买和使用！

前　言

2021 年，国家统计局发布的第七次全国人口普查数据显示，我国 65 岁及以上人口为 1.91 亿，占 13.50%；60 岁及以上人口为 2.64 亿，占 18.70%。我国已步入老龄化社会，未来由于人口出生率下降及老年人寿命延长等，老年人口占总人口的比例将不断上升。

在健康领域，中国老年人的整体健康状况不容乐观。超过 1.8 亿老年人患有各种慢性病，患有一种及以上慢性病的老年人占比高达 75%，失能和部分失能老年人约 4000 万；老年群体对健康资源的需求快速增长，不断增长的人民美好生活需要和不平衡、不充分发展之间的矛盾凸显。因此，如何积极应对人口老龄化，成为党和政府以及社会各界越来越重视的问题。

健康长寿是人类的永恒追求。人均寿命的延长是经济社会发展和民生福祉水平提高的重要标志，是值得骄傲自豪和努力奋斗的事情。《老年疾病与用药保健指导》的出版恰逢其时，本书系统介绍老年疾病概论；重点介绍老年人常见的疾病，治疗药物的基本信息、用法用量及常见不良反应，药物作用机制、用药指导，药物基因检测和血药浓度监测等；系统介绍老年疾病营养护理保健等；从而全方位地为老年疾病的综合治疗提供指导和帮助。

我们融合一支技术过硬、梯队合理、团结奋进以及富有创新能力的医疗、药学、护理、营养保健团队，力争为老年患者撰写出规范化、个体化、一站式、高质量医疗服务的书籍。同时，本书也可作为基层医疗机构临床工作人员用药参考资料。我们期待本书的出版能够促使更多的人士关注老年健康，为积极应对人口老龄化，实现老有所医、老有所养、老有所乐作出贡献。

本书的编写、出版发行得到福建省科学技术协会科技创新智库课题"老年疾病安全合理用药科普推广"（课题编号 FJKX–A2128）支持，在此表示感谢。鉴于水平有限，书中难免有不足之处，欢迎广大读者批评指正。

阙万才　洪华山　刘茂柏

目　录

第一章 老年疾病概论

国家统计局发布的第七次全国人口普查数据显示，我国 60 岁及以上人口为 2.64 亿，占 18.70%，其中 65 岁及以上人口 1.91 亿，占 13.50%，与 2010 年相比，60 岁及以上人口的比重上升 5.44%，65 岁及以上人口的比重上升 4.63%。这说明人口老龄化的速度在加快，程度在加深。在健康领域，中国老年人的整体健康状况不容乐观。超过 1.8 亿老年人患有各种慢性病，患有一种及以上慢性病的老年人占比高达 75%，失能和部分失能老年人约 4000 万，这使老年人的用药机会和种类明显增多。同时，老年人的生理生化功能减退、自稳机制下降，对药物的反应性等发生改变，使老年人药物不良反应的发生率明显升高。此外，老年人身体状况的多样性、心理因素和生活环境条件的不同、易患多种疾病及多药合用等诸多因素的影响，造成老年人的药物治疗具有一定的特殊性。因此，应充分了解老年人的生理生化特点、衰老和疾病对药物处置的影响，以及老年人对药物敏感性和耐受性的改变，加强对老年人的合理用药，从而提高药物疗效并减少不良反应发生。

第一节 人口老龄化的现状及趋势

一、世界人口老龄化概况

世界许多国家正在经历人口老龄化进程。目前，全世界 60 岁及 60 岁以上的人口已经达到 8.93 亿，80 岁以上的人口是增长最快的人群。根据最新估计，到 2050 年 60 岁及 60 岁以上人口将达 20 亿，占全世界人口的 22%。2050 年的世界人口预计将达到 1950 年的 3.6 倍，其中 60 岁及 60 岁以上和 80 岁及 80 岁以上人口相应的增长数则分别是 10 倍和 27 倍。世界人口老龄化的特点如下。

（1）发展中国家的老龄化人口增长最快，速度常超过发达国家。目前，发展中国家总体老龄人口增长速度是发达国家的 2 倍多，是全世界人口增长速度的 2 倍。

（2）欧洲依然是世界上人口年龄"最年长"的地区，北美洲和大洋洲同样会有较高的老龄人口比例，非洲是人口年龄"最年轻"的地区。

（3）日本经历了极端的人口老龄化过程，已经达到了全世界最长的预期寿命；且因其生育率水平下降，2020 年日本人口中有 28% 在 65 岁以上。

（4）美国有 3 亿多人口，是世界人口第三大国。第二次世界大战后老龄人口数量开始增长，但由于经济发展和移民政策，暂不会面临老龄化带来的大问题。

（5）其他国家和地区的情况各异。老龄化进程在西方世界仍在继续，东亚和东南亚的一些国家和地区（尤其是中国、韩国和泰国等）的人口老龄化速度快速增长，并因生育率的相对下降而加剧。这些快速老龄化的非西方社会也同样开始陷入公共养老和医疗保健支出问题的漩涡之中。

二、中国人口老龄化概况及特点

1. 概况

截至 2021 年底，中国 65 岁以上人口已经达 1.91 亿人，占中国总人口的 13.5%，中国的人口老龄化是多因素的结果：生育率下降、预期寿命延长和年龄结构的动态变化。

2. 中国老年人口的基本状况

（1）数量巨大、增长迅速：据预测，2025 年，60 岁及 60 岁以上的人口将达 2.8 亿，占总人口的 19.3%；2050 年将达到 4 亿，占总人口的 27.9%；平均每年净增约 540 万。中国 80 岁以上的高龄老年人每年以 5% 左右的速度增长，是老年人口中增长最快的年龄组。高龄老年人将从 2000 年的 1100 万增长到 2050 年的 1 亿左右。我国的人口结构由成年型迈向老年型只用了 18 年，而英国用了 45 年、瑞典用了 85 年、法国用了 115 年。由此可见，我国的老年人口呈井喷式增长。

（2）区域发展不平衡：中国的老年人口主要分布在农村，占比高达 70% 左右。各省、直辖市、自治区之间的人口老龄化程度存在明显差异。中国最早进入老年型地区的有上海市、浙江省、北京市等省市，比后进入老年型的一些西部地区早 20 年左右。人口老龄化在近几十年低生育率的省份也许会变得更为极端和迅速。

（3）女性老年人的比例高：老年人口中女性多于男性，随着年龄的增长，女性老年人的比例不断上升。在 80 岁及 80 岁以上的高龄老年人中，女性占 63%。百岁老年人中，女性的比例高达 77%。

（4）平均预期寿命延长：中国人口的平均预期寿命明显延长，从 1949 年的 43.6 岁上升到 1999 年的 71 岁，2010 年的平均预期寿命为 73.5 岁。世界卫生组织发布的 2018 年版《世界卫生统计》报告中指出，中国人口的平均寿命为男性 75 岁、女性 77.9 岁。

（5）老年人的婚姻关系稳定，丧偶比例高：中国老年人的婚姻关系稳定，未婚率和离婚率都较低，分别为 1.39% 和 0.84%。老年人的丧偶比例较高，达 35% 以上，随着年龄的增长，丧偶比例不断提高，高龄女性老年人的比例更高。虽然老年人再婚的数量有所增多，但是比例仍然很低。

（6）主要依靠居家养老：目前中国老年社会保障机构的覆盖面小，子女供养老年人仍是中国老年人养老的主要方式。有 57.1% 的老年人主要靠子女或其他亲属提供经济帮助；有 25% 的老年人依靠自己的劳动收入；有 15.6% 的老年人依靠离退休金；依靠社会保险和救济等其他途径的只有 2.2%。大多数老年人与子女居住在一起，同住比例高达 77%。

第二节　老年人的生理特点

老年人随着年龄的增加，机体许多组织器官功能开始退化，调节能力也减弱，导致老年人的生理生化功能发生较大的改变。

一、神经系统的改变

有报道称 50 岁后，人的脑神经细胞数每年以 1% 的速度减少。照此推算，70 岁时，脑细胞总数中的 20% 将退化、消失。老年人大脑的重量较青年人减轻 20%~25%，大脑萎缩使脑内不同部位的神经元有不同程度的减少，同时胶质细胞增多。老年人常患有脑动脉粥样硬化，65 岁以上的老年人脑血流量较青年人减少 20% 以上。脑供血不足可能造成氧和葡萄糖供应不足，影响脑组织正常功能，因此老年人易出现暂时性智能障碍，经常性脑缺血则可能导致永久性记忆障碍。老年人中枢神经递质合成减少，应激适应性下降；脊髓重量减少，自主神经传导速度减慢；对环境变化的调节与适应能力下降，视觉与听觉也有不同程度的下降。老年人脑内酶活性降低，中枢神经系统某些受体处于高敏状态，常规剂量的药物即可产生较强的药理反应，出现耐受性降低的现象。

二、内分泌系统的改变

老年人内分泌器官及激素受体数量发生改变，使其激素代谢及对激素敏感性发生变化。一般认为，老年人甲状腺激素〔包括三碘甲状腺原氨酸（T_3）和四碘甲状腺原氨酸（甲状腺素，T_4）〕的合成和分泌减少，虽然血中甲状腺激素的浓度无明显改变，然而血浆 T_3 的浓度则下降 25%~40%。老年人的肾上腺腺体重量减轻，皮质醇、醛固酮分泌减少，血游离糖皮质激素浓度增高；老年人的胰岛素分泌减少且机体对胰岛素的敏感性下降，因此易患糖尿病；老年女性的雌激素和孕激素减少，月经紊乱以至绝经，并诱发更年期综合征；老年人的褪黑激素、5-羟色胺等合成和分泌减少，导致睡眠减少或应激迟缓等。

三、心血管系统的改变

老年人心室舒张期及射血期均延长，年龄每增加 1 岁，心排血量减少 1%，65 岁老人的心排血量仅为 25 岁青年人的 60%~70%。老年人心肌收缩力减弱、心排血量减少；心肌收缩期延长，使心肌耗氧量和能量需要增加，对应激适应性降低。老年人动脉硬化导致血管弹性减弱，外周阻力增大，血压升高，血流速度减慢，心、脑、肝、肾等主要器官血流量减少。老年人压力感受器的敏感性下降，易发生直立性低血压。老年人心血管系统的生理特点使其患高血压、心力衰竭、冠状动脉疾病的危险性显著增加。

四、免疫系统的改变

老年人胸腺萎缩，T 细胞数量减少且功能降低，血清中胸腺激素水平逐渐下降；B 淋巴细胞数量下降，功能降低；粒细胞和巨噬细胞功能下降；免疫球蛋白也随年龄增加而下降。此外，老年人自身免疫抗体出现的频率增高。这些变化使老年人免疫功能明显下降，导致感染、肿瘤及自身免疫疾病发病率明显增高。

五、消化系统的改变

老年人由于牙齿磨损、唾液分泌减少、吞咽困难等引起消化功能下降；胃黏膜及腺体萎缩、胃血流量减少、胃排空时间延长；小肠吸收能力下降，胰进行性纤维化；排便反射减弱，易出现习惯性便秘；肛门括约肌张力下降，易出现大便失禁。肝微粒体酶系含量下降，肝解毒和蛋白合成能力降低，药物的首过效应减弱，生物利用度增加。

六、脂肪组织与非脂肪组织的改变

一般来讲，随着年龄增长，脂肪组织在体重中所占的百分比增加，而非脂肪组织如肌肉、体液等的百分比减少。50岁以后尤为明显，女性比男性的变化更加显著。老年人脂肪组织增加，水分和细胞固体成分减少，骨与无机盐略微减少，这些改变会影响许多药物在体内的分布容积。

七、其他系统的改变

老年人肺泡数量减少、组织弹性下降、呼吸肌张力减弱、肋软骨钙化、运动能力减弱、胸廓阻力变大、椎骨骨质疏松、椎骨间隙变小，肺活量下降明显（约为青年人的75%），残气量增加（约增加50%），肺功能减退。老年人肾血流灌注量降低，肾小球滤过率降低；肾小管分泌和重吸收功能减退，肾肌酐清除率降低；膀胱肌肉萎缩，良性前列腺增生发生率增加。老年人骨髓中有核细胞数量减少，血中白细胞总数降低，粒细胞总数无明显下降，B淋巴细胞数基本正常。血纤维蛋白原含量增多，血脂增高，红细胞沉降率加快。血液黏稠度高，凝血因子增多，血小板聚集和黏附分子活性增高，血液常处于高凝状态。

第三节 老年疾病的特点

老年疾病主要是指老年人高发的疾病和老年人特有的疾病。前者如冠心病、高血压、慢性阻塞性肺疾病、脑血管病等，后者如老年痴呆、帕金森病、白内障、前列腺增生、骨质疏松症、老年性耳聋等。由于老年人的生理特点不同，疾病在发生、发展、表现、转归、预后等方面有诸多不同，现将其主要特点归纳如下。

一、患病率高

由于老年人的身体功能随年龄增加而退化，对诸多疾病和意外伤害的易感性增高、对外环境的适应能力差，因此绝大多数慢性病、恶性肿瘤的患病率随年龄增长而增加。

二、症状不典型或缺如

由于老年人的反应性和敏感性降低，患病时临床表现不典型、隐匿或缺如，临床表现不能如实反映病情进展。因此，在临床上常见所谓的老年人"无痛性胆道感染""无痛性心肌梗死""无症状性糖尿病""无咳嗽的肺部感染"等。同时，由于部分老年人感官功能减退（皮肤痛温觉感受器迟钝、视力减退、耳聋等）、认知功能减退，对身体异常变化的感受、倾诉和表达能力降低，也影响医务人员对老年人患病的正确判断。

三、多种疾病并存

老年人常患有多种慢性疾病，平均同时患有 2~6 种疾病或更多，如老年人可同时患有高血压、冠心病、高脂血症、颈椎病、白内障、良性前列腺增生等。多种疾病并存，使临床表现呈多样性和复杂性。

四、并发症发生率高

老年人罹患某种疾病时，易在该病的基础上并发其他疾病，这与老年人多种疾病并存、免疫功能降低、抵抗力差、对应激的抵御能力减弱有关。常见的并发症如下。

（1）肺部感染、呼吸衰竭：老年人常有慢性阻塞性肺疾病基础，患病后（如脑卒中、外伤、手术等）卧床，特别是长期卧床，肺部痰液引流不畅，易继发肺部感染，感染如不能及时控制，则继发呼吸衰竭而危及生命。不少脑卒中、创伤、糖尿病、围术期患者不是死于原发病、手术或创伤，而是死于肺部感染、呼吸衰竭等。

（2）水、电解质和酸碱平衡失调：老年人的细胞外液比例降低，内环境稳定能力差，对水的耐受能力降低，且老年人患病容易发生低血压、低氧血症，导致组织（特别是肾）灌注不足，易发生代谢性酸中毒。因此，老年人患病容易并发水、电解质和酸碱平衡失调。

（3）心功能不全：老年人的心功能随年龄增长而减低，患病后特别是合并肺部感染之后，继发的低氧血症、酸中毒、冠状动脉供血供氧不足等都会诱发或加重心功能不全。

（4）肾功能不全：肾是老年人随年龄增长变化最显著的器官之一，高龄老年人的肾小球滤过率只有中青年人的 30%~50%，因此大多数老年人的肾功能处于代偿的边缘状态。老年人患病后导致的肾灌注不足以及应用的药物导致的肾损伤，均可诱发老年人肾功能不全乃至肾衰竭。

（5）血栓和栓塞：老年人的血液流变学异常，血液黏稠度和凝固性增高，加之老年人的血管壁异常，因此老年人患病卧床后易形成血栓，常见的如下肢静脉血栓、脑血栓、肺栓塞等。

（6）应激性溃疡：老年人的胃十二指肠黏膜屏障功能退化，防御能力减弱，黏膜下血管硬化，老年人患病后特别是在应激状态下，胃酸分泌增加、儿茶酚胺分泌增加导致黏膜下血管收缩、血流减少，以及原发病本身可能导致低氧血症等，可导致老年人胃十二指肠黏膜应激性溃疡的发生。因此，应激性溃疡合并上消化道出血是老年危重患者的常见并发症。

五、易并发老年人多器官功能障碍综合征

老年人多器官功能障碍综合征（MODS）是指老年人在器官老化或患有多种慢性疾病的基础上，由某种诱因激发，在短时间内同时或序贯发生 2 个或 2 个以上器官或系统功能不全或衰竭的临床综合征。老年人的脏器功能随年龄增加而减退，代偿能力降低，适应能力减弱，机体自稳性差，在疾病和应激状态下很容易发生脏器功能不全或衰竭。MODS 的发病诱因以感染尤其是肺部感染最多，占 73.1%。MODS 的特点为：诱因大多较轻微，如普通感冒等；基础病变复杂多样，可隐匿起病；可反复多次发生，很难完全恢复健康状态；2/3 的病例缘于呼吸系统疾病。MODS 的病死率可达 65.8%，且发生于 5~7 个器官功能障碍者居多（占 77.1%），病死率随受累器官数目的增加而增高，器官功能障碍的发生率依次为肺、胃肠、肝、肾、凝血系统、脑、心脏，其中脑功能障碍的病死率最高。

六、易发生药源性疾病和药物不良反应

老年人一方面由于多种疾病并存，需要服用多种药物；另一方面因其肝、肾功能随年龄增长而对药物的代谢和清除能力减退，造成药物在体内蓄积。因此，老年人的药物不良反应发生率明显升高，易诱发药源性疾病。

七、易发生医源性损伤

老年人的组织器官脆性增加、黏膜变薄，在有创检查或治疗时易发生医源性损伤，如进行内镜（胃肠镜、膀胱输尿管镜、气管镜、腹腔镜等）检查和治疗时易发生损伤、出血和穿孔。

八、病情变化快，病死率高

老年人起病隐匿，病情进展快，或相继累及多个器官发生 MODS，因此病死率高。老年人体内器官组织的结构和功能逐步发生退化和病变，一个系统或一种器官本身可同时存在多种病理改变，或同时患多个系统多种器官的疾病，一旦有应激情况发生，如患感染性疾病时病情会迅速恶化，使原来处于勉强平衡状态的某些脏器，容易在发病后功能迅速降低，亦可出现多器官功能衰竭，预后极差。

九、致残率高

老年人的脏器功能减退，对损伤组织修复能力差，外伤或患病后常难以彻底康复而易留下残疾，特别是脑卒中、下肢骨折之后。

十、老年人患病的"五联症"

老年人尤其是高龄老年人不论新患何种疾病或者慢性病急性发作，常首先出现下列"五联症"：①意识障碍和（或）精神症状；②大、小便失禁；③平衡能力差，走路不稳，易跌倒；④活动能力下降，活动减少；⑤原有的生活能力丧失。

十一、不易问清现病史、既往史及家族史

老年人记忆力减退，回答问题往往缺乏真实性，且一般病程较长，恢复慢，

有时突然变化。此外，老年患者有时不易发觉自己的疾病，有的虽患重病也毫无感觉，不能提供准确的主诉，家属往往不能提供准确可靠的资料；对医生来说不易了解和掌握病情。

第四节　老年人合理用药原则

据世界卫生组织的不完全统计，全世界有 14% 左右的老年人发生死亡的原因是药物的不合理使用，而不是疾病或者自然衰老。随着年龄增加，人体各脏器的功能逐渐老化，老年人服药后药物吸收、代谢、排泄过程和不良反应与中青年人有着不同的规律。如果按照中青年人的常规用药经验往往会疗效不佳，或者发生不良反应，甚至会引起严重的中毒或药源性疾病。因此，老年人用药应结合其自身的生理功能变化及药物的药动学和药效学特点，权衡利弊，合理用药。

一、明确用药目的、严格掌握适应证

老年人并非所有症状或慢性病都需要药物治疗，如对失眠的老年人有时可通过调节生活习惯，如晚间节制烟酒、咖啡等，而不必应用镇静催眠药。因此，能不用的药物应尽量避免使用。

二、恰当选择药物及剂型

老年人在疾病诊断清楚后，根据病情的轻重缓急和患者的体重、性别、用药史、肝肾功能以及健康状况等实际情况，选择能达到缓解症状、减轻痛苦或纠正病理过程、且不良反应少的药物进行治疗。当老年患者需要长期用药时，尽可能口服给药，优先选用缓释剂、控释剂或某些药物的固定组合。对部分吞咽困难者改用液体剂型，必要时注射给药，急性病患者可选用静脉注射或静脉滴注。

三、减量、小剂量开始

老年人生理机能逐渐减退，机体对药物的吸收、分布、代谢及排泄能力下降，对多数药物敏感性增强。《中华人民共和国药典》规定年龄≥60 岁老年人用药剂量是成年人的 3/4，有些药物为成年人用药剂量的 1/2。老年人初始用药应从小剂量开始，逐步增加至适宜剂量，必要时需监测血药浓度以防蓄积中毒。

四、控制用药品种数量

老年人常同时患多种疾病，因此用药种类多或多药并用，在临床专科高度分化的今天，老年患者常辗转多个专科就诊，甚至重复用药，导致其药物不良反应发生风险增加。据报道，约 30% 老年人因药物不良反应就医，25% 高龄患者住院是因药物不良反应所致。因此，保证老年患者安全、有效地合理用药，减少用药不良反应，控制用药品种数量尤为重要，必要时需进行药物重整。为此有学者提出"5 种药原则"，建议老年人用药不超过 5 种药。

五、用药个体化

个体差异是指不同的患者对同一药物、同一剂量所产生不同的反应。在任何年龄段均存在个体差异，目前适宜剂量的确定并未考虑老年人这一特殊人群，也未考虑性别、种族、疾病的差异，个体差异随年龄增加而增大。老年患者个体差异大，采用同一药物相同剂量有的未起效，有的则发生中毒反应。因此，老年人药物治疗必须坚持用药个体化原则。

六、重视用药依从性原则

依从性是患者的行为在药物、饮食、生活方式改变的方面与医学指导意见保持一致程度。老年患者常合并多种疾病，用药复杂；认知、躯体功能损伤如记忆力、视力、听力减退；担心医药费用太高；担心或已发生药物不良反应等；由于以上原因，常出现忘服、漏服、错服或多服现象。因此，必须重视老年患者的用药依从性问题。与此同时，医师和药师与患者及其家属的沟通非常重要，要防止患者服错药，用错剂量。必要时应把用药方法书写清楚，交给患者或家属。只有改变错误的用药观念，与医生紧密配合，真正意识到安全用药的重要性，才能减少药物不良反应的发生。

七、掌握用药时间

掌握好用药的最佳时间可以提高疗效，减少不良反应。如洋地黄、胰岛素，凌晨4时的敏感度比其他时间大几倍甚至几十倍。一般多数口服药物可在饭后服，尤其是对消化道有不良反应的药物，如铁剂、某些抗生素等。有些药物要求在空腹或半空腹时服用，如驱虫药、盐类泻药等。有些药物要求在饭前服，如健胃药、收敛药、抗酸药、胃肠解痉药、利胆药等。

八、注意药学监护和药物监测

应该密切观察并加强对老年人的药学监护，如果发生躯体、情感和认知等方面的新症状，都需要对病情发展或药物不良反应进行考虑。对毒性反应比较大的药物，要定期检查老年人的肝、肾功能和尿常规，以便及时发现问题并尽早处理。易使老年人白细胞减少、血小板减少和影响凝血机制的药物，应定期检查老年人的血常规和凝血功能，并及时根据肝、肾功能调整给药方案。对疗效、不良反应与血药浓度密切相关或毒性大的药物，必要时需监测老年人的血药浓度，以防蓄积中毒。

九、避免滥用保健滋补药品

老年人机体免疫力下降，体弱多病，根据具体情况有针对性地适当进补对保健有一定作用。但要恰到好处，切忌过偏、过猛，切忌以保健品替代药物。保健品若用之不当，也会适得其反。

十、暂停用药原则

老年人用药期间应密切观察，一旦发生任何新的症状，包括躯体、认知或情感方面的症状，应考虑药物不良反应或病情进展。因此，应针对患者所用药物做仔细的回顾与评价，检查有无潜在的感染或代谢改变等。当怀疑为不良反应时，在监护下停药一段时间，称暂停用药。对于服药的老年人出现新症状，停药受益明显多于加药受益，所以暂停用药是现代老年病学中最简单、最有效的干预措施之一，值得高度重视。

第五节　老年疾病的预防

现今社会影响人们健康寿命的主要因素中，不良的生活方式及行为已占主导地位。在日常生活中，不良的生活方式往往在不知不觉中对身体造成损害，这种损害日积月累达到一定程度时，就会患上老年病。"合理膳食，适量运动，戒烟限酒，心理平衡"是增进健康、预防老年病的基本措施。老年人应保持良好的心理状态，坚持科学的生活方式、合理的膳食结构、适度的运动锻炼，加强健康教育，并不断提高自我保健能力。

一、良好的心理状态

超过 60% 的老年疾病属于心身疾病，如情绪激动、大喜大怒，引起血压升高、心率加快而诱发心绞痛、心律失常、心肌梗死、脑出血甚至猝死。不良心理情绪还可通过神经内分泌系统干扰免疫系统，引起免疫功能下降，导致恶性肿瘤的发生和发展。

二、合理的膳食结构

全面均衡的营养是保证健康、预防疾病的基本要素。老年人合理膳食结构的原则应是：低动物脂肪（占总热量的 15%~20%）、低胆固醇（每日 < 300 mg）、低盐（每日 < 6 g）的食物；多食用富含纤维素、维生素、微量元素的蔬菜和水果；并且要有足量的优质蛋白摄入（占蛋白质总量的 50% 以上）及热能均衡；避免吃刺激性的食物、饮用刺激性强的饮料。

三、适度的运动锻炼

经常运动锻炼可使人体格健壮，增强心肺功能的储备，促进新陈代谢，免疫功能旺盛，精力充沛，情绪稳定，思维敏捷，反应灵活，有利于预防疾病，延缓衰老。

四、健康教育

健康教育是医护人员有计划、有目的地向健康人群及患者介绍健康知识，进行健康指导，使其理解健康的意义，增强自我保健意识和自我康复能力。对于老年疾病患者，根据不同病情有针对性地进行以心理疏导、合理饮食、健康生活方式、合理安全用药、适度运动锻炼为主要内容的健康指导，可提高老年病患者的生活质量。

第二章 老年药代动力学与药效动力学

老年药代动力学简称老年药动学，是研究老年机体对药物的处置，即药物在老年人体内的吸收、分布、代谢（生物转化）、排泄过程和药物浓度随时间变化规律的科学。老年药效动力学简称老年药效学，是研究药物对老年机体的作用规律及作用机制的科学。药物的药动学直接影响着组织中的药物浓度和维持有效药物浓度的持续时间，与药物的疗效和毒性大小有着密切的关系。因此，临床用药时要了解药物在老年人体内的药动学和药效学特点，以便更好地发挥药物的疗效和减少不良反应发生。

第一节 老年药动学特点

一、药物吸收

老年机体的药物吸收是指老年人用药后药物从用药部位透入血管，进入血液循环的过程。总体来说，老年人的胃肠道功能变化对被动扩散的药物几乎没有影响，但对主动转运吸收的药物由于载体数量减少，药物的吸收减少。

1. 口服给药

常见影响老年人口服药物吸收的机体因素如下。

（1）老年人胃酸分泌减少，胃液 pH 升高，直接影响酸性和碱性药物的解离度，从而影响药物吸收。

（2）老年人胃肠排空速度减慢，使药物吸收速率和血药峰浓度（C_{max}）下降，有效血药浓度达峰时间延迟，进而影响药效发挥。

（3）老年人肠蠕动减弱，使药物与肠表面接触时间延长，理论上可使药物吸收增加。

（4）胃肠道血流量减少，可影响药物吸收速率；肝血流量减少使药物首过效应减弱。

由于以上因素的影响，使依赖胃排空速率和肠蠕动速率而吸收的药物（包括阿司匹林、吲哚美辛、酮洛芬等）的有效血药浓度达峰时间延迟、血药峰浓度降低。但是，由于药物在肠道停留的时间延长，吸收总量可能增加。因此，临床用药时还需要结合药物本身的药物因素（脂溶性、溶解度等）和老年人个体差异（年龄、性别、疾病等）等综合考虑机体对药物吸收的影响。

2. 其他给药方式

老年人的皮肤黏膜吸收能力降低，口腔舌下给药的吸收较差。老年人的局部血液循环较差，皮下及肌内注射给药的吸收较差。急症患者宜采用静脉给药。

二、药物分布

老年机体的药物分布是指药物随血液循环不断透出血管并转运到各器官组织的过程。药物分布不仅关系药物的贮存蓄积、消除速率，也影响药效和毒性。影响药物分布的因素很多，除药物本身的性质外，主要有机体组成成分、血浆蛋白结合率、组织器官的血液循环、体液 pH 和组织器官对药物的结合率等。其中，最重要的因素是机体的组成成分和血浆蛋白结合率。

老年人药物分布的特点是：水溶性药物分布容积减小，脂溶性药物分布容积增大，与血浆蛋白结合率高的药物游离药物浓度升高、分布容积增大。

1. 老年人机体组成成分

老年人的体液量减少，使水溶性药物（如苯妥英钠、锂盐）的分布容积减小，血药浓度升高。老年人的脂肪量增加，男性从 18% 增加至 36%，女性从 33% 增加至 48%，使脂溶性药物（如地西泮、利多卡因）的分布容积增大，药物作用持续时间延长，用药剂量过大或用药时间过长均容易在体内蓄积。

2. 药物血浆蛋白结合率

老年人的血浆白蛋白合成减少，浓度下降 15%~20%，营养状态差、体质虚弱或病情严重时下降更显著。血浆蛋白结合率高的药物（如地西泮、苯妥英钠、地高辛、华法林等）游离型浓度增加，药物作用增强。因此，老年人使用正常成人剂量的华法林时，血浆游离药物浓度高，药物作用强，出血风险增加。

老年人的血浆 α 酸性糖蛋白（AAG）浓度逐渐上升。由于 AAG 易与碱性药物结合，所以当老年人服用碱性药物时，药物的游离浓度较低，作用较弱。

老年人容易同时罹患多种疾病，因此常同时服用多种药物。药物之间相互竞争蛋白结合部位时，药物的游离浓度增大，容易引起或加剧药物的不良反应。例如，华法林的血浆蛋白结合率高达 98%~99%，当与其他蛋白结合率高的药物合用时，可竞争性抑制华法林与血浆蛋白的结合，使华法林的游离浓度上升，作用增强，容易引起严重出血反应，如阿司匹林、甲苯磺丁脲等，应引起重视。

三、药物代谢

老年机体的药物代谢是指药物在老年人体内发生化学变化的过程，又称生物转化。肝是药物代谢的主要器官，随着年龄增长，肝的重量减轻，血流量减少，功能性肝细胞数量减少，肝微粒体酶的活性降低。尽管非微粒体酶的活性不随年龄变化，但总的来说，老年人对药物的代谢较青年人慢，药物半衰期延长，清除率降低。老年人的药物代谢主要受肝微粒体酶含量、活性及肝血流量的影响。

1. 肝微粒体酶含量、活性

老年人的肝微粒体酶含量、活性降低，药物代谢能力减弱。例如，地西泮的半衰期在青年人体内为 20 小时，而 80 岁的老人可长达 80 小时。

2. 肝血流量

老年人的肝血流量较青年人减少 40%~50%，使到达肝的药物量减少，药物半衰期延长，这也是造成老年人药物代谢减慢的原因之一，因此相同剂量的药物，老年人血药浓度相对偏高，容易引起不良反应和毒性反应。

四、药物排泄

老年机体的药物排泄是指药物在老年人体内经吸收、分布、代谢后，最后以原形药物或其代谢物的形式通过排泄器官或分泌器官排出体外的过程。肾是大多数药物排泄的重要器官。由于老年人肾功能降低，导致主要经肾排泄药物在体内消除变慢，药物半衰期延长，药物排泄能力下降，导致老年人易发生药物蓄积中毒。

老年人的肾血量明显减少，65 岁老年人的肾血流量减少为成年人的 40%~50%，肾小球滤过率下降约 50%，肾小管分泌和重吸收功能下降约 40%，使药物的清除率下降，主要经肾排泄的药物容易在体内蓄积。例如，老年人使用贝那普利、雷米普利等血管紧张素转换酶抑制剂时，容易发生急性肾功能损伤，多见于原有肾功能不全或肾动脉狭窄的患者。临床实践表明，建议老年人从小剂量开始使用这类药物，可防止肾损伤。总之，老年人肾功能减退，血浆半衰期延长，用药剂量应适当减少，给药间隔应适当延长，特别是药物以原形排泄、治疗指数窄的药物（如地高辛、氨基糖苷类抗生素等）尤需引起注意。老年人如有失水、低血压、心力衰竭或其他病变时，可进一步损害肾功能，故用药更应谨慎。

第二节　老年药效学特点

老年人的机体细胞膜结构和功能发生变化，导致药物受体数目出现不同程度减少或受体亲和力发生改变，对药物的适应力和耐受性降低。

一、中枢神经系统药物

老年人对镇静药、中枢镇痛药、抗抑郁药、抗精神病药和抗帕金森病药等中枢神经系统药物敏感性增强，除与老年人中枢神经递质水平发生变化、交感神经元突触前或后的神经化学递质——胆碱系统水平下降、多巴胺 D_2 受体亚型水平下降，多巴胺 D_1 受体亚型水平上升、丘脑去甲肾上腺素水平下降有关外，还与老年人脑部血液供给减少和高级神经功能减退有关。例如，老年人使用镇静催眠类药物后常可引起头晕、头痛、共济失调等不良反应。

二、心血管系统药物

由于老年人心肌老化和传导系统功能退化，对抑制心肌收缩力或减慢传导的药物敏感性增加，胺碘酮、维拉帕米、β受体阻滞剂等抗心律失常药具有复杂的抗胆碱作用，可延长 Q-T 间期，导致严重心律失常，因此高龄患者需慎用。老年人由于β受体数目减少或亲和力降低，对β受体激动剂或β受体阻滞剂的敏感性均降低。老年人因迷走神经对心脏控制作用减弱，应用阿托品增加心率的作用不如青年人明显。老年人血压随年龄增长而上升，压力感受器反应障碍、血压调节功能不全，对降压药耐受性较差，易产生直立性低血压；对升压药的反应也较强，在应用拟肾上腺素类药物时可引起血压骤升，诱发脑出血等，因此老年人在使用局麻药时禁止加入肾上腺素。

此外，尽管老年人对某些药物敏感性低，但使用时不应盲目增量，有时候增量可能不会增加疗效，反而会增加药物不良反应。

三、抗凝血药物

老年人对华法林敏感性较强，使用剂量应随年龄增长而减少。老年女性使用肝素后出血发生率增加，主要与老年人体内蛋白低、药物蛋白结合率低、游离型药物增加等有关。

四、糖皮质激素、降血糖药物

老年人应用糖皮质激素时，出血、骨质疏松、白内障等不良反应增加；应用胰岛素特别是长效胰岛素及口服降糖药物时，由于老年人耐受胰岛素及葡萄糖的能力均下降，大脑耐受低血糖的能力减弱，易发生低血糖昏迷。磺酰脲类口服降血糖药在老年人中的代谢减慢，血糖浓度降低幅度大，治疗效果不如青年人平稳，不良反应发生率也增加。

五、影响机体内环境的药物

机体内环境的稳定性包括体位稳定性、直立性循环反应、体温调节、结肠直肠与膀胱功能的自主神经调节。老年患者应用安定类等中枢镇静药可引起体位不稳或低体温症，应用某些抗高血压药可引起直立性低血压和餐后低血压，应用降糖药易导致低血糖，应用利尿药易发生电解质紊乱和低血压，应用阿托品类药可出现便秘和尿潴留等。由于老年人机体内环境稳定性减退，对上述药物敏感性增加，因此应从小剂量开始并减量使用。

第三章　老年保健常识

随着社会经济的发展、医学科学的进步，人类的寿命正在不断延长。老年人口数量的不断增加，面临着养老、医疗以及精神赡养等诸多社会问题，值得各界关注。带来的问题不仅是老年人自身的问题，还涉及政治、经济、文化、卫生和社会发展诸方面。由于年龄的增长，老年人的健康状态，如机体功能、免疫能力等均呈现出逐年下降的趋势。因此，科学合理的老年保健可以增强老年人健康意识，提高老年人的健康素养和健康水平，促进老年人的身心愉悦，是老年人得以安度晚年的重要保障。

第一节　老年健康特点

一、老年生理特点

老年人随着年龄增长，会伴有相应的器官、组织结构退化，生理、生化功能减退，机体内环境稳定机制下降等。尤其是老年人神经、内分泌、免疫等系统生理、生化功能发生特征性变化，这些变化与老年人药物治疗的疗效与安全性密切相关。

二、老年心理变化

老年人的心理健康状况体现其生活适应能力，是与其生活质量优劣显著相关的重要因素。研究表明，具有心理障碍的老年人其致残率显著增高，这将导致医护资源的巨大消耗。老年人的心理功能相对于生理功能而言，其发展与变化趋势更为复杂和多样，不同心理素质有其不同的变化特点。另外，文化、环境和时代等因素也往往使各项心理功能发展变化的趋势发生较大程度的改变。

1. 老年人的认知功能变化

老年人由于视、听觉敏锐度逐渐下降，运动灵活性及速度也出现明显的减退，因而学习速度明显变缓，易出现焦虑情绪。由于注意分配不足，对信息的编码精细程度及深度均下降，老年人的记忆易出现干扰或抑制。尤其是在信息的主动提取方面，老年人的记忆障碍表现得尤为明显，甚至有时会出现错构与虚构的情况。这些都会影响老年人的日常生活，给他们造成一定的心理困扰，出现挫折感或失败感，并且有可能导致抑郁、焦虑、愤怒等负性情绪的出现。

2. 老年人的智力变化

老年化过程中智力减退并不是全面性的，老年人在实际生活中解决各种复杂问题的能力仍处于很高的水平，甚至在不少方面超过中青年人，因为现实生活中解决问题所需要的往往不是单一的智力成分，而是包含社会经验等非智力因素的综合分析及敏锐判断。一系列研究发现，老年人的智力还具有很大的可塑性，研究表明，老年期智力与多方面因素相关，包括生理健康、文化和社会等方面因素。因此，坚持用脑有利于在老年期保持较好的智力水平和社会功能，而且活动锻炼对智力也有明显的促进作用。

3. 老年人的动机与需要

根据马斯洛的需要层次学说，人有生理、安全、爱与归属、尊重及自我实现五个层次的需要，而老年期各种层次的需要又有其独特的内涵。老年人的安全需要主要表现为对生活保障与安宁的要求，他们普遍对养老保障、患病就医、社会治安以及合法权益受侵等问题表示极大的关注。另外，老年人希望从家庭和社会获得更多精神上的关怀，并且仍有很强的参与社会活动、融入各种团体的要求，以满足其爱与归属的需要。尽管老年人的社会角色与社会地位有所改变，但他们对尊重的需要并未减退，要求社会能承认他们的价值，维护他们的尊严，尊重他们的人格，在家庭生活中也要具有一定的自主权，过自信、自主、自立的养老生活。为使自己的价值在生活中得到充分体现，老年人还有一定程度自我实现的需要。

4. 老年人的个性变化

在年老过程中，人格仍保持较高的稳定性和连续性，改变相对较小，主要表现为开放经验与外向人格特质的降低。相对来说，个性的变化受出生时代及社会文化因素的影响更大一些。例如，许多老年人被认为是个性保守、古板、顽固的，这虽然与老年人接受新观念、新事物的速度减缓有一定联系，但究其根本原因是由于时代与社会的飞速发展，引起知识结构与观念迅速更新造成的。一些人格的显著改变，如偏执、多疑、幼稚化、强迫等，则往往与病理生理过程有密切的关联。

5. 老年人的情感特点

情绪与情感是人对客观事物的态度体验，有积极与消极之分。老年人积极的情绪情感包括愉快感、自主感、自尊感等；而常发生的消极情绪包括紧张害怕、孤独寂寞感、无用失落感以及抑郁等。对老年期情感状态的研究结果并不十分一致，一些人认为年龄的增长会伴随一些消极情感的出现，另一些报道则认为老年人与青年人的情感活动并没有重大差别。在严格区分年龄因素及家庭生活环境因素之后，研究表明老年人的情感活动与中青年人相比，本质特点是相同的，仅在关切自身健康状况方面的情绪活动强于青、中年人。也就是说，孤独、悲伤、抑郁等负性情绪并不是年老过程必然伴随的情感变化。但不可否认的是，老年期是负性生活事件的多发阶段，随着生理功能的逐渐老化、各种疾病的出现、社会角色与地位的改变、社会交往的减少，以及丧偶、子女离家、好友病故等负性生活事件的冲击，老年人经常会产生消极的情绪体验和反应。

第二节　老年保健知识

健康是人类发展的前提与基础，是我国社会主义社会和谐发展的重要保障，是人们生活质量显著提升的首要标志。随着人口老龄化问题的日益严峻，老年人的健康问题越发突出，成为影响我国经济和社会发展的重要因素。

根据《中国健康老年人标准》，健康的老年人应满足：①重要脏器的增龄性改变未导致功能异常；无重大疾病；相关高危因素控制在与其年龄相适应的达标范围内；具有一定的抗病能力。②认知功能基本正常；能适应环境；处事乐观积极；自我满意或自我评价好。③能恰当处理家庭和社会人际关系；积极参与家庭和社会活动。④日常生活活动正常，生活自理或基本自理。⑤营养状况良好，体重适中，保持良好生活方式。

老年群体的健康状况包括"生理 - 心理 - 社会 - 环境"四者和谐统一。对健康有正确的认识有助于我们对老年保健采取科学合理的方式。科学合理的养老保健不仅可以预防老年营养不良，增强老年人机体免疫能力，延缓器官衰老进程；还对"三高"（高血压、高血糖、高血脂）、骨质疏松、动脉硬化、呼吸道感染等老年常见疾病具有良好的防治效果，有益于老年群体身心健康，提高生活质量。科学养老主要涉及饮食、心理、运动方面，以下将通过三个方面展开叙述。

一、饮食保健

1. 科学做好饮食搭配

人体生命和体力活动都需要能量，它来源于从外界摄取的食物，从中获得所需的营养物质，包括糖类、脂肪、蛋白质、矿物质、维生素和水六大类。这些营养素在体内有三方面的作用：供给所需能量、提供人体构成和修补组织、提供调节物质以调节机体的生理功能。

糖类、脂类和蛋白质这三类营养素普遍存在于各种食物中，是人体能量的主要来源。老年人由于咀嚼及胃肠道消化功能减退，摄入糖类的量可以适当增多以利于消化吸收。可适量选择粗杂粮（每日不宜超过全体主食的1/3，以免引起营养不良或影响药物的吸收）、多吃水果、蔬菜等富含膳食纤维的食物，增强胃肠蠕动，防止便秘。不建议过多食用含蔗糖等简单糖类或精加工的主食。果糖的升糖指数较低，可适当食用。

蛋白质是构成人体组织细胞的基本材料，与生命活动紧密相连。所以，每天必须摄取适量的蛋白质。组成蛋白质的基本单位是氨基酸，人体需要的氨基酸有20余种，有8种氨基酸在人体内不能合成，必须从饮食中摄取，因此称这8种氨基酸为"必需氨基酸"，其余的氨基酸为"非必需氨基酸"，可以在体内合成。我们从食物中摄取蛋白质的来源有两种：一种是动物蛋白质（如乳、肉、蛋、鱼类），另一种是植物蛋白质（如大豆及其制品、米等）。动物蛋白质的平均消化率高。老年人蛋白质摄入不足可导致营养不良和负氮平衡，从而影响机体的功能，加重器官衰老。因此，建议每日至少摄入蛋白质 0.8 g/kg，在应激状态下需要提高到 1.5 g/kg，如果超过 2.0 g/kg 可能会升高血清尿素氮水平。还建议优质蛋白质的摄入占每日总蛋白质摄入的 50% 以上。优质蛋白质如动物蛋白质中的蛋、奶、肉、鱼等以及大豆蛋白质，老年朋友可适当选用。

人摄取的脂肪种类可以分为动物脂肪和植物脂肪两大类。红肉中的动物脂肪饱和脂肪酸含量高，它可以与胆固醇形成酯类，沉积在动脉内膜，形成粥样斑块，造成动脉硬化。鱼肉中的动物脂肪以及植物脂肪（含脂肪量较高的如坚果类）主要含不饱和脂肪酸，一般不会出现前述的病理变化，所以在一定范围内应减少红肉的摄取。

人体每天对矿物质的需要量虽然很少，但却十分重要，不可缺少。日常需要的主要矿物质有钙、铁、锌、碘等。一般来说，无须特殊地补充这些矿物质，只要饮食品种搭配正常，都可以满足人体的需要。如铁可以从动物血、瘦肉、鱼类、大豆中摄取，提倡用铁锅炒菜，基本可以避免缺铁的危险；钙的补充，提倡老年人增加饮用牛奶、食用小鱼虾类、藻类等及补充钙制剂和维生素 D，同时增加日照；碘的摄取，适当吃海产品即可；锌的摄取，可以从海产品、红色肉类、豆类、黑芝麻和干果类中获得。

日常食物中含有的维生素有维生素 A、维生素 D、维生素 E、维生素 PP、维生素 C 等。一般来说，在正常的饮食结构中都含有适量的维生素，关键是不要偏食。维生素 A 含量多的食物：猪肝、胡萝卜、绿叶蔬菜等；维生素 E 含量多的食物：植物油、豆类、坚果类；维生素 B_1 含量多的食物：动物内脏、瘦肉及全谷物类、豆类和坚果类；维生素 B_2 含量多的食物：蛋类、菌藻类、肉类和动物内脏食品；维生素 PP 含量多的食物：谷类、菌藻类、肉类、乳类和动物内脏食品。

2. 养成良好的饮食习惯

定量、定时进餐：每日三餐坚持"早饭要好，午饭宜饱，晚饭要少"的原则。早饭在上午 7 时左右进餐，饮食量应占全天总量的 30%；午饭在中午 12 时左右进餐，饮食量应占全天总量的 40%；晚饭在下午 6 时左右进餐，饮食量应占全天总量的 30%。

科学卫生进餐：老年人进餐，饭前要洗手，调节情绪，切不可生气吃饭；饭中要细嚼慢咽，专心致志，不分散精力，不暴饮暴食；饭后要注意漱口，适当活动，必要时进行腹部自我按摩。

饮食原则上强调"自然、均衡"，食材应回归自然，以天然食物为主。提倡多吃大蒜（大蒜中含有抗氧化剂，防止动脉硬化）、蔬菜（含有较多的维生素 C 和纤维素）、洋葱（具有抗衰老作用）、蛋白类、豆制品（大豆腐、干豆腐、水豆腐）。少吃脂肪，特别是动物脂肪，如肥肉、乳酪、猪皮等。对植物脂肪（人造黄油、玉米油等）也应限量；少吃盐，尽量克服"重口味"习惯。日常可吃些坚果类食品，如核桃、花生、瓜子、杏仁、腰果等，因其脂肪组成多以亚油酸为主，为多不饱和脂肪酸，老年人可适当选用。注重维生素等的补充，如维生素E、硒元素等，其有保护血管作用。主食注重粗细搭配：多吃含纤维素多的绿叶蔬菜及十字花科蔬菜（如花菜）以减少便秘。注意液体摄入量：老年人不应在感到口渴时才饮水，而应有规律地主动饮水。但补液量也不宜过多，避免加重心、肾负担。可适当饮茶（如绿茶）；日常可多食水果如香蕉，具有保护胃黏膜的作用。

二、心理保健

1. 老年人健康及心理健康的评价标准

世界卫生组织对老年人的身心健康提出相应评价标准，健康老年人的评价应包括以下五个基本内容。

（1）日常生活能力：即独立生活能力，如洗澡、穿衣、进食，以及操持家务如打电话、购物、做饭等各方面的能力。

（2）精神健康：主要指老年人没有精神障碍和精神疾患。通常老年人的认知功能会出现不同程度衰退，焦虑、抑郁、固执、疑心、偏执等一系列心理问题会随之而来。健康的心理是长寿的主要条件。

（3）躯体健康：可以从老年人的自我评价、慢性病患病情况、活动是否受限等方面反映出来。

（4）社会健康：指个人人际关系的数量与质量及社会参与的程度，如家庭居住情况，婚姻状况，与亲朋邻里的关系，与单位、社区组织的关系是否良好等。

（5）经济状况：通过对老年人收入能否满足个人需要，或者能否得到他人的支持来衡量，包括子女赡养是否到位等。

2. 老年人心理保健措施

用积极的生活延缓衰老。躯体的衰退虽然可以导致心理上的改变，但是这个改变有个体差异。现代科学证明，积极的生活方式可以延缓大脑退化，保持生命活力。积极的生活方式应该是热爱生活、享受生活、量力而行的工作、学习与活动。对工作应视自己的身体情况而定，以没有紧迫感为原则，做些力所能及的工作。老有所为、老有所用，体现自己对社会、对家庭的价值。对学习应有活到老学到老的精神，学习新知识可刺激大脑活动，既可以丰富自己的知识，又能促进个体的心理适应社会发展，在精神上有所寄托，扫除失落感和空虚感。对活动可根据身体情况，开展自己喜爱并适合的活动，如钓鱼、游泳、种花、养鸟、跳舞、下棋、旅游、绘画、练书法等。

要善于控制、调整情绪。众所周知，情绪与健康关系十分密切。积极乐观的情绪可使机体代谢活跃，呼吸、脉搏加快，提高人的脑力劳动效率和耐力，增加抗病能力，促进心身健康。要指导老年人学会控制、调整不良情绪，知道保持愉快、积极、乐观情绪的重要性。避免消极的不良情绪，具体方法有诉说、深呼吸、听音乐等。

保持晚年家庭关系的和睦。天伦之乐对老年人十分必要。晚年和子女生活在一起，能避免产生孤独感。缺乏沟通、产生代沟是导致两代人矛盾的常见因素。对待家庭问题，老年人应保持豁达的态度，子女也要体恤老年人。

端正对疾病的态度，积极治疗躯体疾病。老年人容易生病，对待疾病切忌焦虑、烦躁、忧心忡忡，甚至神经质，而应正确面对，既不能轻视，又要采取战术上的藐视。重视是指用科学的态度积极治疗，并主动了解一些自己所患疾病的常识，做疾病的主宰者；树立信心，用顽强的意志和乐观的精神同疾病做斗争，不为疾病背负思想包袱。这种心态才是战胜疾病，延年益寿的最佳心态。

扩大兴趣与交往。老年人适应退休生活的最好办法是发展和培养对生活的新兴趣、新爱好。把精力用在自己所喜爱的活动上，有事可做生活才有意义，精神才有寄托。此外，还要走出家门，参与社会交往，加入集体活动，多与人接触，获得信息来源，紧跟时代接受新事物，可以保证心理上的青春。

合理的饮食结构和适当的体育锻炼对心理健康也起到正向积极作用。合理的饮食结构是保证各种营养需求，提高免疫功能，减少疾病发生的重要环节。适当的体育活动既可强身健体，又可使生活充实有意义，日常锻炼建议每周5次，每次半小时。

养成良好的生活习惯也必不可少。合理安排生活，起居有序，活动有节，对老年心理健康十分有益。良好的生活习惯应是"三不四要"：即不吸烟、不吃零食、不酗酒；要控制体重、要适度睡眠、要吃早餐、要经常运动。虽然衰老是人生不可避免的客观规律，但是衰老的进程是可人为减缓的；而讲究老年心理卫生，重视老年心理保健就是重要环节之一。

三、运动保健

运动对体质健康的促进作用在各年龄群体都具有普遍意义。老年人运动的方式方法有别于年轻人，但运动过程中不断适应和提高的原理是一致的。

保持体力，增强体质。长期坚持参加有氧健身运动，可增强体质、提高身体机能状态和健康水平，对预防心血管疾病和骨质疏松症有积极意义。常年坚持太极拳运动可调节脂类代谢，降低血脂，增加总蛋白以及高密度胆固醇比值，增强对心血管系统的保护机制。运动可以改善老年人腰及头颈的柔韧性。体育锻炼对延缓老年人下肢各项功能的衰退起着重要的作用，经常进行体育锻炼的老年人下肢柔韧性优于不经常锻炼者。适当的长期健身运动有助于改善老年人的血液循环，有利于预防老年心脑血管疾病的急性发作和病后的康复治疗。

增强抵抗力，延年益寿。老年人参与体育活动可有效地改善老年人血液黏稠度，对老年人延年益寿、防治各种心脑血管疾病具有积极的意义。

促进心理健康。抑郁是老年人一种常见的不良情绪，体育活动对减轻老年人的抑郁有积极作用。许多研究都一致表明体育锻炼有很大地降低抑郁的效果；老年人参加体育锻炼可以维持交际、保持或促进身心健康、追求美、获得快感；在锻炼中得到的乐趣是人们坚持锻炼的重要原因；老年人认知功能的衰退可能和老年人身体活动或锻炼少有关。

1. 老年人健身运动量掌控

老年人的体力下降，适应能力下降，对感染的防御能力减退，疾病增多。65岁以上相比15~25岁者，疾病增多；70岁以上者60%有动脉硬化，44%有心肌纤维化，20%有心肌变性，有氧能力下降，容易疲劳且恢复慢，所以剧烈运动是不可取的。老年人运动"五戒"值得参考，即"一戒大负重练习，二戒憋气使劲，三戒急于求成，四戒争强好胜，五戒过分激动"。运动量是运动时间和运动强度的总和。两者有机配合构成科学合理的运动负荷。老年人健身运动的总体原则应当以小强度配合适度的运动时间。就运动强度而言，最为简单的控制方法是始终保持运动过程感觉轻松愉快，呼吸自然，运动中不至于气喘吁吁、呼吸困难。老年人运动时强度过大具有安全风险，保持中低强度的运动负荷是既安全又有效的。也可用心率控制运动强度，老年人运动时心率可保持在每分钟100~130次，具体安排应根据身体状况确定，最好由体疗医师制定。运动时间可逐渐延长，每次运动到稍感疲乏即可。老年人要保持晨脉的稳定性，早晨醒后的脉搏是一天中最为稳定的，如果一段时间内晨脉出现上升的趋势，说明运动量过大，晨脉每分钟比以前超出 12 次，说明有过度疲劳的风险。

2. 老年人运动中危险信号监控

老年人在运动过程中应加强医务监督，避免运动伤害，应以"安全第一"为总的指导思想。运动健身开始前和进行过程中要定期医学检查和功能评定，运动前要做好准备活动，运动后做好调整，运动时间和强度的增加要缓慢进行。老年人应掌握自己的活动限度，有规律地锻炼，患病时应立即终止锻炼。运动中出现头晕、头痛、胸闷、胸痛等异常感觉时应立即终止运动，休息观察或进一步检查，避免运动加重疾病状况。

（1）心律不齐：运动刺激可能引起心律不齐，一般运动中和运动后短时间内出现轻度心律不齐可认为是正常反应；运动后较长时间内保持较快频率的心律不齐应引起重视，可能是危险信号，应就医咨询。

（2）胸闷、胸痛：胸前区发闷、发胀、发痛，一般提示为心肌缺血或冷空气刺激支气管所致。普通人发生后应停止运动休息观察，除特别严重者外，一般不必担心，运动锻炼对此症一般可有治疗作用。老年人运动中发生胸闷、胸痛应立即停止运动，运动前即有此症状则不应进行运动，休息观察后若症状不减轻，则应尽快到医院检查。老年人发生胸闷、胸痛应怀疑可能是心血管意外。

（3）头晕、头痛：运动引发头晕、头痛可能因为脑血管痉挛，或动脉硬化导致脑部缺血，运动量过大也有可能引起老年人头晕、头痛。运动中发生头晕、头痛应立即停止运动观察，休息后不减轻者应就医检查；伴随一侧肢体麻木或出现恶心、呕吐者更应引起重视。

（4）呼吸困难：一般人（未适应运动者）运动 1~2 分钟后出现呼吸困难，若 5 分钟内有呼吸困难者，可考虑运动强度过大。老年人应避免强度过大引起呼吸困难。

运动健身对老年人保持健康非常重要，但运动时要考虑相关安全风险。老年人参与体育锻炼应把握以下原则：积极自觉，毅力有恒；个别对待，自我监控；适宜负荷，不搞拼搏；全面锻炼，安全第一；循序渐进，持之以恒。

第四章 老年常见综合征与用药保健指导

老年综合征（geriatric syndrome，GS）是老年人群中常见的与年龄相关的疾病组合，是伴随老年人衰老过程中出现的一系列功能减退或功能障碍的具体表现。与传统医学综合征不同，老年综合征为"多因一果"，即多种疾病或原因造成的老年人同一种临床表现或问题，它不是特指一种疾病，而是一组老年人特有的临床症状群的统称。老年综合征包括痴呆、头晕、谵妄、跌倒、失眠、压疮、疼痛、尿便失禁、便秘、吞咽障碍、衰弱、肌少症和多重用药等多个范畴。本章主要讨论老年失眠、疼痛、便秘、谵妄的临床表现及用药保健问题。

老年综合征预示着不良健康后果的产生，如住院的可能性加大、卫生保健费用的增加、共患病和死亡率的增加。对老年患者应该进行全面的老年医学评估，尽早发现老年综合征的患病危险因素，并及早采取有效的预防干预措施。

第一节 老年失眠与用药保健指导

一、老年失眠概论

1. 概述

老年失眠症是指患者对睡眠时间和（或）睡眠质量不满足并影响日间社会功能的一种主观体验。随着年龄增加，老年人的睡眠特点表现为：睡眠效率低下、夜间易受内外因素干扰、睡眠变浅、趋向早睡早起等。失眠是老年人群中最常见的睡眠障碍，尽管有足够的床上休息时间，患者却觉得睡眠不够，不能缓解身体的倦态感，出现日间瞌睡。

2. 病因及发病机制

失眠在老年人群中非常普遍，其发生并非单纯一个因素造成，往往是多种因素共同作用的结果。常见的失眠危险因素包括如下几个方面。

（1）生理因素。随着年龄的增长，松果体功能逐渐减退，下丘脑视交叉上核中的褪黑素分泌减少、心内神经元血管加压素的表达降低，都会改变睡眠结构，使睡眠觉醒周期的调节能力下降。另外，老龄相关的晶状体浑浊可使下丘脑视交叉上核对睡眠觉醒节律的调节能力下降。

（2）不良睡眠习惯。老年人白天活动量减少，很容易在沙发或床上打盹，造成白天睡眠过多，而夜间难以入睡。此外，睡前吸烟、饮酒等习惯也影响睡眠质量。

（3）不良的睡眠环境。失眠症患者与正常人比较，存在对睡眠的不合理信念、夜间焦虑和非功能性睡眠行为等问题。患者表现为对失眠结果的扩大化，担心失眠会导致严重的疾病。在老年人群中，白天小睡、提前上床、上床后活动（看书、看电视）、吃的过多、缺乏运动和久坐等均可能导致失眠症。睡眠环境是影响人睡眠质量的重要因素之一，噪声、强光、温度不宜、床不舒适和缺乏阳光照射都可能会造成老年失眠。

（4）躯体疾病的影响。老年人常合并多种躯体疾病，这些疾病引起夜间的咳嗽、气喘、疼痛、尿急、尿频等都会影响睡眠。因病重或瘫痪而长期卧床的老年人，睡眠时间不规律，导致睡眠节律异常。

（5）精神和心理因素的影响。精神和心理因素是影响老年失眠症的重要因素之一。与年轻人相比，老年人的心理更脆弱且无助，老年人往往会感觉寂寞和孤独。随着年龄的增长，老年人容易产生悲观和伤感等负性情绪。过于担心家庭事务，但又力不从心，使老年人容易抑郁和焦虑。另外，丧偶、家庭关系不和谐、儿女不孝、经济压力大也会使老年人心情不好，甚至出现厌世观念。

（6）药物或饮食的影响。老年人因合并疾病较多，存在多种药物共用，导致药物不良反应的发生率较高，其中很多药物经常引起睡眠障碍，如糖皮质激素、甲状腺素、某些抗抑郁药物等。另外，老年人睡前饮茶、吸烟也会影响睡眠质量。

（7）原发睡眠障碍。这是一类非药物或其他精神疾病引起的睡眠障碍，多见于老年人群，包括昼夜节律性睡眠障碍（睡眠时相前移综合征和睡眠时相延迟综合征）、睡眠呼吸暂停综合征（阻塞型、中枢型或混合型）、不宁腿综合征和周期性肢体运动障碍等。患者可表现为失眠、白天嗜睡、夜间活动和不愉快的躯体感觉等症状。

3. 流行病学

老年人失眠症的年患病率达 5%，且低收入、教育程度低和丧偶等因素均可增加失眠症的发病率。据统计，65 岁以上人群中，失眠症的发病率为 20%~50%，女性高于男性。国外研究资料显示，60 岁以上的老年人至少有 40% 的人群存在失眠困扰；一项关于 65 岁以上老年人的研究中，42% 的老年人同时存在入睡困难和维持睡眠困难。中国尚缺乏针对老年人群失眠的大规模流行病学调查资料，但抽样样本超过 1000 例的国内流行病学资料提示老年人群的失眠率超过 29%，在国内发达地区的离退休人群中这一比例高达 78%。

4. 老年失眠的分类

一般根据发病时间可将失眠分为急性和慢性失眠，如失眠在 4 周内出现的称为急性失眠，如失眠持续时间超过 4 周则称为慢性失眠。患者出现急性失眠可能与突发疾病、住院、睡眠环境改变或者心理因素等有关。慢性失眠一般根据病因可分为原发性失眠和继发性失眠。原发性失眠包括睡眠相关呼吸暂停、不宁腿综合征、周期性肢体运动障碍、睡眠节律障碍。继发性因素导致的失眠以潜在疾病、心理因素或药物副作用多见。

5. 临床表现

老年人失眠常表现为早醒、入睡困难、入睡时间延长、夜间易醒、醒后再入睡困难、夜间睡眠断断续续、白天容易打盹等，其中白天打盹是老年时期最常见的睡眠问题。一项研究显示，老年人每天在上床睡觉前已经累计比年轻人多睡了 2 小时。另外，老年男性较老年女性更容易出现白天过度睡眠。

二、老年失眠用药指导

尽管老年失眠的治疗包括药物和非药物疗法，但目前药物疗法仍是治疗老年人失眠的主要策略。主要用药为镇静催眠类药物，见表 4-1。

表 4-1　镇静催眠药物分类

镇静催眠药	具体药物
苯二氮䓬类	地西泮、硝西泮、三唑仑等
新型非苯二氮䓬类	唑吡坦、佐匹克隆、扎来普隆等

1. 苯二氮䓬类药物

（1）苯二氮䓬类药品、常见规格、用法用量及不良反应见表4-2。

表4-2　苯二氮䓬类药品、常见规格、用法用量及不良反应

药品	常见规格	常见用法用量	常见不良反应
三唑仑片	0.125 mg；0.25 mg	睡前服用，常用量每次0.25~0.50 mg，老年人小剂量开始，按需增加	头晕、头痛、倦睡等
咪达唑仑片	15 mg	每次7.5~15 mg，从最低推荐量起始，不应超过最大剂量	抑郁、白天嗜睡、头痛、头晕等
阿普唑仑片（胶囊）	0.3 mg；0.4 mg	睡前服用，每次0.4~0.8 mg	嗜睡、头晕、乏力等
艾司唑仑片	1 mg；2 mg	睡前服用，每次1~2 mg	口干、嗜睡、头晕、乏力等
地西泮片	2.5 mg；5 mg	睡前服用，每次5~10 mg	嗜睡、头晕、乏力等
氯硝西泮片	0.5 mg；2 mg	每次0.5 mg，每日总量不超过20 mg	嗜睡、头晕、共济失调等
劳拉西泮片	0.5 mg；1 mg；2 mg	每日总量1~2 mg，分次服用，根据需要调整剂量	镇静、眩晕、乏力、步态不稳等
奥沙西泮片	15 mg	睡前服用，每次15 mg	嗜睡、头晕、乏力等

（2）药物作用机制：苯二氮䓬类药物作用于中枢神经系统的苯二氮䓬受体，加强中枢抑制性神经递质 γ- 氨基丁酸（GABA）与 $GABA_A$ 受体的结合，增强 GABA 系统的活性，具有抗惊厥、抗癫痫、抗焦虑、镇静催眠、中枢性骨骼肌松弛和暂时性记忆缺失（或称遗忘）作用。

（3）用药指导

1）苯二氮䓬类药物主要的不良反应包括：中枢神经系统反应，如头晕、嗜睡、头痛、倦乏等；消化道反应，如恶心、便秘等；有依赖性，长期使用后停药有戒断症状。老年人的中枢神经系统对该类药物更加敏感，开始时宜用小剂量，按需增加剂量；老年患者应用该药物容易引起低血压、反常兴奋，故老年人用本类药物时应注意监测血压、心肺功能。

2）本类药物用于失眠治疗时应在睡前服用，或者入睡困难时服用。用药期

间不宜饮酒，避免过多运动，以防跌倒。

3）老年人在肝肾功能损伤时，会延长本类药物的清除半衰期。轻度至中度肝肾功能不全患者，应考虑最低可能剂量。

4）长期使用可产生耐受性和依赖性，应避免长期大量使用，如长期使用应逐渐减量，避免失眠反跳。

5）苯二氮䓬类药物与中枢抑制药合用可增加呼吸抑制作用，与易成瘾和其他可能成瘾药合用时，成瘾的危险性增加。本类药物不得用于强效的 CYP3A 诱导剂或抑制剂（如酮康唑、伊曲康唑、伏立康唑或 HIV 蛋白酶抑制剂）合并治疗的患者。

6）本类药物过量可出现持续的精神紊乱、嗜睡深沉、震颤、持续的说话不清、站立不稳、心动过缓、呼吸短促或困难、严重的肌无力等症状。超量或中毒时宜及早对症处理，包括催吐、洗胃以及呼吸循环系统的支持疗法。苯二氮䓬受体拮抗剂氟马西尼可用于本类药物过量中毒的解救和诊断。

7）苯二氮䓬类药物禁用于以下患者：中枢神经系统处于抑制状态的急性酒精中毒、严重呼吸功能不全、严重肝功能不全（可导致肝性脑病）、睡眠呼吸暂停综合征、对苯二氮䓬类药物或其制剂中辅料过敏、重症肌无力等患者。

8）老年用药剂量一般为正常用药剂量的 1/3~1/2，同一种催眠药连续使用不宜超过 4 周。需要减量时，在使用过程应逐渐减量，禁止突然停药。

（4）药物基因检测：苯二氮䓬类药物如地西泮通过 CYP2C19 代谢，对于 CYP2C19 弱代谢型患者，代谢速度慢，血药浓度较高，镇静催眠效果强；中间代谢型患者代谢能力较慢，镇静催眠效果较快代谢型和超快代谢型强；而超快代谢型患者治疗失败概率大。

2. 新型非苯二氮䓬类药物

（1）新型非苯二氮䓬类药品、常见规格、用法用量及不良反应见表 4-3。

表 4-3 新型非苯二氮䓬类药品、常见规格、用法用量及不良反应

药品	常见规格	常见用法用量	常见不良反应
酒石酸唑吡坦片（分散片、口腔崩解片）	5 mg；10 mg	睡前服用，每日剂量不超过 10 mg；老年患者或肝功能不全的患者：剂量应减半，即为 5 mg	嗜睡、头痛、头晕、恶心、腹痛、疲劳等

续表

药品	常见规格	常见用法用量	常见不良反应
佐匹克隆片（胶囊）	3.75 mg；7.5 mg	老年人最初临睡前服用每次3.75 mg，必要时7.5 mg；肝肾功能不全的老年患者服用3.75 mg为宜	嗜睡、口干、肌无力等
右佐匹克隆片	1 mg；2 mg	入睡困难的老年患者推荐起始剂量为睡前1 mg，必要时可增加到2 mg；睡眠维持障碍的老年患者推荐剂量为入睡前2 mg	短期记忆损伤、幻觉、头晕等
扎来普隆片（胶囊、分散片、口腔崩解片）	5 mg；10 mg	睡前或入睡困难时服用，每次5~10 mg；老年患者、糖尿病患者和轻、中度肝功能不全的患者，推荐剂量为每晚一次5 mg；持续用药时间限制在7~10天	头痛、头晕、嗜睡、口干等

（2）药物作用机制：新型非苯二氮䓬类化学结构不同于苯二氮䓬类、巴比妥类及其他安眠药，作用于 γ- 氨基丁酸 - 苯二氮䓬受体复合物发挥其药理作用。其药效学活性有：肌肉松弛、抗焦虑、镇静、催眠、抗惊厥、引起遗忘。唑吡坦能延长睡眠时间、提高睡眠质量，减少夜间觉醒和早醒次数，次晨无明显的后遗作用。

（3）用药指导

1）常见的不良反应包括：神经系统反应，如头痛、头晕、困倦、意识障碍；消化道反应，恶心、呕吐、腹泻、口干、口苦；骨骼肌，肌无力、肌痛和震颤；突然停药可出现反跳性失眠。老年人应用唑吡坦时，常见的不良反应为共济失调或手足笨拙及精神错乱。

2）本类药物起效较快，应在临睡前服用。服用期间禁止饮酒。连续用药时间不宜过长，应在医生的指导下确定服药的持续时间。

3）老年人用药时，可先从小剂量开始逐渐增量，以便得到适合于老年患者的剂量。

4）肌无力患者用药时需注意医疗监护，呼吸功能不全者和肝、肾功能不全者应适当调整剂量。

5）与神经肌肉阻滞药（筒箭毒碱、肌松药）或其他中枢神经抑制药同服可增强镇静作用。与苯二氮䓬类抗焦虑药和催眠药同服，戒断综合征的出现可能增加。

6）下列情况应禁用本类药物：对药品中任何一种成分过敏时，严重呼吸功能不全，睡眠呼吸暂停综合征，严重、急性或慢性肝功能不全（有肝性脑病风险）、肌无力等。

7）佐匹克隆、扎来普隆，在治疗剂量下一般不会发生反跳性失眠和戒断反应等。

三、老年失眠保健知识

1. 健康教育及用药指导

产生睡眠问题的原因很多，如某种睡眠障碍、躯体疾病、情感因素、生活方式（过多饮用咖啡和浓茶）以及环境因素（噪声、拥挤或污染）等。只要找出问题所在，就有可能找到解决方法，重新建立规律的睡眠。尽量不要食用具有兴奋性的食物或者药物，如不要饮用浓茶、咖啡，少吃大蒜等，尤其是在睡前。合理膳食，保证营养全面而均衡。

镇静催眠类药物中有的易成瘾，有的与酒同服时有危险。长期应用会产生耐药性，需较大剂量才能入睡。此外，长期应用镇静催眠药本身能产生睡眠障碍，故失眠患者应合理应用安眠药物。用药的具体策略包括以下方面。

（1）预期入睡困难时，于上床前15分钟服用。

（2）根据夜间睡眠的需求，于上床30分钟后仍不能入睡或者比通常起床时间早5小时醒来，无法再次入睡时服用。

（3）根据白天活动的需求服用。

治疗失眠的药物不同于其他药物，不需要常规服用，仅在入睡困难时服用，避免多个治疗失眠的药物同时服用或因漏服而增加剂量。

2. 预防失眠

老年失眠的预防可从以下几个方面着手。

（1）提高心理素质。需明确失眠只是由于各种原因引起的普通健康问题，不要对其产生恐惧，减少对睡眠的不合理认识与恐惧焦虑心理。

（2）改善睡眠环境。尽量让自己在不会发生瞬间改变的环境中入睡，适合人类睡眠的环境特点如下。

1）颜色：蓝色和绿色对安定情绪有利。

2）光照：光亮可透过眼皮刺激神经，并抑制松果体分泌褪黑素，故睡眠时光线宜暗不宜亮，静和暗是睡眠的两大要素。

3）温度：温度在 22.3℃较合适。

4）湿度：以 40%~60% 为宜。

（3）合理饮食。在睡觉之前，不要吃对大脑有刺激性的食物，应保持空腹或吃一些有助于睡眠的食物，如牛奶、小米、核桃、大枣、蜂蜜等。

（4）规律生活。定时到医院进行体检，每天坚持锻炼身体等，有助于保持身体健康。

第二节　老年疼痛与用药保健指导

一、老年疼痛概论

1. 概述

世界卫生组织和国际疼痛协会将疼痛定义为：组织损伤或潜在的组织损伤所引起的不愉快的感觉和情绪体验。慢性疼痛是指疼痛持续时间超过 1 个月，它与急性疼痛不同，急性疼痛是疾病的一个症状，而慢性疼痛本身是一种疾病，如疱疹后神经痛、三叉神经痛等。疼痛是很多疾病的表现形式，其本身也是一种疾病。由于老年人的生理特点，中枢神经系统在受到刺激后更容易产生长时间的过度兴奋，信息处理系统的可塑性减弱，在组织损伤时，功能修复所需的时间明显延长等。

老年疼痛的定义从症状上常常是复杂的、多面的，且是难以明确限定、解释和描述的；从心理学角度来讲，又常带有情绪和经验成分，可能会受焦虑、压抑以及其他精神因素的高度影响。药物治疗是缓解疼痛的重要手段，恰当使用会使多数患者获得良好的止痛效果。治疗老年患者的疼痛，能够显著提高他们的生活质量。

2. 病因及发病机制

（1）诱导痛觉产生的外部因素：疼痛是由于外部环境或者机体内部病变等伤害性刺激造成局部产生致痛物质，经过神经系统的传导而引起的一种不良感觉。

造成机体伤害的外部因素有许多种，主要包括：① 外界物理刺激，如压力、烧灼、低温、切割、强光、噪声等；② 化学刺激，如强酸、强碱、刺激性物质等；③ 生物因素，如寄生虫、细菌感染、炎症等；④ 病理状态，如淤血、缺血、缺氧、水肿、肿瘤增殖、内脏牵拉等。

（2）内源性致痛物质：伤害性刺激导致外周组织生成和释放多种化学物质或细胞因子，这些物质参与激活和调节伤害性感受器，并通过痛觉传导通路传导痛觉。外周组织释放的致痛物质有：

1）受损伤细胞合成的炎症介质，包括缓激肽和前列腺素。

2）受损伤细胞溢出的化学物质，包括组胺、5-羟色胺、H^+、K^+、ATP、去甲肾上腺素和乙酰胆碱。

3）细胞因子，包括神经生长因子、白细胞介素和肿瘤坏死因子。

4）感觉神经末梢释放的神经递质或调质，包括谷氨酸、P物质、一氧化氮、内源性吗啡样物质（又称脑啡肽）。

3. 流行病学

在 65 岁以上的老年人群中，约 80% 至少有一种慢性疾病较其他年龄阶段的人群更易诱发疼痛，老年慢性疼痛的发生率为 25%~50%。老年疼痛的流行病学特点：持续性疼痛的发生率高于普通人群；骨关节炎、骨质疏松、痛风、脊柱骨折、脑卒中、外周血管疾病、外周神经病、带状疱疹后神经痛、风湿性多肌痛、癌痛等发病率高；疼痛程度重，持续时间长；功能障碍与生活行为受限等症状明显增加。

4. 老年疼痛的分类

疼痛有多种分类方法，一般根据其潜在机制分为伤害性疼痛、神经病理性疼痛、心理性疼痛和混合性疼痛。

（1）伤害性疼痛：是神经通路受到刺激后被激活的生理过程，有潜在或实际的组织损伤。

（2）神经病理性疼痛：是由于外周神经或中枢神经的原发病变或功能障碍引起的，如糖尿病性神经病变、脊神经根炎、疱疹后神经痛、三叉神经痛、丘脑综合征、脑卒中后中枢神经痛、脊髓损伤后疼痛。

（3）心理性疼痛：指没有明显器质性病因，而是由于存在精神障碍或人格障碍，如抑郁症、癔症。

（4）混合性疼痛：某些疾病上述3种疼痛特点共存，如癌性疼痛，肿瘤生长可侵犯具体组织和神经，同时合并抑郁、焦虑，导致疼痛加重。

5. 临床表现

慢性疼痛是老年人常见的病症，而疼痛被认为是老年人器官老化及病变的一部分。老年人对慢性疼痛的忍耐易引起慢性疼痛病症诊治的延误。持续的疼痛可导致生活质量下降，包括抑郁和残疾。老年慢性疼痛多为急性疾患与急性损伤痊愈后超过1个月仍持续存在或与慢性疾患病理过程有关的疼痛，其持续性或反复发作性可延续数月至数年。疼痛的好发部位以背部、下肢、头面部居多。

老年人疼痛的特点如下。

（1）老年患者常多种疾病并存，其中任何一种疾病都可以解释老年患者的症状。

（2）老年患者对疼痛反应不敏感，而且精神因素起很大的作用，所以他们会较少诉说疼痛感觉和影响疼痛的因素。

（3）有些疾病的隐袭性可延误诊治，如风湿性多肌痛、不典型的心绞痛。

（4）老年患者的疼痛由不可治愈性疾病引起的较为多见，如晚期癌症。

二、老年疼痛用药指导

用于治疗老年疼痛的药物有非甾体抗炎药和阿片类药物（表4-4）。

表4-4　镇痛药物分类

镇痛药物种类	具体分类
非甾体抗炎药	苯胺类、水杨酸类、吲哚乙酸类、邻氨基苯甲酸类 芳基烷酸类、烯醇酸类（昔康类）、选择性COX-2抑制剂
阿片类药物	阿片受体激动剂、阿片受体部分激动剂、人工合成镇痛药

1. 苯胺类非甾体抗炎药

（1）苯胺类非甾体抗炎药药品、常见规格、用法用量及不良反应见表4-5。

表 4-5 苯胺类非甾体抗炎药药品、常见规格、用法用量及不良反应

药品	常见规格	常见用法用量	常见不良反应
对乙酰氨基酚片（胶囊、咀嚼片）	0.1 g；0.3 g；0.5 g；0.16 g	每次 0.3~0.6 g，间隔 4~6 小时重复 1 次，24 小时内不超过 4 次；咀嚼片为咀嚼后咽下	皮疹、荨麻疹、肝肾功能异常等
对乙酰氨基酚缓释片	0.65 g	每次 0.65 g，每 8 小时 1 次，24 小时内不超过 3 次	同上

（2）药物作用机制：抑制花生四烯酸代谢过程中的环加氧酶（COX，也称环氧合酶），使前列腺素合成减少，是非甾体抗炎药解热、镇痛、抗炎的共同作用机制。其镇痛作用的强度与阿司匹林相似，几乎不具有抗炎和抗风湿作用，对血小板功能、凝血时间和尿酸水平也无明显影响。

（3）用药指导

1）治疗量且疗程较短时，很少发生不良反应。

2）对乙酰氨基酚为对症治疗药，用于止痛不超过 5 天，症状未缓解需咨询医师或药师。

3）超剂量使用对乙酰氨基酚可引起严重肝损伤，故对乙酰氨基酚的用量应严格按照说明书使用。长期用药时，定时检查肝生化指标，用药期间如发生肝生化指标异常或出现与肝损伤有关的临床表现时，应立即停药并就医。建议对乙酰氨基酚口服一日最大用量不超过 2 g。

4）服用对乙酰氨基酚期间不得饮酒或含有乙醇的饮料。

5）应尽量避免合并使用含有对乙酰氨基酚或其他解热镇痛药的药品，以避免药物过量或毒性协同作用。

6）严重肝肾功能不全的老年患者禁用，对乙酰氨基酚过敏者禁用。

2. 水杨酸类非甾体抗炎药

（1）水杨酸类非甾体抗炎药药品、常见规格、用法用量及不良反应见表 4-6。

表 4-6　水杨酸类非甾体抗炎药药品、常见规格、用法用量及不良反应

药品	常见规格	常见用法用量	常见不良反应
阿司匹林片（分散片、咀嚼片、泡腾片）	50 mg；100 mg；300 mg	每日 1~2 次，每次 50~150 mg；泡腾片放入温开水中溶解后服用	上腹部不适、恶心、呕吐等
阿司匹林缓释片（肠溶片、肠溶胶囊、肠溶缓释片）	50 mg；75 mg	每日 50~150 mg，一次或分次服用或遵医嘱，应整片吞服	同上

（2）药物作用机制：阿司匹林是不可逆性 COX 抑制剂。通过共价修饰作用使 COX-1 乙酰化，导致 COX 失活，较低剂量的阿司匹林选择性抑制 COX-1，具有解热、镇痛、抗炎、抗风湿、抗血栓等作用。

（3）用药指导

1）阿司匹林较常见的不良反应有恶心、呕吐、上腹部不适等胃肠道反应，停药后多可消失。长期或大剂量服用可有胃肠道出血或溃疡。应尽量避免不必要的大剂量、长期应用。

2）与激素长期同用，尤其是大量应用时，有增加胃肠溃疡和出血的风险性。

3）与任何可引起低凝血酶原血症、血小板减少、血小板聚集功能降低或胃肠溃疡出血的药物同用时，有加重凝血障碍及引起出血的危险。

4）阿司匹林是弱酸性药物，过量中毒时可服用碳酸氢钠碱化尿液，增加其解离，减少肾对水杨酸盐的重吸收，加速其排泄。

5）下列情况禁用阿司匹林：对阿司匹林过敏者、活动性溃疡病或其他原因引起的消化道出血、血友病或血小板减少症、服用甲氨蝶呤（剂量为每周 15 mg 或更多）者。

（4）药物基因检测：临床发现，部分患者产生阿司匹林抵抗（AR），发生率为 50%~60%，且存在明显的个体差异。存在 AR 的患者更易出现血栓事件，其死亡、心肌梗死和脑血管事件发生率是阿司匹林反应正常人群的 3 倍。研究表明，AR 与多个血小板聚集相关蛋白的基因多态性相关，如 GPⅢa PI[A2]、PAI-1 4G/5G 和 PEAR1 基因。

3. 吲哚乙酸类非甾体抗炎药

（1）吲哚乙酸类非甾体抗炎药药品、常见规格、用法用量及不良反应见表 4-7。

表 4-7 吲哚乙酸类非甾体抗炎药药品、常见规格、用法用量及不良反应

药品	常见规格	常见用法用量	常见不良反应
吲哚美辛片（胶囊）	25 mg	餐后服用，每日 3 次，每次 25 mg，首剂 25~50 mg	胃肠道反应、头痛、头晕、皮肤及过敏反应等
吲哚美辛缓释片（缓释胶囊、肠溶片）	25 mg；75 mg	餐后服用，整片吞服，每日 1 次，每次 75 mg	同上

（2）药物作用机制：吲哚美辛具有抗炎、解热、镇痛作用，作用机制为通过对 COX 的抑制而减少前列腺素的合成，是最强的 COX 抑制剂之一，其镇痛作用强于阿司匹林。

（3）用药指导

1）吲哚美辛的不良反应较多，主要有胃肠道反应如消化不良、胃痛、恶心、反酸等；神经系统反应如头痛、头晕、焦虑、失眠等；血尿、水肿、肾功能不全在老年人中多见，且老年患者易发生肝肾毒性，故老年患者应慎用。

2）为减少药物对胃肠道的刺激，吲哚美辛宜于餐后服用，或与食物或制酸药同服。

3）饮酒或与皮质激素、促肾上腺皮质激素或其他非甾体抗炎药同用时，可增加胃肠道溃疡或出血的风险。

4）用药期间应定期随访检查血常规及肝肾功能。

5）吲哚美辛禁用于活动性溃疡病者、溃疡性结肠炎及有病史者、癫痫患者、帕金森病及精神病患者、肝肾功能不全者、对本品及阿司匹林或其他非甾体抗炎药过敏者、血管神经性水肿或支气管哮喘患者。

4. 邻氨基苯甲酸类非甾体抗炎药

（1）邻氨基苯甲酸类非甾体抗炎药药品、常见规格、用法用量及不良反应见表 4-8。

表 4-8　邻氨基苯甲酸类非甾体抗炎药药品、常见规格、用法用量及不良反应

药品	常见规格	常见用法用量	常见不良反应
双氯芬酸钠片	25 mg	餐后口服，每日 1~2 次，每次 25 mg，或遵医嘱	胃肠道反应、头痛、头晕、皮肤及过敏反应等
双氯芬酸钠缓释片（缓释胶囊、肠溶片、肠溶胶囊、肠溶缓释胶囊）	50 mg；75 mg；100 mg	餐后口服，每日 1 次，每次 50~100 mg，最大剂量为 150 mg	同上

（2）药物作用机制：双氯芬酸钠是非甾体类化合物，通过抑制前列腺素的合成而产生镇痛、抗炎、解热作用。双氯芬酸对 COX-2 的选择性与塞来昔布相近。

（3）用药指导

1）双氯芬酸钠常见的不良反应主要为胃肠道的不良反应、肝损伤及粒细胞减少等。

2）肠溶及缓释制剂的药片应完整吞服，以液体送下，不可分割或咀嚼。宜于饭前服用，对于易发生胃肠道反应的患者，推荐在进餐的同时服用。

3）老年患者一般无须调整起始剂量，但是应根据基础病情谨慎用药，尤其是身体虚弱和低体重中老年患者，应给予最低有效剂量。有报道表明在使用非甾体类药物治疗期间，随时可能发生胃肠道出血、溃疡或穿孔，某些可能是致死性的，没有病史或先兆症状的人也可能出现上述情况。老年患者出现这些情况通常会导致较严重的后果，故老年患者使用双氯芬酸钠时应监测肝肾功能。

4）应避免与其他非甾体抗炎药物合用，包括选择性 COX-2 抑制剂。

5）下列情况属于双氯芬酸钠的禁忌证：对本类药物过敏、服用阿司匹林或其他非甾体抗炎药物后诱发哮喘、荨麻疹或过敏反应的患者、冠状动脉搭桥手术围术期疼痛、应用非甾体抗炎药后发生胃肠道出血或有穿孔病史的患者、重度心力衰竭患者、肝衰竭患者、肾衰竭患者（GFR < 15 ml/min）、有活动性消化道溃疡 / 出血或者既往曾复发溃疡 / 出血的患者。

5. 芳基烷酸类非甾体抗炎药

（1）芳基烷酸类非甾体抗炎药药品、常见规格、用法用量及不良反应见表 4-9。

表 4-9　芳基烷酸类非甾体抗炎药药品、常见规格、用法用量及不良反应

药品	常见规格	常见用法用量	常见不良反应
布洛芬片（颗粒、胶囊、泡腾片）	0.1 g；0.2 g	餐后口服，每次 0.2 g，可间隔 4~6 小时重复用药 1 次，24 小时不超过 4 次；泡腾片溶解于开水或温水后口服	轻度消化不良、视物模糊、嗜睡等
布洛芬缓释片（缓释胶囊）	0.2 g；0.3 g；0.4 g	餐后口服，每日 2 次（早晚各 1 次），每次 0.2~0.3 g	同上
萘普生钠片（胶囊）	0.275 g	餐后口服，首次 0.55 g，以后 0.275 g，必要时每 6~8 小时 1 次	胃肠道反应、皮肤瘙痒、视物模糊等
萘普生缓释片（缓释胶囊）	0.25 g	餐后口服，每日 1 次，每次 0.5 g	同上

（2）药物作用机制：本类药物抑制前列腺素的合成，具有解热、镇痛及抗炎作用，其解热镇痛、抗炎作用强于阿司匹林。

（3）用药指导

1）布洛芬的疗效特点与阿司匹林相似，而严重的不良反应发生率明显低于阿司匹林和吲哚美辛，对于因消化道不良反应而无法耐受非甾体抗炎药的患者，可服用布洛芬。萘普生的胃肠道和神经系统不良反应明显少于阿司匹林和吲哚美辛，但仍多于布洛芬，长期服用可能增加心血管病风险。

2）该类药物不宜长期或大量使用，用于止痛不得超过 5 天。如症状不缓解，需咨询医师或药师。

3）服用本类药物期间不得饮酒或含有乙醇的饮料，不能同时服用含其他解热镇痛药的药品。与阿司匹林合用时，布洛芬则拮抗阿司匹林对血小板的作用，从而干扰阿司匹林的心血管保护效应，禁止合用。

4）有下列情况者慎用或在医师指导下使用：60 岁以上、支气管哮喘、肝肾功能不全、凝血机制或血小板功能障碍、有消化性溃疡史、胃肠道出血、心功能不全、高血压。长期应用萘普生应定期进行肝肾功能、血常规及眼科检查。

5）对本类药物及其他非甾体抗炎药过敏者禁用，活动期消化道溃疡患者禁用。

6）老年患者避免长期使用本类药物，因为本类药物可增加胃肠道出血或消化性溃疡性疾病的风险，尤其是高危人群，如有胃或十二指肠溃疡病史、年龄大于 75 岁、同时使用糖皮质激素、抗凝药或抗血小板药物的患者。除非其他替选药物无效且患者能够应用胃黏膜保护药（如质子泵抑制剂）时可使用。避免用于有心力衰竭的老年人，因为有可能出现液体潴留和心力衰竭加重。避免用于有 4 期或 5 期慢性肾病的老年患者，因为可能有增加肾功能损伤的风险。

6. 烯醇酸类（昔康类）非甾体抗炎药

（1）昔康类非甾体抗炎药药品、常见规格、用法用量及不良反应见表 4-10。

表 4-10　昔康类非甾体抗炎药药品、常见规格、用法用量及不良反应

药品	常见规格	常见用法用量	常见不良反应
吡罗昔康片（胶囊）	10 mg；20 mg	餐后口服，每日 1 次，每次 20 mg；或每日 2 次，每次 10 mg	胃肠道不良反应、头痛、皮疹等
吡罗昔康肠溶片	10 mg；20 mg	餐后口服，每日 1 次，每次 20 mg，日剂量不超过 40 mg	同上
美洛昔康片（颗粒、胶囊、分散片）	7.5 mg	餐后口服，每日 1 次，每次 7.5 mg，每日剂量不超过 15 mg	腹痛、消化不良、恶心、腹泻、头晕、嗜睡等

（2）药物作用机制：本类药物通过抑制 COX 使组织局部前列腺素的合成减少，抑制白细胞的趋化性和溶酶体酶的释放而发挥药理作用，属于非选择性 COX 抑制剂，其中美洛昔康对 COX-2 有一定的选择性，约为 COX-1 的 10 倍。

（3）用药指导

1）本类药物常见的不良反应与一般非甾体抗炎药相似。美洛昔康的胃肠道不良反应发生率低于吡罗昔康、双氯芬酸和萘普生；吡罗昔康一日量超过 20 mg 时，发生胃肠溃疡的风险明显增加，其他不良反应可见头晕、耳鸣、头痛、皮疹等。

2）饭后给药或与食物或抗酸药同服，以减少胃肠刺激。

3）用药期间如出现过敏反应、血常规异常、视物模糊、精神症状、水潴留及严重胃肠反应时，应立即停药。过量中毒时应立即行催吐或洗胃，并进行支持和对症治疗。

4）长期用药者应定期复查肝、肾功能及血常规。

5）下列情况应慎用：有凝血机制或血小板功能障碍时、哮喘、心功能不全或高血压、肝肾功能不全、老年人。

6）对本类药物过敏、消化性溃疡、慢性胃病患者禁用。对阿司匹林或其他非甾体抗炎药过敏的患者，对本类药物也可能过敏。本类药物能抑制血小板聚集，作用比阿司匹林弱，但可持续到停药后2周，术前和术后应停用。

7）老年患者、虚弱或衰弱患者对副作用的耐受通常会差些，对这些患者应仔细监视。与使用其他非甾体抗炎药一样，对更易遭受肾、肝或心脏功能损伤的老年患者进行治疗时应该注意。

7. 选择性环氧合酶-2（COX-2）抑制剂

（1）选择性 COX-2 抑制剂药品、常见规格、用法用量及不良反应见表 4-11。

表 4-11　选择性 COX-2 抑制剂药品、常见规格、用法用量及不良反应

药品	常见规格	常见用法用量	常见不良反应
塞来昔布胶囊	100 mg；200 mg	餐后服用，每日2次，每次200 mg，首剂400 mg	上腹疼痛、腹泻、消化不良等
尼美舒利片（胶囊、颗粒）	50 mg；100 mg	餐后服用，每日2次，每次50~100 mg，单次剂量不超过100 mg	胃灼热、恶心、胃痛等
尼美舒利缓释片	200 mg	餐后服用，每日1次，每次200 mg	胃灼热、胃痛、胃肠道障碍等

（2）药物作用机制：通过抑制 COX-2 来抑制前列腺素合成，胃肠道不良反应发生率低。塞来昔布对血栓素 A_2（TXA_2）的合成无影响，因此不具有心血管保护效应；尼美舒利具有很强的解热、镇痛、抗炎作用，其镇痛作用比阿司匹林强24倍。

（3）用药指导

1）与年轻患者相比，老年患者出现与药物相关的严重心血管、胃肠道和（或）肾不良反应的风险更大，如果对老年患者的预期获益超过潜在风险时，先采用剂量范围内的最低剂量并监测患者的不良反应。

2）应用这类药物时，应遵循最小有效量和最短疗程的原则，以减少药物不良反应发生。尼美舒利用药不应超过 15 天。长期用药应监测肝、肾、心功能。

3）中度肝功能损伤的老年患者，塞来昔布的每日推荐剂量应减少大约 50%，严重肝、肾功能受损患者不宜使用这类药物。

4）对阿司匹林等其他非甾体抗炎药和磺胺类药物过敏者禁用，禁用于有活动性消化道溃疡、出血的患者和重度心力衰竭的患者，禁用于冠状动脉旁路搭桥手术围术期疼痛治疗。

8. 阿片受体激动剂

（1）阿片受体激动剂药品、常见规格、用法用量及不良反应见表 4-12。

表 4-12　阿片受体激动剂药品、常见规格、用法用量及不良反应

药品	常见规格	常见用法用量	常见不良反应
盐酸（硫酸）吗啡片	5 mg；10 mg；20 mg；30 mg	每次 5~15 mg，每日总量 15~60 mg；极量每次 30 mg，每日总量 100 mg	耐受性、依赖性、恶心、呕吐、便秘、呼吸抑制等
盐酸（硫酸）吗啡缓释片	10 mg；30 mg；60 mg	每次 10~20 mg，每隔 12 小时服用 1 次，根据镇痛效果调整剂量	恶心、呕吐、便秘、嗜睡等
盐酸羟考酮片（胶囊）	5 mg；10 mg；20 mg；40 mg	开始时可以每 4~6 小时服用 5~15 mg	恶心、便秘、呕吐、头痛、瘙痒等
盐酸羟考酮缓释片（控释片）	5 mg；10 mg；20 mg；40 mg	初始每次 5 mg，每隔 12 小时服用 1 次，大多数患者最高用药剂量为每 12 小时 200 mg	耐受性、依赖性、便秘、恶心、呕吐、头痛、口干、多汗等
芬太尼透皮贴剂	2.1 mg；4.2 mg；8.4 mg；12.6 mg	剂量应根据患者的个体情况而决定，并应在给药后定期进行剂量评估	恶心、呕吐、腹泻、焦虑和寒战等

（2）药物作用机制：阿片类镇痛药通过激动阿片受体发挥作用，主要通过 μ 受体发挥镇痛作用，可选择性减轻或消除疼痛以及疼痛引起的精神紧张和烦躁不安等情绪反应。羟考酮的等效镇痛剂量是吗啡的 45%。阿片类药物具有多种药理作用，除镇痛外，还具有镇静、欣快或舒适等作用。临床主要用于中、重度疼痛的治疗。

（3）用药指导

1）常见的不良反应有恶心、呕吐、呼吸抑制、便秘、心动过速、直立性低血压等。在老年人、甲状腺功能减退、显著的肾和肝功能损伤的患者中，建议降低剂量，老年人使用时应谨慎对待。

2）对于纯阿片受体激动型镇痛药，注意从小剂量开始，逐步加量至有效镇痛剂量。没有确定的最大给药剂量，镇痛作用的最高限度只能通过副作用来确定，较为严重的副作用可能包括嗜睡、呼吸抑制。

3）连续应用3~5天即可产生耐药性。1周以上可成瘾，需慎用，但对于晚期中、重度癌痛患者，如果治疗适当，少见依赖及成瘾现象。

4）长期使用的患者产生对药物的耐受性，并需逐渐提高服用的剂量以控制疼痛。当患者不再需要吗啡治疗时，最好逐渐减少用药剂量，以防止戒断综合征的发生。

5）吗啡对平滑肌的兴奋作用较强，故不能单独用于内脏绞痛，而应与阿托品等有效的解痉药合用，单独使用反而使绞痛加剧。

6）吗啡急性中毒的主要症状为昏迷，呼吸深度抑制，瞳孔极度缩小或呈针尖样。由于严重缺氧导致休克循环衰竭，瞳孔散大，甚至死亡。

7）特殊人群：不耐受阿片类药物的患者可能发生致死的呼吸抑制，尤其是老年患者或虚弱患者发生呼吸抑制的风险增高；应密切监护，尤其是起始治疗及最高剂量期间，或合用中枢神经系统抑制剂时，必要时减量撤药；突然撤药可能导致严重的戒断综合征，应避免突然撤药。

8）以下患者禁用：呼吸抑制已显示发绀，颅内压增高和颅脑损伤，支气管哮喘，慢性阻塞性肺疾病，肺源性心脏病代偿失调，甲状腺功能减退，皮质功能不全，前列腺肥大，排尿困难及严重肝功能不全，休克尚未纠正控制前，中毒性腹泻，炎症性肠梗阻等。

（4）药物基因检测：与阿片类药物的镇痛、耐受和依赖等效应有关的OPRM1基因存在基因多态性，其中携带有G118等位基因的患者阿片类药物的镇痛作用明显下降，因此该类患者就需要更大剂量的吗啡来达到镇痛效果。检测OPRM1基因多态性可作为阿片类药物（如吗啡、芬太尼、曲马多、氨酚羟考酮、盐酸哌替啶）个体化剂量给药的预测指标。

9. 阿片受体部分激动剂

（1）阿片受体部分激动剂药品、常见规格、用法用量及不良反应见表 4-13。

表 4-13　阿片受体部分激动剂药品、常见规格、用法用量及不良反应

药品	常见规格	常见用法用量	常见不良反应
盐酸丁丙诺啡舌下片	0.2 mg；0.4 mg	舌下含服，每次 0.2~0.8 mg，每隔 6~8 小时 1 次	头痛、头晕、恶心、呕吐、便秘、皮疹、肝细胞坏死或黄疸等
盐酸丁丙诺啡透皮贴剂	5 mg（5 μg/h）；10 mg（10 μg/h）；20 mg（20 μg/h）	初始剂量应为最低剂量为 5 μg/h，应考虑患者先前阿片类药物的用药史，以及患者当前的一般情况和疾病情况	呼吸抑制、过敏反应、食欲减退、头痛、头晕、嗜睡等
磷酸可待因片	15 mg；30 mg	每次 15~30 mg，每日总量 15~90 mg；极量每次 90 mg，每日总量 240 mg	镇静过度、精神异常、呼吸抑制等

（2）药物作用机制：丁丙诺啡是阿片受体部分激动药，是 μ、κ 受体激动剂，对 δ 受体有拮抗作用，镇痛作用强于哌替啶、吗啡，等效镇痛剂量相当于吗啡的 30 倍。但其作用有剂量极限，即高剂量应用后进一步增加剂量，药物的镇痛作用和呼吸抑制作用不再增强。可待因与阿片受体的亲和力低，体内药物的 10% 经过肝 CYP2D6 转化为吗啡而发挥镇痛作用，可待因的镇痛作用和呼吸抑制作用均弱于吗啡，成瘾性也低于吗啡。

（3）用药指导

1）不良反应类似吗啡，常见的不良反应有头晕、嗜睡、恶心、呕吐等。在使用其他阿片类药物的基础上使用丁丙诺啡可能有戒断症状。

2）丁丙诺啡过量可引起呼吸抑制，用纳洛酮常不易拮抗，多沙普仑可能有效。

3）剂量调整：在开始使用丁丙诺啡透皮贴剂治疗和剂量调整期间，患者应使用通常推荐剂量的短效补充止痛药，直至达到丁丙诺啡透皮贴剂的止痛效果。在所用剂量达到最大的有效性之前 3 天，不能增加剂量。随后的剂量增加应以对补充性止痛药的需求和患者对贴剂止痛效果的反应为基础。增加剂量时，可更换为尺寸较大的贴剂，或者在不同的部位联合使用另一贴剂以达到理想的剂量。

建议无论何种剂量的丁丙诺啡透皮贴剂，每次最多同时使用两贴。在随后的3~4周不要在相同的部位使用新的贴剂。应仔细、定期地检查患者的使用情况，以达到最佳的剂量和最佳的治疗周期。

4）阿片类药物的转换：丁丙诺啡透皮贴剂可作为其他阿片类药物的替代治疗。这样的患者应从最低剂量开始应用（5 μg/h 丁丙诺啡透皮贴剂），在剂量调整期间可根据需要继续服用短效的补充止痛剂。

5）老年患者多存在肝肾功能不全。肾功能不全患者无须进行特殊的剂量调整。因为丁丙诺啡经肝代谢，其作用强度和作用时间在肝损伤患者中可能会受到影响。所以应认真监测丁丙诺啡透皮贴剂在肝损伤患者中的使用情况。重度肝损伤的患者在丁丙诺啡透皮贴剂治疗期间可能发生丁丙诺啡的蓄积，应考虑替换治疗，患者若必须使用贴剂须谨慎。

6）使用部位：丁丙诺啡透皮贴剂应使用于上臂外侧、前胸上部、后背上部或胸部侧方没有过敏的完好皮肤，请不要使用于任何有较大瘢痕的皮肤部位。丁丙诺啡透皮贴剂应贴于毛发较少或没有毛发的皮肤部位。如果无法做到，应剪去毛发，但不要使用剃须刀剃除毛发。如果使用部位必须进行清洁，只可用清水进行清洗。不得使用肥皂、乙醇、油、洗液或擦洗设备。在使用贴剂之前皮肤必须干燥。在打开封条之后必须马上使用。在移去保护层之后，应用手掌将透皮贴剂紧压约30秒，以确保完全接触，特别是边缘部位。如果贴剂的边缘脱落，应在相应的位置用胶带粘贴。贴剂应连续使用7天。盆浴、淋浴或游泳都不应影响贴剂的使用，如果贴剂脱落，应使用一个新的贴剂。

7）使用时间及停药

① 任何情况下使用丁丙诺啡透皮贴剂不应超过其必要治疗时间。如果根据病情和严重程度有必要长期应用丁丙诺啡透皮贴剂时，须对患者进行仔细、定期的监测（如有必要，可间歇性治疗），以确定患者是否有必要继续使用。

② 停药：在去除丁丙诺啡透皮贴剂之后，丁丙诺啡的血清药物浓度逐渐降低，其止痛作用尚可维持一定的时间。丁丙诺啡透皮贴剂治疗后接着使用其他的阿片类药物时应考虑这一点。一般原则下，在去除丁丙诺啡透皮贴剂后24小时内不应使用其他的阿片类药物。目前有关去除贴剂后使用其他阿片类药物治疗起始剂量的资料有限。

8）使用丁丙诺啡透皮贴剂后，患者应避免使用部位受热，如加热垫、电热毯、加热灯、桑拿浴、热水浴和加热水床等，因为受热可使丁丙诺啡的吸收增加。当治疗发热的患者时，应注意发热可能增加吸收，导致丁丙诺啡的血药浓度升高，从而加大阿片类药物反应的风险。

9）可待因过量的表现为头晕、嗜睡、不平静、精神错乱、瞳孔缩小等，长期使用可引起依赖性，超大剂量可导致死亡。

10）颅脑损伤以及呼吸抑制的患者慎用本类药物。对本类药物过敏者、轻微疼痛或疼痛原因不明者不宜应用。

（4）药物基因检测：CYP2D6活性下降可影响可待因的体内代谢，从而影响药物的疗效和不良反应。对于快代谢型和中间代谢型的患者，可采用可待因标准剂量，当采用最大剂量时注意毒性事件风险。弱代谢型患者建议选用其他镇痛药物替代治疗。可待因禁用于已知为CYP2D6超快代谢者。

10. 人工合成镇痛药

（1）人工合成镇痛药药品、常见规格、用法用量及不良反应见表4-14。

表4-14 人工合成镇痛药药品、常见规格、用法用量及不良反应

药品	常见规格	常见用法用量	常见不良反应
盐酸哌替啶片	25mg；50mg	每次50~100 mg，每日总量200~400 mg；极量每次150 mg，每日总量600 mg	耐受性、依赖性、眩晕、出汗、恶心、呕吐、口干、心动过速等
盐酸曲马多片（胶囊）	50 mg	单次剂量50~100 mg，需要时30~60分钟后再服用50 mg，每日总量400 mg	出汗、眩晕、恶心、呕吐、口干、疲劳等
盐酸曲马多缓释片（缓释胶囊）	100 mg	初始剂量每次50~100 mg，早晚各1次，每日总剂量不应超过400 mg，两次服药间隔时间不少于8小时	恶心、眩晕、呕吐、便秘、口干等

（2）药物作用机制：人工合成镇痛药不具有吗啡的基本结构，但仍然作用于阿片受体。哌替啶激动μ、κ受体，其效力为吗啡的10%~12.5%，与吗啡在等效剂量下，可产生同样的镇痛、镇静及呼吸抑制作用；有轻微的阿托品样作用，引起口干、心搏增快。曲马多是非选择性μ、κ、δ受体激动剂，镇痛强度约是吗啡的10%。

（3）用药指导

1）哌替啶的耐受性和成瘾性程度介于吗啡和可待因之间，一般不连续使用，治疗时可出现轻度的眩晕、出汗、口干、恶心、呕吐、心动过速及直立性低血压等。曲马多最常见的不良反应是恶心和眩晕。

2）肝功能损伤、甲状腺功能不全者慎用哌替啶。老年人（年龄超过75岁）、肝肾功能受损的患者，曲马多的清除时间延长，致使作用持续时间延长，应根据个体需要延长给药间隔时间。

3）未明确诊断的疼痛尽量不用本类药物，以免掩盖病情贻误诊治。

4）禁用于室上性心动过速、颅脑损伤、颅内占位性病变、慢性阻塞性肺疾病、支气管哮喘、严重肺功能不全等，不能与单胺氧化酶抑制剂同用。曲马多可诱发癫痫，有癫痫病史者禁用。

5）避免用于老年患者疼痛的治疗，特别是慢性肾病的患者。在常用剂量下，哌替啶并不是一种有效的止痛药，可能会引起神经毒性，包括谵妄，而且与哌替啶相比，有更安全的止痛药。因为该药可能导致谵妄发生或使谵妄加重，所以避免在有谵妄或有高度谵妄风险的老年人中应用。避免在有跌倒史或骨折史，如共济失调、精神运动功能受损、晕厥，以及其他可能发生跌倒的患者中使用。如果有必要，考虑减少使用其他增加跌倒和骨折风险的中枢神经系统激活药物，并实施其他策略以降低跌倒风险。

（4）药物基因检测：与可待因类似，CYP2D6活性下降可影响曲马多的体内代谢，从而影响药物的疗效和不良反应。弱代谢型患者建议选用其他镇痛药物替代治疗。

三、老年疼痛保健知识

1. 健康教育

一般而言，急性疼痛是一种症状，慢性疼痛则是一种疾病，也是预示人体其他部位可能出现健康危机的"警报器"。疼痛最大的危害在于降低生活质量。因此，当出现慢性疼痛超过1个月，就必须前往疼痛专科医院或疼痛科室就诊。对于慢性疼痛患者的治疗，除了物理、化学方法之外，还需要给予医学教育和心理上的支持。主张无创性治疗，但必要时还需给予药物治疗和创伤性治疗。尽可能提高自我保健意识，调动自身机体的抗病能力，防治疼痛。

2. 预防

改善老年人的生活质量，增进交际能力及调养心态，维护老年人的各项生理功能，掌握治疗各类疼痛的用药原则。药物治疗是缓解疼痛的重要手段，恰当使用会使多数患者获得良好的止痛效果，由于个体差异很大，应注意患者的有效镇痛量，并遵从用药个体化的原则。

第三节　老年便秘与用药保健指导

一、老年便秘概论

1. 概述

老年性便秘的主要表现是排便次数减少和排便困难，许多患者的排便次数每周少于 2 次，严重者长达 2~4 周才排便 1 次。然而，便次减少还不是便秘唯一或必备的表现。有的患者可突出地表现为排便困难，排便时间可长达 30 分钟以上或每天排便多次但排出困难，粪便硬结如羊粪状，且数量很少。因此，不能仅依据排便次数确定便秘。老年人排便次数少于每周 3 次，但无粪便干硬，无排便费力，无不适感，不应定义为便秘；每周排便超过 3 次，但每次排便量很少或排不出，粪便干硬，排出困难，伴不适感，也是便秘。慢性便秘的病程≥6 个月。按照病因可将便秘分为器质性便秘、药物性便秘和功能性便秘。在老年患者中，便秘的发生常是多因素的。此外，老年人便秘还有腹胀、食纳减少以及服用泻药不当引起排便前腹痛。体检左下腹有存粪的肠袢，肛诊有粪块。

2. 病因及发病机制

慢性便秘可由多种疾病引起，包括功能性疾病或器质性疾病，一些药物也可引起便秘。在老年患者中，便秘的发生常是多因素的。老年人便秘发病率高的原因：牙齿脱落，对含纤维多的食物咀嚼困难，摄入少；老年人的脏器功能已发生生理性衰退，肠道蠕动能力下降，易导致粪便滞留在肠道内而排泄不出；骨关节疾病较多，运动减少，而饮食又过于精细，食物中的膳食纤维较少，易导致排便困难；腹肌及盆腔肌力下降，排便推动力不足，或腹肌和直肠、肛门肌肉的收缩与舒张的协调性下降等，致使排便无力，导致粪便不易排出；器质性疾病或药物引起的便秘相对多见，以上因素决定了老年人慢性便秘多见。

（1）一般病因：① 不合理的饮食习惯，膳食纤维摄入不足是常见原因；② 不良排便习惯；③ 长期抑制便意；④ 不合理使用泻剂；⑤ 环境或排便体位改变；⑥ 老年、营养障碍。

（2）结直肠和盆底器质性病

1）机械性梗阻，如良、恶性肿瘤等。

2）直肠或肛管病变，如肛裂、肛管或直肠狭窄、内括约肌失弛缓、直肠前突、直肠内脱垂、盆底痉挛综合征、耻骨直肠肌肥厚、骶直分离、盆底疝等。

3）结直肠神经病变及肌肉异常，如假性肠梗阻、先天性巨结肠、继发性巨结肠（特发性和获得性）、巨直肠。

（3）功能性疾病：功能性便秘、功能性排便障碍、便秘型肠易激综合征。

（4）结直肠外神经异常：① 中枢性，如各种脑部疾患、肿物压迫、脊髓病变、多发性硬化等。② 神经支配异常。

（5）精神或心理障碍：精神病、抑郁症、神经性畏食。

（6）药物：如阿片制剂、精神类药物、抗惊厥药、抗胆碱能制剂、铁剂、钙离子通道拮抗剂等。

（7）内分泌异常及代谢性疾病：如甲状腺功能减退、甲状旁腺功能亢进、低钾血症、糖尿病、垂体功能减退、嗜铬细胞瘤等。

3. 流行病学

随着饮食结构的改变，心理社会因素的影响，平均健康寿命的提高，老年人慢性病的多重用药等，老年便秘患病率不断上升。欧美等西方国家老年人便秘患病率为24%~50%，居住在养老院中的60岁以上的老人慢性便秘可达50%以上。我国的相关资料显示，各地差异很大，为3%~25%。有报道＞60岁的老年人群慢性便秘患病率可高达22%。便秘随着年龄的增高而增加，70岁之后可达7.4%~42.8%，住院患者的患病率更高。

4. 老年便秘的分类

按照病因将便秘分为以下三类：器质性便秘、药物性便秘和功能性便秘。

（1）器质性便秘：可由结肠、直肠肿瘤导致的肠腔狭窄引起，痔、肛裂、肛周脓肿和瘘管等引起的也较常见。

（2）药物性便秘：老年人常多病共存，多重用药。药物引起的便秘更常见。钙拮抗剂等抗高血压药物、利尿剂、单胺氧化酶抑制剂、抗抑郁药、抗癫痫药、抗精神病药、解痉药、阿片类止痛药、拟交感神经药、含铝或钙的抗酸药、钙剂、铁剂、止泻药等都可能引起便秘。

（3）功能性便秘：可占老年人便秘患者的绝大多数，与饮食因素、运动、生活习惯、排便习惯、情绪等密切相关。如生活不规律，缺少运动，不重视便意，忍便，排便时精神不集中，饮水少，饮食缺乏蔬菜水果及粗纤维，进食量过少，刺激性食物等。功能性疾病所致便秘的机制尚未完全阐明，可能与结肠传输和排便功能紊乱有关。

目前按照病理生理学机制，将功能性疾病所致的便秘又分为慢传输型便秘（STC）、排便障碍型便秘、正常传输型便秘（NTC）和混合型便秘。

1）慢传输型便秘的特点为结肠传输时间延长，进食后结肠高振幅推进性收缩减少，这可能与传输型便秘患者的肠神经元及神经递质异常、卡哈尔（Cajal）间质细胞和肠神经胶质细胞减少有关，还与结肠黏膜的氯离子通道功能障碍有关。

2）排便障碍型便秘患者在排便过程中，腹肌、直肠、肛门括约肌和盆底肌肉不能有效地协调运动，直肠推进力不足，感觉功能下降，从而导致直肠排空障碍。

3）正常传输型便秘多见于便秘型肠易激综合征（IBS-C），发病与精神心理异常有关。

5. 临床表现

便秘的主要表现是排便次数减少、排便不畅和排便困难。严重者1~2周排便1次，甚至时间更长。粪便质硬或呈团块状，重者呈羊粪状。排便时肛门有堵塞感或有肛门直肠部位的疼痛。可有排便不尽感，想排便而排不出。可伴有腹胀、腹部下坠感，甚至出现腹痛、嗳气、食欲下降、腹部可触及包块。部分患者还伴有失眠、烦躁、多梦、抑郁、焦虑等情绪改变。便秘可诱发肛裂、痔疮、粪便嵌塞、不全性肠梗阻等。老年患者如过度用力排便，可能会导致心绞痛、急性心肌梗死、心律失常、急性脑血管疾病，甚至猝死。

二、老年便秘用药指导

用于治疗便秘的药物有容积性泻药、渗透性泻药、刺激性泻药和促动力药（表4-15）。

表 4-15 治疗便秘的药物分类

分类	代表药物
容积性泻药	聚卡波非钙
渗透性泻药	聚乙二醇、乳果糖
刺激性泻药	比沙可啶、酚酞、蓖麻油
促动力药	莫沙必利、普芦卡必利

1. 容积性泻药

（1）容积性泻药药品、常见规格、用法用量及不良反应见表 4-16。

表 4-16 容积性泻药药品、常见规格、用法用量及不良反应

药品	常见规格	常见用法用量	常见不良反应
聚卡波非钙片	0.5 g	饭后用足量水送服，每日 3 次，每次 1.0 g	嗳气、呕吐、腹胀、腹泻等

（2）药物作用机制：容积性泻药也称蓬松药，通过滞留粪便中的水分，增加粪便的含水量和粪便体积，从而起到通便作用，主要用于轻度便秘患者，服药时应补充足够的液体。聚卡波非钙在胃内酸性条件下脱钙形成聚卡波非，在小肠或大肠的中性环境下显示了高度的吸水性，膨胀成为凝胶，保持消化道内水分，调节消化道内容物的输送，可用于缓解肠易激综合征（便秘型）患者的便秘症状。

（3）用药指导

1）使用容积性泻药仅是对症疗法，一般疗程不超过 2 周。

2）一般情况下，老年人多数肾功能低下，使用聚卡波非钙片容易形成高钙血症，使用时应该减量或注意调整剂量。

3）聚卡波非钙禁用于急性腹部疾病（阑尾炎、肠出血、溃疡性结肠炎）的患者、手术后有可能发生肠梗阻的患者、高钙血症患者、肾结石患者、肾功能不全（轻度肾功能不全和正在透析中的患者除外）的患者、对药物有效成分有既往过敏史的患者。

2. 渗透性泻药

（1）渗透性泻药药品、常见规格、用法用量及不良反应见表 4-17。

表 4-17　渗透性泻药药品、常见规格、用法用量及不良反应

药品	常见规格	常见用法用量	常见不良反应
聚乙二醇 4000 散	10 g	溶于 200~250 ml 水中后口服，每日 1~2 次，每次 10 g	腹痛、腹泻等
乳果糖口服溶液	15 ml：10 g；60 ml：40.02 g；100 ml：50 g	起始剂量每日 15~30 ml（相当于 10~20 g 乳果糖），维持剂量每日 7.5~15 ml（相当于 5~10 g 乳果糖）	腹泻、胃肠胀气、腹痛、恶心、呕吐等

（2）药物作用机制：渗透性泻药可在肠内形成高渗状态，吸收水分，增加粪便体积，刺激肠道蠕动，可用于轻、中度便秘患者。

（3）用药指导

1）对于聚乙二醇散剂，大剂量服用时有出现腹泻的可能，停药后 1~2 天可消失，肠功能紊乱的患者可能出现腹痛、恶心、腹胀、胃胀、胃肠胀气等。应用乳果糖治疗初始几天可能会有腹胀，通常继续服用即可消失，当剂量高于推荐剂量时，可能会出现腹痛、腹泻，此时应减少剂量。

2）老年患者长期使用或滥用可能导致腹泻或电解质紊乱。建议检查电解质水平，根据需要调整用药剂量。除非医生建议，否则不宜长期使用本类药物，并且老年患者在服用本品的过程中，可增加植物性食物（新鲜蔬菜、面食、水果），多饮水和果汁，加强身体锻炼（如步行等体育运动），加强排便反射训练，有时可在食物中添加麸质。

3）聚乙二醇散剂既不含糖也不含多元醇，可用于糖尿病或需要无乳糖饮食的患者。乳果糖口服溶液在便秘的治疗剂量下，不会对糖尿病患者带来任何问题。

4）一般来讲，本类药物能够增进排泄，有可能影响其他药物的吸收。因此，最好与其他药物间隔较长一段时间后服用（至少 2 小时）。

5）聚乙二醇散剂禁用于未明确诊断的腹痛患者、小肠或结肠疾病患者，如炎症性肠病、肠梗阻、肠穿孔、胃潴留、消化道出血、中毒性肠炎、中毒性巨结肠或肠扭转。

6）乳果糖的禁忌证包括：胃肠道梗阻，急腹痛及同时使用其他导泻剂，消化道穿孔或存在消化道穿孔风险（如急性炎症性肠病、溃疡性结肠炎、克罗恩

病），对半乳糖、果糖不耐受，乳糖酶缺乏，半乳糖血症，或葡萄糖/半乳糖吸收不良综合征的患者，对乳果糖及其组分过敏者。

3. 刺激性泻药

（1）刺激性泻药药品、常见规格、用法用量及不良反应见表4-18。

表4-18　刺激性泻药药品、常见规格、用法用量及不良反应

药品	常见规格	常见用法用量	常见不良反应
比沙可啶片（肠溶片）	5 mg	每日1次，每次5~10 mg	腹痛、腹泻等
比沙可啶栓	10 mg	塞入肛门，每次1枚（10 mg），每日1次	腹痛、腹泻等
酚酞片	50 mg；100 mg	睡前口服，每次50~200 mg，用量根据患者情况而增减	皮炎、药疹、瘙痒等
蓖麻油	20 ml	口服，每次10~20 ml	尚不明确
开塞露	20 ml	插入肛门，挤入直肠内，成人每次20 ml	尚不明确

（2）药物作用机制：刺激性泻药作用于肠神经系统，增强肠道动力和刺激肠道分泌。短期按需服用本类药物是安全有效的，动物实验显示，长期使用刺激性泻药可能导致不可逆的肠神经损害、结肠黑变病等。建议短期、间断性使用刺激性泻药。

（3）用药指导

1）比沙可啶偶尔可引起明显的腹部绞痛、腹泻的不良反应，在停药后会消失；酚酞引起的过敏反应罕见，偶能引起皮炎、药疹、瘙痒、灼痛及肠炎、出血倾向等。

2）服用比沙可啶的前后2小时不能服用牛奶或抗酸药。酚酞应在睡前服用，服用后8小时排便。蓖麻油不能与脂溶性驱肠虫药同服。

3）酚酞与碳酸氢钠及氧化镁等碱性药物合用，能引起粪便变色。且酚酞可干扰酚磺酞排泄试验，使尿色变成品红或橘红色，同时酚磺酞排泄加快。长期应用可使血糖升高、血钾降低，还可引起对药物的依赖性。

4）本类药物不宜长期应用，若使用3天无效，需立即就医。便秘伴有急性腹痛者应就医。

5）比沙可啶禁用于对本药过敏者，过敏体质者慎用。

6）酚酞禁用于阑尾炎、直肠出血未明确诊断、充血性心力衰竭、高血压、粪块阻塞、肠梗阻的患者。

4. 促动力药

（1）促动力药药品、常见规格、用法用量及不良反应见表4-19。

表4-19 促动力药药品、常见规格、用法用量及不良反应

药品	常见规格	常见用法用量	常见不良反应
莫沙必利片（分散片）	5 mg	餐前，每日3次，每次5 mg	腹泻、腹痛、口干、皮疹、倦怠、头晕等
普芦卡必利片	1 mg；2 mg	餐前，每日1次，每次2 mg	头痛、腹泻、腹痛、恶心等
西沙必利片	5 mg；10 mg	餐前，每日3次，每次5~10 mg	肠鸣、腹泻等
伊托必利	50 mg	餐前，每日3次，每次50 mg	腹泻、腹痛、便秘、头痛等

（2）药物作用机制：促动力药作用于肠神经末梢，释放运动性神经递质、拮抗抑制性神经递质或直接作用于平滑肌，增加肠道动力，对慢传输型便秘（STC）有较好的效果。该药物属于选择性 5- 羟色胺（5-HT）受体激动剂，通过兴奋胃肠道胆碱能中间神经元及肌间神经丛的 $5-HT_4$ 受体，促进乙酰胆碱释放，从而增强胃和十二指肠运动，加快胃排空。

（3）用药指导

1）与药物治疗相关的不良反应主要有头痛、头晕和胃肠道症状（腹泻、腹痛、恶心），这些不良反应多发生在用药初期，通常在继续用药数日后可消失。大多数不良反应为轻到中度。

2）通常使用莫沙必利一段时间（2周）或普芦卡必利4周后，仍未见消化系统症状改善时，不应再长期盲目服药，需要重新进行评估，考虑继续治疗是否有益。

3）一般情况下，由于高龄者的肝、肾等生理功能有所下降，所以应视老年患者的情况慎重使用，发生不良反应时应减少莫沙必利的剂量并采取相应措施。

4）对于普芦卡必利，老年患者的起始剂量为 1 mg，根据需要增加至 2 mg；严

重肾功能障碍患者［肾小球滤过率 GFR < 30 ml/（min·1.73 ㎡）］、严重肝功能障碍患者的剂量为每次 1 mg，每日 1 次；轻到中度肝、肾功能障碍患者无须调整剂量。

5）在老年患者中应用西沙必利，治疗剂量应酌减、慎用，肝肾功能不全患者建议减半日用量，西沙必利不可与西柚汁同服。

6）禁用于增加胃肠道动力可造成危害的疾病（如胃肠梗阻）、对本类药物过敏的患者。

三、老年便秘保健知识

1. 改善生活方式

多吃蔬菜、水果、粗纤维食物，每日膳食纤维 25~30 g，如熟香蕉、苹果、柚子、核桃、番薯等。对咀嚼功能差的老年人可改变烹调方式增加膳食纤维的摄入。每日饮水 1.5 L 左右，一次多饮比分次少饮效果好，无糖尿病者可适当饮用蜂蜜水。适度运动，生活规律，重视便意，排便时集中精力，努力养成定时排便的习惯。

2. 预防便秘

尽量养成定时排便的习惯，鼓励老年人晨起排便。无论是否有便意，均定时如厕，排便时注意力要集中，重视便意。多饮水，多食蔬菜、水果和粗纤维食物。适度运动，不乱用泻药。严重便秘患者也可短期适量应用刺激性泻药。定期检查、监测，及早发现器质性便秘。

第四节　老年谵妄与用药保健指导

一、老年谵妄概论

1. 概述

老年谵妄是由多种原因引起的急性脑功能障碍，临床表现为急性起病的意识障碍，谵妄并不是一种疾病，而是由多种原因导致的临床综合征。常伴有定向力、记忆障碍，思维混乱，视听幻觉及被害妄想等复杂多变的精神症状和行为异常，可表现为兴奋、易激惹等高兴奋性类型，嗜睡、缄默等低兴奋性类型，或混合型，病情具有波动性，有"昼轻夜重"的规律。由于老年人常伴有脑或躯体的各种疾病，器官代偿能力差，遇有突发因素，甚至是很轻微的感冒，或不引起注意的低热、便秘、脱水等即可发生谵妄，导致临床预后不良，甚至威胁生命。

2. 病因及发病机制

谵妄的病因是多因素的，有时可能因单病因引发，但常是易患因素和诱发因素相互作用的结果。如处于高风险（痴呆、严重疾病）的患者，暴露在轻微的有害条件下如单剂量的镇静药，就有可能发生急性谵妄；另外，低易患因素的老年人发生谵妄的概率相对较低，但暴露在多个诱发因素下（如全身麻醉、大手术、抗精神药物联合使用、卧床和感染）则容易发生谵妄。谵妄的改善需要注意易患因素和诱发因素的共同处理。

（1）谵妄的易患因素：谵妄易患因素是指预先存在认知缺陷或痴呆、年老、严重潜在疾病和功能缺陷、抑郁、慢性肾功能不全、脱水、营养不良、酗酒、感觉缺失（听力、视力）等。

预先存在的认知缺陷是发生谵妄最具风险的因素，痴呆患者发生谵妄增加2~5倍风险，近一半以上的痴呆患者具有潜在的谵妄；躯体疾病中比较容易发生谵妄的疾病有：中枢神经系统疾病，如帕金森病、脑血管病、脑肿瘤、脑创伤、脑部感染和胶原性血管病等；中枢神经系统外疾病，如感染，代谢，心、肺、内分泌疾病和肿瘤。

（2）谵妄的诱发因素：主要诱发因素有药物使用、制动、生理性抑制、脱水、营养不良、医源性原因、内科疾病、感染、代谢性精神紊乱、乙醇或药物中毒、戒断综合征、环境因素影响和社会心理因素等。

3. 流行病学

谵妄在老年人群中发病率非常高。在55岁以上的普通人群，谵妄发生率为1.1%，但年龄大于65岁以后，每增加1岁谵妄的风险增加2%。老年住院患者入院时谵妄发生率为14%~24%，住院期间新发谵妄为6%~56%。住院高风险发生于ICU和髋部骨折术后病房，发生率分别是70%~87%和15%~53%；家庭照护或急性发作后的患者中，60%以上发生谵妄，临终患者为83%。

4. 老年谵妄的分类

谵妄的临床表现主要分为两种类型：抑郁型和兴奋型。

（1）抑郁型：以昏睡、精神运动功能减退为特点，在老年人中很常见，总体预后较差，患者经常表现为情绪低落或乏力，易被误诊或不被认识。

（2）兴奋型：易激惹，警觉性增高，经常伴有幻觉，不易被照料者或临床医师识别。

有的患者可能两种形式同时存在。

5. 临床表现

谵妄作为一种复杂的急性脑功能异常，临床表现比较特殊和复杂，其主要临床表现特点有以下几个方面。

（1）急性发作

1）以急性状态发作。

2）与痴呆相比，其精神状态的改变持续几小时到几天，个别表现为几周到几个月。

3）谵妄可呈波动，有时间间隔，在 24 小时内症状可能加重或减轻，在短时间内症状可消失，造成临床医师的误解。

（2）注意力不集中：表现为注意力很难集中、维持、转移或专注。简单认知评估时，患者可能很难重复简单的工作、数字或背诵几个月前的诗句；谵妄患者思想不易集中，话语不流畅，易转移话题；思维紊乱，即潜在认知或知觉紊乱，语言杂乱无条理性，主题不清无逻辑；意识表现为昏睡，伴随环境认知减少，可显示日间不同的变化。

（3）其他特点：方向感消失（时间和地点）、认知缺陷（记忆和解决问题缺陷、失眠症）、精神运动障碍（激动和抑郁）、感知紊乱（幻觉、知觉错误、错觉）、偏执狂、情绪不稳定、睡眠 - 觉醒环分裂等。

二、老年谵妄用药指导

氟哌啶醇

（1）氟哌啶醇药品、常见规格、用法用量及不良反应见表 4-20。

表 4-20　氟哌啶醇药品、常见规格、用法用量及不良反应

药品	常见规格	常见用法用量	常见不良反应
氟哌啶醇片	2 mg；4 mg	口服从小剂量开始，起始剂量每日 2~3 次，每次 2~4 mg	锥体外系反应、口干、视物模糊、乏力、便秘、低血压等

（2）药物作用机制：氟哌啶醇是首选药物，为短效的抗精神病药，能改善患

者的症状。抗精神病作用与其阻断脑内多巴胺受体，并可促进脑内多巴胺转化有关，有很好的抗幻觉妄想和抗兴奋躁动作用，阻断锥体外系多巴胺的作用较强，镇吐作用亦较强，但镇静、阻断 α 肾上腺素受体及胆碱受体作用较弱。

（3）用药指导

1）锥体外系反应较重的老年患者，用药应从小剂量开始，缓慢增加剂量，以避免出现锥体外系反应及迟发型运动障碍。

2）与乙醇或其他中枢神经抑制药合用，中枢抑制作用增强。与抗高血压药合用，可产生低血压。

3）下列情况时慎用：心脏病尤其是心绞痛、药物引起的急性中枢神经抑制、癫痫、肝功能损伤、青光眼、甲状腺功能亢进或毒性甲状腺肿、肺功能不全、肾功能不全、尿潴留。应定期检查肝功能与白细胞计数。

4）禁忌证包括：基底神经节病变、帕金森病、帕金森综合征、严重中枢神经抑制、骨髓抑制、青光眼、重症肌无力及对药物过敏者。

三、老年谵妄保健知识

1. 调位和行为干预

确保家庭成员或看护者能照看情况下，尽量将患者搬移至安静房间；如住院患者尽量安排在离护士站近的病房，以便于监管患者。

2. 定向影响

及时显示日历、钟表和日程表，适量摆放家庭或个人物品（如照片、艺术品等），注意个人接触和交流是增加患者了解的关键，鼓励患者尽可能参与。交流要实施反复定向策略，语言应清晰，应与患者的眼睛频繁接触，应尽可能让患者戴眼镜和助听器，以纠正患者的感觉（如视力和听力）缺失。

3. 促进自主活动和独立生活能力

避免因生理性限制而导致的自我活动能力下降、激惹行为增加和损伤风险增加。鼓励患者自我照顾和自己做出决定。

4. 环境干预

环境干预包括固定房间、固定人员、夜间提供温和的灯光以便照料患者。降低环境噪声是管理谵妄患者夜间睡眠的重要因素，这还需要协同好医护人员和医疗时间表，包括药物的发放、生命体征的记录和其他治疗。

第五章 老年高血压与用药保健指导

高血压是一种常见的慢性病，它是脑卒中、心力衰竭、心肌梗死和其他严重心脑血管疾病和肾脏疾病的主要危险因素。近年来，老年人高血压患病率呈不断上升的趋势。据统计，在我国老年高血压患者中仅 1/3 的人群接受正规治疗，并且在年龄 < 60 岁、60~79 岁和 > 80 岁的人群患者中接受治疗的血压控制达标率随年龄增加而逐渐下降。因此，正确认识老年人高血压和用药保健，合理控制血压和相关代谢异常及并发症，对老年人的健康和生活质量的提高有重要意义。

第一节 老年高血压概论

一、概述

老年高血压是常见的慢性病，以体循环动脉压升高为主要特点。老年高血压的诊断标准定为：年龄≥65 岁、未使用降压药物情况下，3 次非同日血压测量收缩压≥140 mmHg（18.64 kPa）和（或）舒张压≥90 mmHg（12.1 kPa）。若收缩压≥140 mmHg（18.64 kPa），舒张压≤90 mmHg（12.1 kPa），则定义为老年单纯收缩期高血压。高血压按照病因可以分为原发性高血压和继发性高血压两大类。通常讲的高血压病是指原发性高血压，它占整个高血压的 95% 以上。高血压是重要的心脑血管疾病危险因素，动脉血压的持续升高可以引起靶器官如心脏、肾、脑和血管损伤，并导致全身性代谢改变，因此还应根据患者的危险因素、靶器官损伤和同时合并的其他疾病进行危险分层。

二、病因及发病机制

高血压的病因复杂，多种因素交互作用导致疾病的发生发展，特别是遗传因素和环境因素的影响。然而，遗传与环境因素具体通过何种途径升高血压，至今尚无统一的认识。高血压是一种非均匀同质性疾病，不同个体的病因和发病机制不完全相同，且高血压病程长、进展缓慢，不同阶段的始动、维持和加速机制不同。根据我国人群高血压流行的一般规律，总结高血压的发病因素如下。

1. 发病因素

（1）年龄：发病率有随年龄增长而增高的趋势，40 岁以上人群发病率高。

（2）饮食

1）钠盐高摄入、钾盐低摄入是高血压的危险因素，且膳食中钠／钾比与血压的相关性更强。

2）饮食中的饱和脂肪酸高或饱和脂肪酸／多不饱和脂肪酸比值较高属于危险因素。

3）高蛋白摄入属于危险因素。

4）过量饮酒是高血压发病的危险因素。

（3）体重：体重增加是血压升高的重要危险因素，且肥胖的类型与高血压的发生关系密切，腹型肥胖者发病率高。

（4）遗传：高血压具有明显的家族聚集性，约 60% 的高血压患者有高血压家族史。

（5）精神紧张：长期精神过度紧张是高血压发病的危险因素，长期从事高度精神紧张工作的人群高血压患病率增加。

（6）其他发病因素：高血压发病的其他危险因素还包括缺乏体力活动、吸烟、服用对血压有影响的药物等。

2. 发病机制

目前高血压的发病机制有如下几个环节。

（1）交感神经系统活性亢进。

（2）肾素—血管紧张素—醛固酮系统（RAAS）激活。

（3）肾性水钠潴留。

（4）离子转运异常。

（5）胰岛素抵抗。

（6）其他学说：血管重建、内皮功能受损可能也参与了高血压的发生。

三、流行病学

据《中国老年高血压管理指南（2019）》报道，2012—2015年我国老年男性患病率为51.1%，女性患病率为55.3%，农村地区居民高血压患病率增长速度较城市快。调查显示，2012—2015年60岁以上人群高血压的知晓率、治疗率和控制率分别为57.1%、51.4%和18.2%，较2002年明显增高。不同人口学特征比较，女性的知晓率、治疗率和控制率均高于男性，城市的高血压治疗率显著高于农村，南方地区高血压患者的知晓率、治疗率和控制率高于北方地区；不同民族比较，少数民族居民的高血压治疗率和控制率低于汉族。值得注意的是，我国人群高血压"三率"仍处于较低的水平，老年高血压患者血压的控制率并未随着服药数量的增加而改善。

四、疾病分类

血压水平分级见表5-1，老年高血压患者的危险分层见表5-2，高血压患者发生心脑血管疾病的重要危险因素见表5-3。

表 5-1　血压水平分级

分级	收缩压（mmHg）		舒张压（mmHg）
正常血压	＜120	和	≤80
正常高值	120~139	和（或）	80~89
高血压	≥140	和（或）	≥90
1级高血压（轻度）	140~159	和（或）	90~99
2级高血压（中度）	160~179	和（或）	100~109
3级高血压（重度）	≥180	和（或）	≥110
单纯收缩期高血压	≥140	和	＜90

表 5-2　老年高血压患者的危险分层

其他危险因素和病史	收缩压（SBP）		
	140~159 mmHg	160~179 mmHg	≥180 mmHg
无	低危	中危	高危
1~2个其他危险因素	中危	中危	很高危
≥3个其他危险因素或靶器官损害	高危	高危	很高危
临床并发症或合并糖尿病	很高危	很高危	很高危

表 5-3 高血压患者发生心脑血管疾病的重要危险因素

危险因素	表现
主要危险因素	年龄：男性＞ 55 岁，女性＞ 65 岁
	吸烟（含被动吸烟）
	糖耐量受损：
	餐后 2 h 血糖＞ 7.8 mmol/L
	和（或）空腹血糖＞ 6.1 mmol/L
	血脂异常：
	总胆固醇＞ 5.7 mmol/L
	或低密度脂蛋白胆固醇＞ 3.3 mmol/L
	或高密度脂蛋白胆固醇＜ 1.0 mmol/L
	早发心血管疾病家族史
	一级亲属发病年龄：男性＜ 55 岁，女性＜ 65 岁
	中心性肥胖：
	腰围，男性≥ 90 cm，女性≥ 85 cm
	或肥胖（体重指数≥ 28 kg/m^2）
其他危险因素	早发停经（＜ 50 岁）
	静坐生活方式
	心率（静息心率＞ 80 次 / 分）
	高尿酸血症（男性＞ 420 μmol/L，女性＞ 360 μmol/L）
	24 h 尿钠＞ 100 mmol/L（相当于食盐摄入量＞ 6.0 g/d）

五、临床表现

1. 一般表现

一般缺乏特殊临床表现，约 20% 的患者无症状。缓进型高血压多数起病隐匿，病情发展慢，病程长，多为中年后起病。有家族史者发病年龄可较小。患者早期血压常呈现波动，时高时正常，称脆性高血压阶段。在劳累、精神紧张、情绪波动时血压容易升高，休息或去除上述因素后，血压常可恢复正常。随着病情的发展，血压可逐渐升高，波动幅度变小并趋向稳定。患者可出现头痛，多发在枕部，可有头晕、头胀、耳鸣、目眩、健忘、注意力不集中、失眠、烦闷、乏力、四肢麻木、心悸等症状，这些症状多是神经中枢功能失调所致，无临床特异性。

当高血压出现靶器官受损时，可出现相应的临床表现。高血压引起的头痛是由于颅外颈动脉系统血管扩张，脉搏振幅增高所致；高血压引起的头晕可为暂时性或持续性，伴有眩晕者与内耳迷路血管性障碍有关，经降压药物治疗后也可减轻。长期高血压增加左心室负担，左心室因代偿而逐渐肥厚、扩张，严重者可发展为心力衰竭。高血压可促进动脉粥样硬化，引起冠状动脉粥样硬化性心脏病者可有心绞痛、心肌梗死的表现。肾具有强大的代偿功能，早期可无明显的临床症状，持续血压升高或合并糖尿病、心力衰竭者可有尿蛋白、尿少、水肿等表现，随着肾功能进一步恶化最终进入尿毒症期。长期高血压可致眼底动脉硬化、视盘水肿，出现视物模糊等症状。高血压造成动脉硬化累及大血管，可出现间歇性跛行等症状。

2. 老年高血压的临床特点

（1）老年人常以收缩压升高明显，舒张压升高较慢为特点，常有明显的主动脉硬化，从而导致脉压差加大。

（2）老年人的血压常随体位变动而变化。由于血管硬化，对张力和压力变动的调节能力明显减弱。

（3）老年人的血压常随季节、昼夜变化而发生变化。部分老年人的血压在夏季较低，而冬季较高或昼夜之间变化明显。收缩压的变动范围可达 40 mmHg（5.3 kPa）以上，舒张压的变动范围可达 20 mmHg（2.6 kPa）。

（4）老年人容易发生合并症。老年高血压的发病基础是动脉硬化，而收缩压的增加又会加重和加速动脉硬化。脑血管和心血管的硬化为最严重的并发症。收缩压使脑血管和心血管意外的发生率明显升高。

未经治疗的老年高血压患者有丧失劳动力和自理能力、合并心力衰竭、心肌梗死、脑出血、脑梗死和肾功能不全的潜在危险。高血压为诱发脑卒中的最重要因素，也是冠心病的主要易患因素之一。对高血压有效的内科治疗可以预防和治疗大多数并发症，从而延长患者的寿命。作为致死性和非致死性心血管事件的预测因素，收缩期高血压比舒张期高血压更为重要。

第二节　老年高血压用药指导

目前我国临床上使用的抗高血压药物包括五大类 11 小类（表 5-4）。

表 5-4　高血压药物分类

抗高血压药物种类	抗高血压药物具体分类
利尿药	噻嗪类利尿剂
	袢利尿剂
	保钾利尿剂
	醛固酮拮抗剂
钙通道阻滞剂	二氢吡啶类钙通道阻滞剂
	非二氢吡啶类钙通道阻滞剂
血管紧张素转换酶抑制剂	血管紧张素转换酶抑制剂
血管紧张素 Ⅱ 受体拮抗剂	血管紧张素 Ⅱ 受体拮抗剂
β 受体阻滞剂	选择性 β₁ 受体阻滞剂
	非选择性 β 受体阻滞剂
	αβ 受体阻滞剂
其他复方制剂	血管紧张素 Ⅱ 受体拮抗剂 / 钙通道阻滞剂等

1. 利尿药

（1）利尿药药品、常见规格、用法用量及不良反应见表 5-5。

表 5-5　利尿药药品、常见规格、用法用量及不良反应

药品	常见规格	常见用法用量	常见不良反应
呋塞米片	20 mg；40 mg	每日 1~2 次，每次 20~40 mg	水、电解质紊乱等
氢氯噻嗪片	10 mg；25 mg	每日 1~3 次，每次 25~50 mg	水、电解质紊乱等
吲达帕胺片（胶囊、滴丸）	2.5 mg	每日 1 次，每次 1.25~2.5 mg	皮疹，瘙痒，水、电解质紊乱等
吲达帕胺缓释片（缓释胶囊）	2.5 mg	早晨服用，每日 1 片	同上
阿米洛利片	2.5 mg	每日 1 次，每次 2.5 mg；必要时每日 2 次，早晚各 1 片，与食物同服	高钾血症等
螺内酯片（胶囊）	20 mg；25 mg	每日 2~3 次，每次 20 mg；每日总量 40~80 mg	高钾血症、恶心、呕吐、胃痉挛、腹泻等

续表

药品	常见规格	常见用法用量	常见不良反应
氨苯蝶啶片	50 mg	每日 2 次，每次 12.5~50 mg	高钾血症，胃肠道反应等

（2）药物作用机制

1）噻嗪类利尿剂：主要抑制远曲小管的 Na^+-Cl^- 共同转运载体，影响尿液的稀释过程，产生中等强度的利尿作用。根据分子结构又可分为噻嗪型利尿剂（如氢氯噻嗪）和噻嗪样利尿剂（如吲达帕胺）。

2）袢利尿剂：选择性地阻断髓袢升支粗段的 Na^+-K^+-$2Cl^-$ 共同转运载体，抑制肾对尿液的浓缩过程，产生强大的利尿作用。

3）保钾利尿剂：螺内酯通过拮抗醛固酮，间接抑制远曲小管远端和集合管段钠通道的 K^+-Na^+ 交换，排钠保钾而产生低效利尿作用；氨苯蝶啶则直接抑制该段的钠通道而产生利尿作用。阿米洛利可抑制该段的 H^+-Na^+ 交换而排 Na^+。

（3）用药指导

1）利尿药尤其适用于老年和高龄高血压、单独收缩期高血压或伴心力衰竭患者，也是难治性高血压的基础药物之一。

2）噻嗪类利尿药可用于大多数无合并症的高血压患者，与其他降压药（尤其血管紧张素转换酶抑制剂或血管紧张素Ⅱ受体拮抗剂）合用可显著增加后者的降压作用，有高危因素时应首选其他类型的降血压药，若血压超过目标血压的 20/10 mmHg，应选用 2 种以上降压药，其中一种通常为噻嗪类利尿药。

3）不同的老年人对利尿药的敏感性有很大差异，应从最小有效剂量开始，然后根据利尿反应调整剂量，以减少水、电解质紊乱等不良反应。快速而强有力的利尿剂在晨间给药较好，晚间或睡前用药往往会影响睡眠。

4）患有前列腺增生的老年人使用强效利尿剂可引起尿潴留，在使用时应加以注意。

（4）药物基因检测：利尿药的敏感性主要与利钠肽前体 A 基因（NPPA）T2238C 基因多态性有关，NPPA 基因 T2238C 突变患者对利尿药的反应更为敏感，治疗效果好，对于 T2238T 基因型患者，选择钙通道阻滞剂如氨氯地平优于其他利尿类以及血管紧张素转换酶抑制剂。检测 NPPA 基因型对患者选择适合于自己的抗高血压药物，防止远期不良反应的发生有重要意义。

2. β受体阻滞剂

（1）β受体阻滞剂类药品、常见规格、用法用量及不良反应见表5-6。

表5-6　β受体阻滞剂类药品、常见规格、用法用量及不良反应

药品	常见规格	常见用法用量	常见不良反应
普萘洛尔片	10 mg	每日3次，每次10~20 mg	眩晕、神志模糊、精神抑郁、反应迟钝等中枢神经系统不良反应、头晕、心率过慢等
普萘洛尔缓释片（缓释胶囊）	40 mg	每日1片，早晨或晚上服用，必要时增加至每日2片	同上
阿替洛尔片	12.5 mg；25 mg；50 mg	开始每次6.25~12.5 mg，每日2次；按需要及耐受情况每日总量渐增至50~200 mg	头晕、四肢冰冷、疲劳、乏力等
比索洛尔片（胶囊）	2.5 mg；5 mg；10 mg	每日1次，每次2.5~10 mg	疲倦、头晕、头痛、出汗、睡眠欠佳、偶见胃肠道反应、心动过缓、血压下降明显、传导阻滞、皮疹、红斑、肌痛、下肢肿胀等
美托洛尔片（胶囊）	25 mg；50 mg	每日2次，每次50~100 mg	疲劳、头痛、头晕、肢端发冷、心动过缓、心悸、腹痛、恶心、呕吐等
美托洛尔缓释片（控释片）	47.5 mg	每日1片，最好在早晨服用；可掰开服用，但不能咀嚼或压碎	同上
卡维地洛片（胶囊、分散片）	6.25 mg；12.5 mg	每日2次，每次12.5~25 mg	头晕、头痛，乏力、心动过缓、直立性低血压、胃肠不适、皮肤反应等
阿罗洛尔片	10 mg 20 mg；	每日2次，每次10 mg；疗效不充分时，可增至每日30 mg	心动过缓、眩晕及站立不稳等
拉贝洛尔片	50 mg；100 mg	每日2~3次，每次100~200 mg	头晕、胃肠道不适、疲乏等

（2）药物作用机制：β受体阻滞剂可恢复$β_1$受体的正常功能，使之上调，通过减慢心率、减低心肌收缩力、降低心排血量、减低血浆肾素活性、抑制中枢和

外周的 RAAS 系统等多种机制发挥降压作用。选择性 β_1 受体阻滞剂主要有美托洛尔、比索洛尔和阿替洛尔；还能阻断 α 受体具有扩张外周血管活性的 β 受体阻滞剂有阿罗洛尔、拉贝洛尔、卡维地洛。

（3）用药指导

1）老年患者多见心功能等低下，应用 β 受体阻滞剂易引起血压过度下降和心动过缓。β 受体阻滞剂大剂量应用可发生一些严重的不良反应。

① 在心血管系统方面，可减慢心率，甚至造成严重心动过缓和房室传导阻滞，主要见于原有心脏病变的患者。

② 非选择性 β_1 受体阻滞剂（如普萘洛尔）可掩盖糖尿病患者的低血糖症状。

③ 在呼吸系统方面，非选择性 β 受体阻滞剂可导致气道阻力增加，导致支气管疾病加重。

④ 长期治疗后突然停药可发生撤药综合征，表现为高血压、心律失常、心绞痛恶化。应逐步撤药，以降低冠状动脉事件的危险性，整个过程至少需要 2 周。

2）此类药物的用量应根据心率的目标控制值加以调整，推荐个体化、足量应用。冠心病的患者要求静息心率降至 55~60 次 / 分。

3）肝功能不全的患者，宜选用主要以原形从肾中排泄的 β 受体阻滞剂（如阿替洛尔）；而肾功能不全的宜选用主要在肝代谢的 β 受体阻滞剂（普萘洛尔、美托洛尔）；肝、肾双向排泄的比索洛尔可用于轻、中度肝肾功能不全的患者。

4）剂量调整：肝病或肾功能损伤者比索洛尔片的起始剂量为 2.5 mg，为推荐起始剂量的一半。肌酐清除率为 15~35 ml/（min·1.73 m^2）的患者，阿替洛尔最大剂量为 50 mg 口服，每日 1 次。拉贝洛尔用于肝功能损伤患者时，平均所需剂量是给药剂量的 50%。

5）变异型心绞痛的患者不宜使用非选择性 β 受体阻滞剂，选择性 β_1 受体阻滞剂在使用时也需慎重。

6）对于伴有支气管疾病的患者，选择性 β_1 受体阻滞剂相对安全，但仍应慎用，应从可能使用的最低剂量开始给药，并密切监测症状（如呼吸困难、活动耐量降低、咳嗽等）。

7）患者接受全身麻醉时，须告知麻醉医师其正在使用 β 受体阻滞剂。如果认为手术前必须停用，则须逐渐停药，完全停药 48 小时后进行麻醉。

8）应用前需评估患者有无下列禁忌证：心源性休克、病态窦房结综合征、

Ⅱ及Ⅲ度房室传导阻滞、不稳定的失代偿性心力衰竭（肺水肿、低灌注或低血压）、持续地或间歇地接受β受体激动剂正变力性治疗、有症状的心动过缓或低血压、心率＜45次/分、PR间期＞0.24秒或收缩压小于100 mmHg、怀疑急性心肌梗死、伴有坏疽危险的严重外周血管疾病。

9）β受体阻滞剂可使呼吸道阻力增加，诱发和加重哮喘，故服药之前要询问患者有无哮喘史或近期发作哮喘，对伴有慢性阻塞性肺疾病或哮喘的患者禁用此类药品。

10）本药与硝酸酯类药物具有协同作用，联用时不能突然加大剂量，以防发生直立性低血压。

（4）药物基因检测：β受体阻滞剂的药动学和药效学主要与细胞色素P4502D6（CYP2D6）和肾上腺素受体β₁亚型（ADRB1）（1165G＞C）基因多态性有关。目前已发现CYP2D6基因有70多种遗传变异，不同突变类型对酶活性和药物代谢的影响不一。CYP2D6*10是中国人群中CYP2D6常见的导致酶活性降低的单倍型，其发生频率为53%，由此可影响β受体阻滞剂如美托洛尔和卡维地洛等的体内代谢，从而影响药物的疗效和不良反应的发生。CYP2D6的弱代谢型患者，疗效降低，毒副作用增强，建议降低75%剂量或使用替代药物（如比索洛尔或卡维地洛）；中间代谢型患者，建议降低50%剂量或使用替代药物；超快代谢型患者，也建议换药。临床需根据个体的基因型进行剂量的调整。此外，β受体阻滞剂的敏感性还与ADRB1 1165 G＞C基因多态性有关，对应3种基因型：GG、GC和CC。其中，C型等位基因携带者使用该类药物敏感性更高，降压效果更好。因此，应根据β₁肾上腺素受体不同的单倍型，调整剂量或使用替代药物。

3. 血管紧张素转换酶抑制剂（ACEI）

（1）药品名称、常见规格、用法用量及不良反应见表5-7。

表5-7 血管紧张素转换酶抑制剂药品、常见规格、用法用量及不良反应

药品	常见规格	常见用法用量	常见不良反应
卡托普利片（滴丸）	6.25 mg；12.5 mg；25 mg	每日2~3次，每次12.5~50 mg	皮疹，通常伴有瘙痒，有时伴发热、关节痛和嗜酸性粒细胞增多、心悸、味觉异常、咳嗽、眩晕、头痛等

续表

药品	常见规格	常见用法用量	常见不良反应
卡托普利缓释片	37.5 mg	每日 1 片；餐前给药	同上
依那普利片（胶囊、分散片、口腔崩解片）	2.5 mg；5 mg；10 mg	每日 1 次，每次 10~20 mg，根据病情可调整至每日最大总量 40 mg	头晕、头痛、嗜睡、口干、疲劳、上腹不适、恶心、心悸、胸闷、咳嗽、面红、皮疹和蛋白尿等
福辛普利片（胶囊）	10 mg	每日 1 次，每次 10~40 mg	头痛、眩晕、疲乏、嗜睡、恶心、咳嗽等
赖诺普利片（胶囊）	5 mg；10 mg；20 mg	每日 1 次，每次 10~20 mg	眩晕、头痛、腹泻、疲倦、咳嗽和恶心等
雷米普利片	1.25 mg；2.5 mg；5 mg	每日 1 次，每次 2.5~10 mg	头晕、头痛、乏力、恶心、皮疹、瘙痒、味觉障碍、血管神经性水肿等
培哚普利叔丁胺片	2 mg；4 mg；8 mg	每日 1 次，每次 2~8 mg	头晕、头痛、感觉异常、眩晕等

（2）药物作用机制：ACEI 主要通过抑制循环和组织的血管紧张素转换酶，减少血管紧张素Ⅱ（AngⅡ）生成，减慢缓激肽降解，增加前列腺素合成，还可促进血管内皮功能恢复，使内皮舒张因子生成增加，从而发挥较强的降压作用。

（3）用药指导

1）ACEI 常见的不良反应有低血压、肾功能恶化、高血钾、咳嗽和喉头水肿。当出现血管性水肿时应及时停药。应用时需监测血压、血钾、肾功能。

2）应用 ACEI 时，告知患者服用此类药物可能会发生刺激性的干咳，特别是老年人更易引起，因此老年人伴有呼吸系统疾病如气管炎、肺气肿等尽量不用本类药物。

3）老年人服用本类药物可能会使血钾升高，应严密监测血钾浓度。

4）老年人要注意过敏反应的发生，例如血管神经性水肿，比较罕见但有致命危险，一旦发生，应立即停药。

5）双侧肾动脉狭窄患者对本类药品绝对禁用。

研究显示，ACEI是抗高血压药物中能够保护及延缓肾损伤的药物。但需要关注的是，因肾素-血管紧张素系统（RAS）阻滞剂对肾小球血流动力学具有明确影响，能够降低肾小球滤过压，使肾小球滤过率（GFR）下降，血肌酐和血钾水平升高；因此，在肾功能不全严重至一定程度时，RAS阻滞剂的应用可能因为进一步降低GFR而恶化肾功能，加重肾衰竭。

6）应尽早使用，由小剂量开始，逐渐递增，直至达到目标剂量，给药剂量及过程需个体化，调整至合适剂量应终生维持使用，避免突然停药。

7）ACEI突然停药会导致临床恶化。应监测血压，在开始治疗后1~2周检查血钾和肾功能，并每个月定期复查生化指标，尤其是低血压、低钠血症、糖尿病、氮质血症、补钾治疗的患者。

（4）药物基因检测：ACEI药物的基因多态性可影响血浆ACE的水平，其中DD基因型个体血浆ACE的活性升高，依那普利治疗后ACE活性下降更明显；在初治的高血压患者中，DD型患者福辛普利的降压疗效增强；在高血压合并左心室肥大和舒张期充盈障碍的患者中，DD基因型患者服用依那普利和赖诺普利后心功能改善程度优于ID和II基因型患者；II基因型患者应用赖诺普利或卡托普利时肾功能下降更明显。

4. 血管紧张素II受体拮抗剂（ARB）

（1）药品名称剂型、常见规格、用法用量及不良反应见表5-8。

表5-8　血管紧张素II受体拮抗剂药品、常见剂型、规格、用法用量及不良反应

药品	常见规格	常见用法用量	常见不良反应
坎地沙坦酯片（分散片、胶囊）	4 mg；8 mg	每日1次，每次4~12 mg	血管性水肿，休克、昏厥和失去意识，急性肾衰竭，高血钾，肝功能恶化或黄疸，粒细胞缺乏症，横纹肌溶解，间质性肺炎，低血糖等
缬沙坦片（胶囊、分散片）	40 mg；80 mg；160 mg	每日1次，每次80~160 mg	头痛，水肿，腹泻、偏头痛，偶尔可导致转氨酶升高、白细胞及血小板减少、高血钾等
氯沙坦钾片（胶囊）	50 mg；100 mg	每日1次，每次50~100 mg	头晕、疲劳、胸痛、水肿、心悸、腹泻、恶心等

续表

药品	常见规格	常见用法用量	常见不良反应
奥美沙坦酯片（胶囊）	20 mg；40 mg	每日1次，每次20 mg，剂量可增至每日总量40 mg	乏力、困倦、外周水肿、血管性水肿、腹痛、恶心、呕吐、腹泻、咳嗽、头痛、横纹肌溶解症等
厄贝沙坦片（胶囊、分散片）	75 mg；150 mg	每日1次，每次150 mg	头晕、恶心、呕吐、疲劳等

（2）药物作用机制：ARB 可阻断血管紧张素 II 与血管紧张素 II 的 1 型受体（AT_1）结合，从而阻断或改善因 AT_1 过度兴奋导致的诸多不良作用。ARB 可降低高血压患者心血管事件危险；降低糖尿病或肾病患者的蛋白尿及微量白蛋白尿。尤其适用于伴左心室肥厚、心力衰竭、心房颤动预防、糖尿病肾病、代谢综合征、微量白蛋白尿或蛋白尿患者，以及不能耐受 ACEI 的患者。

（3）用药指导

1）因 ARB 阻断 AT_1 受体可反馈性引起血管紧张素 II 增加，可激活 AT_2 受体，进一步拮抗 AT_1 受体的生物学效应，作用起效缓慢，但持久平稳，多于 6~8 周达到最大效应。

2）ARB 与 ACEI 相似，可能引起低血压、高血钾和肾功能不全，极少数患者也会发生血管神经性水肿，但其突出的优点是不良反应（如干咳）少，患者的依从性好，更适宜长期维持使用。

3）对老年或肾损伤患者包括透析的患者，不必调整 ARB 的起始剂量，对有肝功能损伤病史的患者应考虑使用较低 ARB 的剂量。

4）由于对肾素 - 血管紧张素系统的抑制作用，服用 ARB 的患者在麻醉及手术时，会发生血压急剧下降，手术前 24 小时最好停止服用。

5）对 ARB 过敏者禁用本类药物。双侧肾动脉狭窄、血肌酐＞265.2 μmol/L、血钾＞5.5 mmol/L、伴症状性低血压（收缩压＜90 mmHg）、左室流出道梗阻（如主动脉狭窄、梗阻性肥厚性心肌病）等情况慎用。

（4）药物基因检测：ARB 相关药物基因包括细胞色素 P4502C9（CYP2C9）和 1 型血管紧张素 II 受体（AGTR1）基因多态性。代表药物氯沙坦是一种常用的抗高血压药物，在体内主要经 CYP2C9 代谢活化为具有降压作用的代谢产物 E-3174。研究显示，携带 CYP2C9*3 等位基因的个体对氯沙坦的代谢率显著降低。

CYP2C9 野生型纯合子基因携带患者建议使用常规剂量缬沙坦和厄贝沙坦；因此在应用 ARB 如氯沙坦前可进行 CYP2C9 多态性检测，并根据其基因型调整用药剂量，以提高疗效，减少不良反应的发生。

我国人口中 AGTR1 基因型 A1166C 的发生频率为 3%~8%。有报道指出 AGTR1 A1166C 基因多态性可对 ARB 如氯沙坦、坎地沙坦等的疗效产生影响，A1166A 对药物的敏感性正常，降压效果较好；A1166C 和 C1166C 对药物的敏感性降低，降压效果较差。

5. 钙通道阻滞剂（CCB）

（1）药品名称、常见规格、用法用量及不良反应见表 5-9。

表 5-9　钙通道阻滞剂类药品、常见规格、用法用量及不良反应

药品	常见规格	常见用法用量	常见不良反应
二氢吡啶类钙离子拮抗剂			
硝苯地平片（胶囊、滴丸）	5 mg；10 mg	每日 3 次，每次 5~10 mg	外周水肿、头晕、头痛、恶心、乏力、面部潮红、一过性低血压等
硝苯地平控释片（缓释片、缓释胶囊）	10 mg；20 mg；30 mg；60 mg	每日 1 次，每次 30~60 mg	头痛、水肿、便秘等
尼群地平片（软胶囊、分散片）	10 mg	每日 2 次，每次 10 mg	头痛、面部潮红、头晕、恶心、低血压、足踝部水肿、心绞痛、一过性低血压、过敏性肝炎、皮疹等
氨氯地平片（胶囊、分散片、滴丸）	2.5 mg；5 mg；10 mg	每日 1 次，每次 2.5~10 mg	头痛、水肿、头晕、潮红、心悸等
非二氢吡啶类钙离子拮抗剂			
维拉帕米片	40 mg	每日 3 次，每次 80 mg；每日总量可达 360~480 mg	恶心、腹胀、便秘、疲乏、神经过敏、目眩、头痛、心力衰竭、低血压、过敏反应等

药品	常见规格	常见用法用量	常见不良反应
维拉帕米缓释片（缓释胶囊）	120 mg；180 mg；240 mg	每日 1 次，每次 240 mg	同上
地尔硫草片	30 mg；60 mg	每日 3~4 次，每次 30~60 mg；每日总量不超过 360 mg	水肿、头痛、恶心、眩晕、皮疹、无力等
地尔硫草缓释片（缓释胶囊、控释胶囊）	90 mg；180 mg	每日 1~2 次，每次 90~180 mg	同上

（2）药物作用机制：根据其化学结构和药理作用可分为两大类。

1）二氢吡啶类 CCB：主要作用于血管平滑肌上的 L 型钙通道，发挥舒张血管和降压作用。

2）非二氢吡啶类 CCB：对窦房结和房室结处的钙通道具有选择性，其扩张血管强度弱于二氢吡啶类 CCB，但在负性变时，降低交感神经活性作用是二氢吡啶类 CCB 不具备的。

（3）用药指导

1）外周水肿、便秘、心悸、面部潮红是所有 CCB 常见的副作用，低血压也时有发生，其他不良反应包括头痛、头晕、虚弱无力等。使用时应多注意观察下肢的水肿，一旦出现，可加服适量利尿剂进行改善。

2）CCB 使肠道平滑肌高度松弛，常可引起便秘，对于大多数老年人来说，这是该药一大缺陷。对此可服用一些中药缓泻药缓解症状，对于有习惯性便秘者，不建议服用。

3）由于有房室传导阻滞、心脏停搏及负性肌力作用等副作用，对房室传导障碍及心力衰竭患者使用时应谨慎。

4）使用该类药物在停药时还要注意，必须逐渐减量，在 1~2 周内实现，避免出现血压反跳、心绞痛加重，甚至出现心肌梗死和高血压危象等停药综合征。

5）因老年高血压患者血压容易波动，选用长效的通道阻滞剂（CCB）更为适宜。目前常用的长效、缓（控）释 CCB 包括硝苯地平缓释片／控释片等。

6）硝苯地平控释片有不可吸收的外壳，这样可使药品缓慢释放进入体内被吸收，当这一过程结束时，完整的空药片可在粪便中出现。硝苯地平控释片含有光敏性成分，应避光保存，药片应注意防潮，取出后立即服用。

7）肝功能受损时 CCB 的半衰期延长，但尚未确定相应的推荐剂量，在此情况下使用应十分小心。CCB 在体内代谢为无活性的代谢产物，仅约 10% 的药物以原形从尿液中排出，肾功能损伤的患者不需调整剂量。

8）二氢吡啶类 CCB（如硝苯地平、氨氯地平、拉西地平、非洛地平等）禁用于：对该类药品中任何成分过敏的患者、急性心肌梗死的患者、不稳定型心绞痛患者、非代偿性心力衰竭患者、严重主动脉狭窄的患者。

9）非二氢吡啶类 CCB（如维拉帕米、地尔硫䓬）禁用于：对该类药品中任何成分过敏的患者、病态窦房结综合征未安装起搏器者、Ⅱ度或Ⅲ度房室传导阻滞未安装起搏器者、收缩压低于 12 kPa（90 mmHg）、心率低于 50 次/分者、充血性心力衰竭患者、心源性休克的患者、伴有并发症的急性心肌梗死（心动过缓、低血压、左心衰竭）患者。

（4）药物基因检测：钙通道阻滞剂相关药物基因包括细胞色素 P4503A5（CYP3A5）和利钠肽前体 A（NPPA）基因多态性。突变型 CYP3A5*3 会导致酶失去活性，研究显示，AA（CYP3A5*1/*1）/AG（CYP3A5*1/*3）基因型患者，能够正常代谢钙通道阻滞剂类药物，治疗作用较好。GG（CYP3A5*3/*3）基因型的患者，对钙通道阻滞剂类药物如氨氯地平代谢作用增强，药效降低，建议增加剂量或换药。NPPA 基因 T2238C 突变患者对利尿药的反应更为敏感，治疗效果好，对于 T2238T 基因型患者，选择钙通道阻滞剂氨氯地平优于其他利尿类以及血管紧张素转换酶抑制剂。

6. 复方制剂

（1）血管紧张素Ⅱ受体拮抗剂/钙通道阻滞剂，如临床中比较常用的是缬沙坦氨氯地平。

（2）血管紧张素Ⅱ受体拮抗剂/噻嗪类利尿剂，如氯沙坦氢氯噻嗪、厄贝沙坦氢氯噻嗪、缬沙坦氢氯噻嗪，奥美沙坦氢氯噻嗪等都属于常用的单片复方制剂。

（3）降压药/降脂药、降压药/叶酸片，如氨氯地平阿托伐他汀钙片、马来酸依那普利叶酸片等。

第三节 老年高血压保健知识

一、疾病教育

对所有老年高血压患者都应提供教育，充分认识高血压并掌握自我管理技能。对于功能依赖患者，高血压教育还应提供给家属和看护者，尤其是痴呆患者。临终关怀患者应特别关注让其安心，阻止高血压急性并发症。具体内容如下。

1. 健康宣教

主要内容为高血压的定义、治疗方法、用药方法以及注意事项等，加强患者的理解和认识，使患者意识到该病的危害。

2. 用药指导

由于老年患者的身体机能均会存在不同程度的下降，例如视力、记忆力以及胃肠道功能等，所以老年患者的服药依从性一般较差，宣教人员应告知患者家属要多次提醒患者注意用药，并向其强调降压药要终生服用，不可擅自停药、减药等，同时可以用一些醒目的标记将降压药与其他的药物区分开来，避免患者发生误服或漏服。此外，由于患者的胃肠道功能较差，应注意为患者合理选择降压药，并指导药物的使用剂量，避免患者发生不良反应。

二、饮食指导

由于饮食能够在很大程度影响患者的血压，因此宣教人员应仔细询问患者的饮食习惯，告知减少钠盐摄入，增加富钾食物摄入，有助于降低血压。WHO 建议每日摄盐量应＜6 g，老年高血压患者应适度限盐。鼓励老年人摄入多种新鲜蔬菜、水果、鱼类、豆制品、粗粮、脱脂奶，以及其他富含钾、钙、膳食纤维、多不饱和脂肪酸的食物。

限酒：过量饮酒可增加血压升高的风险。我国 18 岁及以上居民饮酒者中有害饮酒率为 9.3%。限制饮酒与血压下降显著相关，乙醇摄入量平均减少 67%，收缩压下降约 3.3 mmHg（1 mmHg=0.133 kPa），舒张压下降约 2 mmHg。

戒烟：吸烟可导致血压升高、心率加快，吸烟者的收缩压和舒张压均明显高于不吸烟者，有高血压家族史、肥胖、血脂异常的吸烟者患高血压的风险更高。

被动吸烟也可导致血压升高、高血压患病率增加，且对女性影响尤甚。我国人群调查结果显示，丈夫吸烟的女性患高血压的风险是不吸烟者的 1.28 倍。戒烟可显著降低高血压患者心脑血管疾病进展的风险，降低冠心病患者的远期病死率可达 36%，戒烟并控制血压可使人群缺血性心脏病的发病风险降低 2/3。

三、运动指导

老年高血压及高血压前期患者进行合理的有氧锻炼可有效降低血压。建议老年人进行适当的规律运动，每周 4~7 天，每天不低于 30~60 分钟的有氧体育锻炼，如步行、慢跑和游泳等。不推荐老年人剧烈运动。

第六章　老年冠心病与用药保健指导

冠状动脉粥样硬化性心脏病，简称冠心病（coronary heart disease，CHD）。根据 2019 年中国心血管病报告显示，中国心血管病患病率及死亡率仍处于上升阶段，推算心血管病患病人数为 3.3 亿，其中冠心病患者为 1139 万。冠心病是 65 岁以上老年人常见的死亡原因，其中最严重的是急性心肌梗死，严重危害老年人的生命健康。

老年冠心病隐匿性较强，发病时往往症状不典型，容易被漏诊或误诊，给老年人的健康和生命造成很大的威胁。稳定型心绞痛的患者大多数能生存很多年，但有发生急性心肌梗死或猝死的风险，而急性冠脉综合征是严重的、具有潜在危险的疾病。因此，正确认识老年冠心病并给予及时和有效的治疗，降低冠心病发病率和死亡率，具有重要的临床意义。

第一节　老年冠心病概论

一、概述

老年冠心病是冠状动脉血管发生动脉粥样硬化病变，引起血管腔狭窄或阻塞，造成心肌缺血、缺氧或坏死而导致的心脏病。根据发病特点和治疗原则不同分为两大类：慢性冠脉综合征和急性冠脉综合征。冠心病可通过控制危险因素预防发作，减小严重心血管事件发生的概率，并改善预后。

二、病因及发病机制

老年冠心病的病理基础是冠状动脉粥样硬化，但冠状动脉粥样硬化没有明确的病因，流行病学调查发现是多种心血管危险因素共同作用的结果。其中不可控制的危险因素是：年龄、性别、家族史和种族；可控制的危险因素是：高胆固醇、糖尿病、高血压、吸烟、腹型肥胖、缺乏运动、饮食缺少蔬菜和水果、精神紧张、大量饮酒。因此，冠心病是可以预防的。

老年冠心病发病的核心是心肌缺氧。粥样斑块使冠脉发生狭窄或闭塞，当冠脉供血与心肌需血之间发生矛盾，冠脉血流量不能满足心肌代谢的需要，就可以引起心肌缺血缺氧。急剧的、暂时的缺血缺氧引起心绞痛，而持续的、严重的心肌缺血可引起心肌坏死，即心肌梗死。冠状动脉供血不足引起心肌缺氧有以下三种主要机制：

（1）冠状动脉存在固定狭窄（狭窄程度为 50%~70%）。

（2）冠状动脉粥样硬化伴血栓形成。

（3）冠状动脉痉挛。

以上所述的稳定的和不稳定的病理生理学改变经常可以共存，特别是在老年人群中，既有心肌耗氧量增加的因素参与，又有血栓的作用参与，而且后者的作用常常更加突出。

三、流行病学

冠心病多发生于 40 岁以上，男性多于女性，女性常在绝经期后出现症状。《中国心血管健康与疾病报告 2021》显示，2019 年中国城市居民冠心病死亡率为 121.59/10 万，农村居民冠心病死亡率为 130.14/10 万，农村地区高于城市地区，无论是城市地区还是农村地区，男性冠心病死亡率均高于女性；60 岁以上人群冠心病患病率为 2.78%。一项对比我国 1990—2016 年心血管疾病负担的报告显示，2016 年心血管病死亡人数较 1990 年增加了近 150 万，其中男性增幅（79.2%）远大于女性（36.1%），从病种上看，缺血性心脏病死亡数增量最大，为 111.7 万，增幅达 184.1%；1990—2016 年，所有类型的心血管病患病人数均呈现上升趋势，缺血性心脏病患病人数增幅达 147.7%。

四、疾病的分类

1979 年 WHO 将冠心病分为 5 种类型：无症状性心肌缺血型、心绞痛型、心肌梗死型、缺血性心肌病型和猝死型。近年来趋向于根据发病特点和治疗原则不同分为两大类。

1. 慢性冠脉综合征

慢性冠脉综合征（chronic coronary syndrome，CCS）也称作慢性冠状动脉病，包括稳定型心绞痛（SAP）、缺血性心肌病和隐匿型冠心病。主要发病机制是心肌需氧增加导致心肌缺血。

2. 急性冠脉综合征

急性冠脉综合征（acute coronary syndrome，ACS）是 CHD 中急性发病的临床类型，包括不稳定性心绞痛（UA）、急性心肌梗死（AMI）和心源性猝死。临床上所称的 ACS 主要是指前两者。根据发病早期心电图的 ST 段变化，ACS 又可分为非 ST 段抬高型 ACS 和 ST 段抬高型 ACS。非 ST 段抬高型 ACS 包括 UA 和非 ST 段抬高型心肌梗死（NSTEMI），两者的鉴别主要取决于急性期是否能检测到心肌损伤标志物的升高；ST 段抬高型 ACS 主要是 ST 段抬高型心肌梗死（STEMI）。若 UA 和 NSTEMI 未及时治疗，可进展成 STEMI。

五、临床表现

1. 稳定型心绞痛

稳定型心绞痛以发作性胸痛为主要临床表现。

心绞痛发作常由体力劳动或情绪激动所诱发，疼痛多发生于劳力或激动的当时，主要发生在胸骨体之后，胸痛常为压迫、发闷或紧缩性，一般持续 3~5 分钟，很少超过半小时，在休息或舌下含服硝酸甘油等硝酸酯类药物后可缓解。老年人的症状具有以下特点。

（1）疼痛部位不典型，可发生在上颌部到上腹部任何部位。

（2）疼痛性质不典型，可表现为胸部不适、全身疲乏等症状。

（3）疼痛程度较轻，频率低。

2. 不稳定性心绞痛

不稳定性心绞痛患者胸部不适的性质与典型的 SAP 相似。

不稳定性心绞痛可分为静息性心绞痛（> 20 分钟）、初发型心绞痛和恶化性心绞痛。不稳定性心绞痛的特征：诱发心绞痛的体力活动阈值突然或持久降低；心绞痛发生的频率、严重程度和持续时间增加；出现静息或夜间心绞痛；胸痛放射至附近的或新的部位；发作时可伴有出汗、恶心、呕吐、心悸、呼吸困难等症状。休息或舌下含服硝酸甘油只能暂时甚至不能完全缓解症状。老年人症状不典型者不少见，尤其在老年女性和糖尿病患者中症状不典型。

3. 急性心肌梗死

急性心肌梗死的临床表现与梗死的面积大小、部位、侧支循环情况相关。

典型症状为胸骨后或心前区剧烈的压榨性疼痛（通常超过 10~20 分钟），可向左上臂、下颌、颈部、背或肩部放射。诱因多不明显，休息和含服硝酸甘油片多不能缓解。ST 段抬高型心肌梗死起病急而凶险，死亡率高，预后差，是冠心病极其危重的表现类型。

4. 急性冠脉综合征的其他表现

部分患者在发病前数日有乏力，胸部不适，活动时心悸、气急、烦躁、心绞痛等前驱症状。其他表现有全身症状如发热、心动过速、胃肠道症状、心律失常、低血压和休克、心力衰竭。不典型表现常见于老年人、女性、糖尿病和慢性肾病或痴呆症患者。临床缺乏典型胸痛、特别是当心电图正常或临界改变时，常易被忽略和延误治疗，应注意连续观察。

5. 心肌梗死的并发症

稳定型心绞痛有发生急性心肌梗死或猝死的危险，心肌梗死的严重并发症包括心源性休克、心律失常、心力衰竭等。

第二节　老年冠心病用药指导

根据不同的治疗目的，稳定型心绞痛的药物治疗包括抗心肌缺血治疗、稳定斑块和改善预后的治疗（表 6-1）。不稳定性心绞痛（UA）/非 ST 段抬高型心肌梗死（NSTEMI）的药物治疗包括抗血栓治疗、调脂治疗、抗心肌缺血治疗（表 6-2）。ST 段抬高型心肌梗死（STEMI）的药物治疗包括溶栓治疗、抗血栓治疗和常规药物治疗（表 6-3）。

表 6-1　稳定型心绞痛治疗药物分类

治疗目的	具体药物分类
抗心肌缺血	β受体阻滞剂、硝酸酯类、钙通道阻滞剂、其他（曲美他嗪、尼可地尔、伊伐布雷定）
稳定斑块、改善预后	阿司匹林、氯吡格雷、他汀类、血管紧张素 I 转换酶抑制剂（ACEI）/血管紧张素 II 受体拮抗剂（ARB）

表 6-2 不稳定性心绞痛 / 非 ST 段抬高型心肌梗死治疗药物分类

治疗目的	具体药物分类
抗血栓	抗血小板药（阿司匹林、氯吡格雷），抗凝药
调脂	他汀类
抗心肌缺血	同"稳定型心绞痛"部分

表 6-3 ST 段抬高型心肌梗死治疗药物分类

治疗目的	具体药物分类
溶栓	非特异性纤溶酶原激活剂、特异性纤溶酶原激活剂、阿替普酶突变体
抗血栓	抗血小板药、抗凝药
常规药物治疗	β 受体阻滞剂、调脂药、ACEI/ARB

1. β 受体阻滞剂

参见"老年高血压与用药保健指导"章节"老年高血压用药指导 β 受体阻滞剂"部分。

2. 硝酸酯类药物

（1）药品、常见规格、用法用量及不良反应见表 6-4。

表 6-4 硝酸酯类药品、常见规格、用法用量及不良反应

药品	常见规格	常见用法用量	常见不良反应
硝酸甘油片（舌下片）	0.5 mg	舌下含服，每次 0.25~0.5 mg，每 5 分钟可重复 1 次，每日总量不超过 1.5 mg，可预防性使用	头痛、低血压反应等
硝酸甘油贴片	25 mg	贴敷于左前胸皮肤，每日 1 次，每次 1 片	直立性低血压、头痛、恶心等
硝酸甘油气雾剂（喷雾剂）	14 g：100 mg	心绞痛发作时，向口腔舌下黏膜喷雾 1~2 次	头痛、面部潮红、口干、眩晕等
硝酸异山梨酯片	5 mg	每日 2~3 次，每次 5~10 mg，需个体化调整剂量；可舌下给药：每次 1 片	血管扩张性头痛、面部潮红、眩晕、直立性低血压等

药品	常见规格	常见用法用量	常见不良反应
硝酸异山梨酯缓释片（缓释胶囊）	20 mg；40 mg	整片吞服，每日 1~2 次，每次 20~40 mg	同上
硝酸异山梨酯喷雾剂	10 ml：96.2 mg；10 ml：125 mg；20 ml：250 mg	喷入口腔，每隔 30 秒 1~3 喷	同上
单硝酸异山梨酯片（分散片、胶囊、滴丸、胶丸）	10 mg；20 mg	每日 2 次，每次 20 mg，或遵医嘱；含服或吞服，也可加水分散后口服	同上
单硝酸异山梨酯缓释片（缓释胶囊）	40 mg；60 mg	每日 1 次，每次 40 mg	同上
单硝酸异山梨酯喷雾剂	5 ml：90 mg；10 ml：180 mg	舌下喷雾，每次 2 喷	同上

（2）药物作用机制：硝酸酯类药物进入血管平滑肌细胞，通过释放一氧化氮刺激鸟苷酸环化酶，使环鸟苷酸的浓度增加，从而降低细胞内的 Ca^{2+} 浓度，舒张血管平滑肌，使外周动脉和静脉扩张，对静脉的扩张作用更强。其血管舒张效应呈剂量依赖性，随着剂量递增，依次扩张静脉、大中动脉和阻力小动脉。硝酸酯类药物具有抗心肌缺血和改善心功能等作用。临床实践中，抗心肌缺血治疗通常采用联合用药，硝酸酯类药物和 β 受体阻滞剂联合用药可取长补短。

（3）用药指导

1）常见不良反应为头痛、头晕、低血压、面部潮红。减小初始剂量可明显减少头痛的发生率。低血压时可伴随出现头晕、恶心、心悸等。药物过量导致低血压时，应首先减量或停药。硝酸酯停药时应逐渐减量，以免因骤然停药而导致心绞痛反跳等不良后果。

2）老年患者的剂量选择应谨慎，由于老人发生肝、肾、心脏功能减退、并发症和并用其他药物治疗的频率更高，通常从低剂量开始用药。短效制剂（如硝酸甘油片、贴片）于心绞痛发作时或活动之前预防性用药，长效制剂适合长期治疗（如硝酸异山梨酯缓释片、单硝酸异山梨酯缓释片）。

3）舌下含服硝酸甘油时，老年患者应尽可能取坐位，以免因头晕而摔倒。使用硝酸甘油贴片时，切勿修剪贴膜，贴敷处避开毛发、瘢痕、破损或易刺激处皮肤。每次贴敷需要更换部位以免引起刺激。

4）硝酸异山梨酯喷雾剂的使用步骤可概括为：深呼吸、闭气、将气喷入口中、合上口部并用鼻呼吸约 30 秒。在第一次使用时，轻按喷头数次直至气雾均匀喷出，这时即可使用，如果喷雾剂超过一天没有使用，第一喷不应使用，以保证均匀而完整的气雾剂量。

5）与其他血管扩张剂、钙通道阻滞剂、β 受体阻滞剂、降压药等合用，可增强本类药物的降血压效应。老年人合用药物种类多，需注意具有降压效果的药物之间的协同效应，避免过度降压。

6）当短期（1 天）连续用药后，可能发生硝酸酯的耐药性，即硝酸酯连续使用后抗缺血效应迅速减弱甚至消失的现象。预防硝酸酯耐药的常用方法有：

①偏心给药法，每天提供 10~12 小时的无药期，在无硝酸酯覆盖的时段可加用 β 受体阻滞剂、钙通道阻滞剂等预防心绞痛，心绞痛一旦复发可临时舌下含服硝酸甘油等终止发作。

②巯基供体类药物、β 受体阻滞剂、他汀类、ACEI 或 ARB 以及肼屈嗪等药物可能对预防硝酸酯的耐药性有益，同时这些药物又是改善冠心病预后的重要药物，因此提倡合用。

7）硝酸酯类禁忌证包括：急性循环衰竭（休克、循环性虚脱），严重低血压（收缩压＜ 90 mmHg），急性心肌梗死伴低充盈压（除非在有持续血流动力学监测的条件下），肥厚梗阻型心肌病，缩窄性心包炎或心包填塞，严重贫血，青光眼，颅内压增高，原发性肺动脉高压，对硝基化合物过敏者等。

8）应用硝酸酯类药物时，告知患者硝酸甘油用于心绞痛的急性发作，是关键时刻的救命药。患者外出时应随身携带硝酸甘油以应急，在家中硝酸甘油应放在易取之处，以便需要时能及时找到。急性发作时马上停止一切活动，舌下含服硝酸甘油，一次 0.25~0.5 mg，每 5 分钟重复 1 次，总量不超过 1.5 mg；若疼痛依然存在，应紧急处理；也可在活动前 5~10 分钟预防性使用。注意舌下含服时将药片放于舌根处含化，舌下含服时应采取坐位，含药后静坐片刻，不可突然站立，因为站立时血管扩张，血压降低，容易导致脑血管供血不足而发生意外。

9）硝酸甘油见光易分解，以密闭的棕色小玻璃瓶装盛药物。长期随身携带的药物可能会因为受到体温的影响而缩短有效期限，所以建议每3个月左右更换1次。病情缓解期，患者一般服用长效的单硝酸异山梨酯缓释片等制剂，心绞痛发作的高峰时间为上午，一般来说，早上醒来马上服用抗心绞痛药硝酸酯类、钙通道阻滞剂及β受体阻滞剂效果较好。另外，服用硝酸酯类容易出现一些不良反应，如头痛、低血压及心率加快等。在服药之前首先询问患者以前是否服用过本类药物，有无不能耐受或不良反应的发生。

（4）药物基因检测

1）硝酸甘油：线粒体醛脱氢酶 ALDH2 是硝酸甘油的主要生物转化酶，硝酸甘油耐受与心血管线粒体 ALDH2 酶活性降低有关。ALDH2 突变者占 42.4%，使用正常剂量硝酸甘油起效慢，或者更容易出现硝酸甘油抵抗，应换药或联合其他抗心绞痛药物。

2）单硝酸异山梨酯：N- 乙酰基转移酶 NAT2*5（341T ＞ C）型和 NAT2*14（191G ＞ A）基因多态性与之有关。NAT2*5 341TT 和 NAT2*14 191GG 型为快代谢型，使用单硝酸异山梨酯，药物暴露量少，疗效不够理想，尤其使用缓释片时，血药浓度可能更低。

3. 其他类型抗心绞痛药

（1）药品、常见规格、用法用量及不良反应见表6-5。

表 6-5　其他类型抗心绞痛药品、常见规格、用法用量及不良反应

药品	常见规格	常见用法用量	常见不良反应
曲美他嗪片（胶囊）	20 mg	每日 3 次，每次 20 mg	眩晕、头痛、胃肠道反应、虚弱等
曲美他嗪缓释片	35 mg	早晚餐时服用，每日 2 次，每次 35 mg	同上
尼可地尔片	5 mg	每日 3 次，每次 5 mg	头晕、失眠、恶心、心悸等
伊伐布雷定片	5 mg；7.5 mg	早晚进餐时服用，每日 2 次，每次 5 mg	头痛、头晕、心动过缓等

（2）药物作用机制：曲美他嗪的作用是抑制脂肪酸氧化从而改善心肌氧利用率达到预防心绞痛的效果；尼可地尔兼具有 ATP 敏感的钾通道开放作用和类硝酸酯作用，能够扩张外周血管和冠状动脉，可用于治疗变异型、稳定型心绞痛；伊伐布雷定为特异性的 If 通道抑制剂，能够单纯降低心率，可用于治疗稳定型心绞痛。

（3）用药指导

1）曲美他嗪：常见的不良反应有眩晕、头痛和胃肠道反应。在中度肾功能损伤（肌酐清除率为 30~60 ml/min）患者中，推荐剂量为每日早餐期间服用 1 片 35 mg（缓释片）或早、晚餐期间服用 1 片 20 mg（片剂、胶囊）。

曲美他嗪可引起或加重帕金森症状（震颤、运动不能、肌张力亢进等），应定期进行检查，尤其针对老年患者。曲美他嗪片剂禁用于对药物成分过敏者，帕金森综合征、震颤、不宁腿综合征以及其他相关的运动障碍，严重肾功能损伤（肌酐清除率＜ 30 ml/min）。

2）尼可地尔：主要的不良反应有直立性低血压、头痛、心悸。因老年患者的生理功能一般较弱，容易出现副作用，应慎用，从小剂量开始。

禁用于对尼可地尔、烟酸过敏的患者及正在服用 5 型磷酸二酯酶抑制剂（西地那非、伐地那非、他达拉非）的患者。

3）伊伐布雷定：最常见的不良反应为闪光现象（光幻视）和心动过缓，为剂量依赖性，与药物的药理作用相关。

75 岁以上的老年患者应考虑以较低的起始剂量给药（每次 2.5 mg，每日 2 次），必要时调整剂量。

联用 β 受体阻滞剂时，可考虑 2.5 mg 口服，每日 2 次。

肾功能不全且肌酐清除率＞ 15 ml/min 的患者、轻度肝损伤的患者无须调整剂量。

禁忌证包括：治疗前静息心率小于 70 次 / 分、心源性休克、急性心肌梗死、重度低血压（90/50 mmHg）、重度肝功能不全（Child-Pugh C 级）、病窦综合征、急性心力衰竭、不稳定型心绞痛、三度房室传导阻滞。

4. 抗血小板药

（1）药品、常见规格、用法用量及不良反应见表 6-6。

表 6-6　抗血小板药品、常见规格、用法用量及不良反应

药品	常见规格	常见用法用量	常见不良反应
阿司匹林片 （分散片、咀嚼片）	50 mg；300 mg； 500 mg；81 mg （咀嚼片）	每日 1~2 次，每次 50~150 mg；咀嚼片放 于口腔中充分咀嚼	上腹部不适、恶心、 呕吐、胃痛、胃肠道 轻微出血等
阿司匹林肠溶片 （肠溶胶囊、缓释片、 肠溶缓释片）	25 mg；40 mg； 50 mg；75 mg； 100 mg；	餐前口服，每日 75~ 150 mg	同上
硫酸氢氯吡格雷片	25 mg；75 mg	每日 1 次，每次 75 mg	出血等
替格瑞洛片	60 mg；90 mg	每日 2 次，每次 90 mg	出血、呼吸困难等

（2）药物作用机制：阿司匹林为环氧化酶抑制剂，抑制血栓素 A_2 的产生从而抑制血小板的激活和聚集。

硫酸氢氯吡格雷和替格瑞洛是 P2 Y12 受体拮抗剂，通过选择性地、不可逆地抑制二磷酸腺苷（ADP）受体而有效地减少 ADP 介导的血小板激活和聚集。

（3）用药指导

1）抗血小板药物的常见不良反应是胃肠道出血和过敏，长期使用阿司匹林非肠溶类型的制剂容易发生胃肠道不良反应，甚至胃溃疡、出血，因此临床上多用阿司匹林肠溶制剂。服用阿司匹林，应注意观察是否有黑便、牙龈出血不止、皮下淤青等出血症状。

2）老年人由于肾功能下降，服用阿司匹林泡腾片时易出现毒性反应，应减少剂量。服用阿司匹林肠溶片时不可碾碎或嚼烂，否则会破坏肠溶包衣，使其在胃内即溶解，增加对胃黏膜的刺激性。如果错过用药时间，应在记起时马上服用。如果距离下次服药时间很近，则无须补服，切勿一次服用双倍剂量。

3）抗血小板药与抗凝药合用增加出血的风险，阿司匹林与其他非甾体抗炎药合用有增加胃肠道溃疡和出血的风险。

4）除非有明确禁忌，替格瑞洛可与阿司匹林联合用药。在服用首剂负荷量的阿司匹林后，阿司匹林的维持剂量为每次 75~100 mg，每日 1 次。

5）抗血小板药物的禁忌证有：对药物成分过敏、有出血症状的消化道溃疡或其他活性出血、血友病或血小板减少的患者、哮喘。此外，阿司匹林禁用于重

度肾功能损伤、重度肝功能损伤的患者。

6）替格瑞洛禁用于重度肝功能损伤的患者，因联合用药可导致替格瑞洛的暴露量大幅增加，禁止替格瑞洛与强效CYP3A4抑制剂（酮康唑、克拉霉素、奈法唑酮、利托那韦和阿扎那韦）联合用药。

7）ADP受体拮抗剂中应用最多的是硫酸氢氯吡格雷。应用硫酸氢氯吡格雷可能会引起胃肠道反应（如腹痛、消化不良、便秘或腹泻）、皮疹、皮肤黏膜出血等，如果患者对本品出现过敏或者是近期有活动性出血者，如消化性溃疡或颅内出血等，应将情况及时反映给医师，调整用药方案。

8）硫酸氢氯吡格雷可能会增加患者术中、术后大出血的危险，因而在行手术之前患者要将自己正在服用硫酸氢氯吡格雷的情况告知医师。

（4）药物基因检测

1）阿司匹林

① 血小板糖蛋白Ⅲ aPI^{A2}多态性［GPⅢa PI^{A2}（T＞C）］：GPⅢa PI^{A2}是阿司匹林抵抗的主要基因。CC基因型患者行支架术后，其亚急性血栓事件发生率是TT型的5倍，需要更高的剂量阿司匹林才能达到抗凝效果。此基因也涉及氯吡格雷抵抗，基因型意义同阿司匹林。

② 血小板内皮细胞凝集素受体1效应相关基因（PEAR1）：携带GG等位基因的患者对阿司匹林抗血小板应答好；而AA/AG基因型用阿司匹林（或结合氯吡格雷）的心肌梗死和死亡率高。

③ 前列腺素内过氧化物合酶1（PTGS1）效应相关基因：GG基因型患者的阿司匹林抵抗风险高，心血管事件发生率高；AG基因型风险中等；AA基因型的患者对阿司匹林较敏感，心血管事件发生率低。

④ 白三烯C4合成酶（LTCC4S）：为阿司匹林不良反应相关基因。AA基因型使用阿司匹林发生荨麻疹风险较AC、CC型低。

2）硫酸氢氯吡格雷：硫酸氢氯吡格雷为前药，由CYP2C19酶代谢。CYP2C19基因型存在多态性，该基因突变会降低基因所编码酶活性。慢代谢型CYP2C19*2*2、CYP2C19*2*3、CYP2C19*3*3的患者，对硫酸氢氯吡格雷治疗可能无效；中间代谢型CYP2C19*1*2、CYP2C19*1*3，常规剂量血药浓度低，建议增加剂量或换药；CYP2C19*1*1为快代谢型，一般按照常规剂量即可；CYP2C19*17的患者为超快代谢者，患者易发生出血，包括蛛网膜下腔出血等不良反应。

5. 他汀类

（1）药品、常见规格、用法用量及不良反应见表 6-7。

表 6-7　他汀类药品、常见规格、用法用量及不良反应

药品	常见规格	常见用法用量	常见不良反应
阿托伐他汀钙片（分散片、胶囊）	10mg；20mg；40mg	晚餐后口服，起始剂量为每日 1 次，每次 10~20 mg，每日最大剂量为 80 mg	肌痛、腹泻、恶心、肝酶升高等
瑞舒伐他汀钙片（分散片、胶囊）	5 mg；10 mg；20 mg	晚餐后口服，起始剂量为每日 1 次，每次 5 mg，每日最大剂量为 20 mg	头痛、头晕、肌痛、便秘、恶心、腹痛等
洛伐他汀片（分散片、胶囊、颗粒）	10mg；20 mg	晚餐后口服，每日 1 次，每次 10~20 mg，剂量可按需调整，每日最大剂量为 80 mg	胃肠道不适、腹泻、胀气、头痛等
辛伐他汀片（分散片、胶囊、滴丸、咀嚼片）	5 mg；10 mg；20 mg；30 mg；40 mg	晚餐后口服，每日 1 次，每次 5~40 mg，每日最大剂量为 80 mg；咀嚼片咀嚼后服用	腹痛、便秘、胃肠胀气、头痛、皮疹、头晕、视物模糊和味觉障碍等
普伐他汀钠片（胶囊）	5 mg；10 mg；20 mg；40 mg	睡前服用，起始剂量为每日 1 次，每次 10~20 mg，每日最大剂量为 40 mg	皮疹、腹泻、胃部不适等
氟伐他汀钠胶囊	20 mg；40 mg	晚餐或睡前服用，起始剂量为每日 1 次，每次 20~40 mg	头痛、恶心、消化不良、肌酸激酶增高、肝酶增高等
氟伐他汀钠缓释片	80 mg	可在任意时间服用，每日 1 次，每次 80 mg	同上
匹伐他汀钙片（分散片）	1 mg；2 mg	晚饭后口服，每日 1 次，每次 1~2 mg，每日最大剂量为 4 mg（中重度肾功能损伤且未透析患者，每日最大剂量为 2 mg）	腹痛、药疹、倦怠感、麻木等

（2）药物作用机制：他汀类药物是羟甲基戊二酸单酰辅酶 A 还原酶（HMG-CoA 还原酶）的竞争性抑制剂，阻碍肝内源性胆固醇合成，使血胆固醇和低密度脂蛋白胆固醇水平降低；非调血脂作用包括调节内皮功能、稳定粥样硬化斑块、抗血小板黏附聚集、抗血栓形成等多个方面。

（3）用药指导

1）他汀已成为冠心病一级和二级预防重要的一线药物，常见的不良反应包括皮疹、恶心、便秘、腹泻等消化系统症状，头晕、头痛等神经系统的症状，血清丙氨酸氨基转移酶（ALT）升高，肌肉疼痛或无力。他汀的不良反应较少且轻，坚持长期用药，能够降低患者心血管事件的风险。

2）由于 HMG-CoA 还原酶的活性和胆固醇的合成在午夜最高，故他汀类药物在晚间服用为宜。半衰期较长的阿托伐他汀、瑞舒伐他汀可在任何时候服用，具有较强降血脂的效力；洛伐他汀和辛伐他汀推荐晚餐时服用，与食物同服可增加其生物利用度；匹伐他汀推荐晚饭后服用；其余他汀类药物均推荐睡前服用。

3）轻至中度肾功能不全的患者可以安全使用他汀类药物，不必调整剂量。瑞舒伐他汀、氟伐他汀禁用于严重肾功能损伤（肌酐清除率＜ 30 ml/min）的患者。严重肾功能损伤（肌酐清除率＜ 30 ml/min）的患者慎用辛伐他汀，此类患者的起始剂量应为每天 5 mg，并密切监测。重度肾功能损伤的患者，普伐他汀的初始剂量调整为每次 10 mg，每日 1 次。老年患者需要根据肝、肾功能调整洛伐他汀、辛伐他汀的剂量。

4）血清 ALT 升高是他汀常见的不良反应，具有剂量依赖性，但目前研究没有发现他汀会明显增加肝功能异常的发生率。肝硬化代偿期、慢性肝病、非酒精性脂肪肝的患者可以安全接受他汀治疗。

5）建议在开始他汀治疗前、治疗 12 周后和增加剂量后监测 ALT。如果出现无症状的 ALT 水平升高＞ 3× 正常值上限（ULN），则需排除是否由其他因素引起的升高，根据临床情况决定是否减量或停药；若氨基转移酶水平升高＜ 3× ULN，则不必停用。

6）年龄（≥65 岁）、多系统疾病（糖尿病、肝肾功能不全、甲减）、合用某些药物（贝特类、烟酸、环孢素等）、剂量过大是他汀相关性肌病的易患因素，因此他汀应用于老年人应谨慎，关注潜在的风险因子，警惕肌肉症状的早期表现。

7）他汀类药物的禁忌证是活动性肝炎或不明原因的持续性的氨基转移酶升

高，对他汀过敏等。

（4）药物基因检测：据资料显示，他汀类药物降低低密度脂蛋白、胆固醇的幅度在个体间的差异为 10%~70%。究其原因在于每个人的基因型有所差异——对他汀类的代谢能力也可能不尽相同。2015 年国家卫生计生委发布的《药物代谢酶和药物作用靶点检测技术指南》指出，对药物代谢酶和药物靶点基因进行检测，可指导临床针对特定的患者选择合适的药物和给药剂量实现个体化用药，建议临床上根据 SLCO1B1 基因型选择他汀类药物进行治疗。因此，对于初次使用他汀的患者，检测相关基因可预先判断患者对他汀类药物的代谢速率类型和药物敏感程度，辅助临床合理调整用药剂量，降低药物不良反应风险。

1）SLCO1B1 基因：SLCO1B1 基因 5 号外显子 c.521 T＞C（rs4149056）突变能显著降低 OATP1B1 的转运功能，从而导致他汀转运进入肝细胞的量减少，他汀的血药浓度增加，进而导致在高剂量使用他汀类药物的突变型患者中，容易发生肌病，严重者可导致横纹肌溶解症等不良反应，该突变基因携带者相比未突变者发生肌毒性的风险增加约 20 倍。因此，服用他汀类药物前对 SLCO1B1 基因进行检测对肌毒性的预测和预防具有重要意义。

2）ABCB1 基因：ABCB1 基因参与机体的脂质代谢调节，是影响机体血脂水平的重要内在因素，被认为是高脂蛋白血症及动脉粥样硬化血管病的易感候选基因。ABCB1 基因具有多态性，服用他汀前对 ABCB1 基因进行检测，可科学、有效评估用药后的疗效。

3）ApoE 基因指导合成载脂蛋白 E（ApoE）。主要在肝和脑组织中表达，识别低密度脂蛋白受体和 ApoE 受体，介导极低密度脂蛋白和中间密度脂蛋白的代谢。ApoE 基因产生变异时，可导致总胆固醇、低密度脂蛋白水平产生差异，从而对他汀类药物的疗效产生影响。

6. *血管紧张素转换酶抑制剂／血管紧张素Ⅱ受体阻滞剂*

（1）药品名称剂型、常见规格、用法用量及不良反应：参见"老年高血压与用药保健指导"章节"老年高血压用药指导血管紧张素转换酶抑制剂和血管紧张素Ⅱ受体阻滞剂"部分。

（2）药物作用机制：肾素 - 血管紧张素 - 醛固酮系统（RAAS）是人体重要的体液调节系统，能够作用于心血管系统，发挥调节血压、维持心血管系统的正常发育等作用。RAS 链式反应中的主要效应分子是血管紧张素Ⅱ（AngⅡ），通过激动 AT₁ 受体发挥其收缩外周血管、促进心脏构型重建等作用。

血管紧张素 Ⅰ 转换酶抑制剂（ACEI）的作用机制是抑制血管紧张素 Ⅰ 转换酶，减少 Ang Ⅱ 的生成和缓激肽的降解，降低 RAS 活性，预防与逆转心肌和血管重构。

血管紧张素 Ⅱ 受体阻滞剂（ARB）通过与 AT₁ 受体特异性结合，阻断 Ang Ⅱ 作用于 AT₁ 受体，从而抑制因 AT₁ 受体过度兴奋导致的诸多不良作用，如血管收缩、水钠潴留、组织增生、胶原沉积、促进细胞坏死和凋亡等，这些都是心脏疾病发生、发展中起作用的重要因素。

（3）用药指导

1）ACEI 常见的不良反应有低血压、肾功能恶化、高血钾、咳嗽和喉头水肿。当出现血管性水肿时应及时停药。应用时需监测血压、血钾、肾功能。

2）ARB 与 ACEI 相似，可能引起低血压、高血钾和肾功能不全，其突出的优点是不良反应（如干咳）少，患者的依从性好，更适宜长期维持使用。

3）胃中食物可使卡托普利吸收减少，宜在餐前服药。培哚普利建议在早晨餐前服用。其余药物的吸收不受进餐影响。

4）老年人、肝肾功能不全者，对 ACEI 的降压作用比较敏感，剂量需酌减。

5）对于老年或肾损伤患者包括透析的患者，不必调整 ARB 的起始剂量，对有肝功能损伤病史的患者应考虑使用较低 ARB 的剂量。

6）由于对肾素 - 血管紧张素系统的抑制作用，服用 ARB 的患者在麻醉及手术时，会发生血压急剧下降，手术前 24 小时最好停止服用。

7）对 ACEI/ARB 过敏者禁用本类药物。双侧肾动脉狭窄、血肌酐 > 265.2 μmol/L、血钾 > 5.5 mmol/L、伴症状性低血压（收缩压 < 90 mmHg）、左室流出道梗阻（如主动脉狭窄、梗阻性肥厚性心肌病）等情况慎用。

（4）药物基因检测：参见"老年高血压与用药保健指导"章节"血管紧张素转化酶抑制剂及血管紧张素 Ⅱ 受体拮抗剂药物基因检测"部分。

7. 钙通道阻滞剂

（1）药品名称剂型、常见规格、用法用量及不良反应：参见"老年高血压与用药保健指导"章节"老年高血压用药指导钙通道阻滞剂"部分。

（2）药物作用机制：钙通道阻滞剂（CCB）主要通过阻断心肌和血管平滑肌细胞膜上电压依赖性 L 型钙通道，减少 Ca^{2+} 内流，降低胞内游离 Ca^{2+} 浓度，进而发挥降低心肌耗氧量、舒张冠状动脉、保护缺血心肌细胞、抑制血小板聚集的作用，对各型心绞痛都有不同的疗效。

（3）用药指导：参见"老年高血压与用药保健指导"章节"老年高血压用药指导钙通道阻滞剂用药指导"部分。

（4）药物基因检测：参见"老年高血压与用药保健指导"章节"老年高血压用药指导钙通道阻滞剂药物基因检测"部分。

第三节　老年冠心病保健知识

一、疾病教育

冠心病在老年人中的发病率逐年升高，严重影响老年人的身体健康和生活质量，需要采取积极的方法进行治疗。目前，药物治疗仍是主要措施。长期、规律服药是提高冠心病控制率、降低致死率的重要手段。

二、饮食指导

冠心病的发生与不健康的生活习惯息息相关，如抽烟、酗酒、高盐、高脂、高胆固醇饮食等。指导患者改变不良的生活习惯，建立科学文明的生活方式，有利于延缓病情发展，提高患者的生活质量。

1. 改变膳食习惯

指导患者进食低盐、低脂、清淡、易消化的食物，进食不易过快过饱，可少量多餐，禁烟酒。

2. 肥胖者控制体重

限制单糖、双糖含量高的食物（甜点、蜂蜜、巧克力等）；保证果蔬摄入，多食各种新鲜、绿色和黄色蔬菜；减少肥肉、动物内脏的摄入，增加不饱和脂肪酸含量较多的海鱼、豆类及其制品；控制钠的摄入量，建议每日摄盐量应 < 6 g；多选用植物油。

三、疾病护理

加强与患者和家属的沟通交流，告知在疾病治疗和护理过程中可能发生的风险，告知患者或家属日常注意事项，如保持大便通畅，切忌排便时过度用力，以免诱发心绞痛。如患者出现胸闷、心前区不适时，需及时就医。

调整日常生活与工作量，保证充足的睡眠，适当参加体力劳动和身体锻炼，进行有氧锻炼，避免重体力劳动、精神过度紧张的工作或工作时间过长。衣着宽松，注意保暖，避免受凉，随天气变化增减衣服。保持良好的心态，避免情绪过分激动和悲伤，保持心平气和。

第七章 老年心力衰竭与用药保健指导

慢性心力衰竭是一种很常见的心血管疾病，随着我国老龄化进程的不断加快，该病的发病率也不断提升。成人心力衰竭患病率为 0.9%，发达国家心力衰竭患病率为 1%~2%，每年发病率为 0.5%~1%。随着年龄的增加，心力衰竭患病率迅速增加，70 岁以上人群患病率更上升至 10% 以上；同时，其病死率也有所升高，已经成为引起高龄老年人死亡的一个主要病因。对于部分高龄老年慢性心力衰竭的患者，在发病时可能并没有明显的诱因，表现出的临床症状也不典型。此外，高龄患者容易合并多种疾病和并发症，因此容易漏诊或误诊。

第一节 老年心力衰竭概论

一、概述

老年心力衰竭是指各种心脏疾病发展到一定阶段的病理生理状态，由于心肌收缩力下降，心脏不能泵出足够的血液以满足机体组织代谢需要，或仅在提高心室充盈压后泵出组织代谢所需的相应血量，临床上以肺循环和（或）体循环淤血以及组织血液灌注不足为主要特征。老年人存在心血管结构和功能的增龄变化，往往同时合并多种病因和其他脏器功能异常，使其临床表现具有隐匿性、复杂性、并发症多的特点。

二、病因及发病机制

1. 基本病因

（1）心肌病变：①原发性心肌损害。②继发性心肌损害。

（2）心脏负荷过度：① 压力负荷过度：又称后负荷过度。② 容量负荷过度：又称前负荷过度。③ 心脏舒张受限。

（3）老年人慢性心力衰竭大多数为多病因性：在老年人慢性心力衰竭中，两种或两种以上心脏病并存的检出率高达 65%，以高血压心肌肥厚合并冠心病、冠心病合并肺心病、糖尿病合并冠心病等多见；其中一种心脏病是引起慢性心力衰竭的主要原因，另一种则参与和促进慢性心力衰竭的发生发展。

2. 诱因

（1）感染：感染是常见诱因，以呼吸道感染占首位。

（2）心律失常：老年人心律失常诱发心力衰竭占 6.7%~8.8%，尤其是快速心律失常。

（3）心肌缺血或梗死：心绞痛或无痛性心肌缺血可诱发心力衰竭，心肌缺血时极易发生心肌收缩力下降。

（4）肺栓塞：心力衰竭患者长期卧床容易产生深静脉血栓，发生肺栓塞诱发肺动脉高压，加重右心衰竭。

（5）劳力过度：体力活动、情绪激动和气候突变、进食过度或摄盐过多均可以引发血流动力学变化，诱发心力衰竭。

（6）贫血与出血：慢性贫血患者表现为高排血量性心力衰竭。大量出血引发低心排血量和反射性心率加快，诱发心力衰竭。

（7）药物影响：很多药物能影响心功能，老年患者耐受力差。如 β 受体阻滞剂、非二氢吡啶类钙拮抗剂、某些抗心律失常药、降糖药、吸入性及静脉注射的麻醉药和抗肿瘤药物均有负性肌力作用；雌激素、皮质激素和非甾体抗炎药能引起水钠潴留，可诱发或加重心力衰竭。

（8）其他：输液过多、过快可以引起急性肺水肿；电解质紊乱可诱发和加重心力衰竭，常见于低钠血症、低钾血症和低镁血症。

3. 发病机制

心脏做功维持机体的血液循环，生理状态下受到神经介质和内分泌因子的调节。当心肌受到损害时，心肌会发生适应性代偿，维持心脏做功，机体通过神经 - 内分泌 - 细胞因子的相互作用使心脏代偿维持机体的血液循环；由于神经 - 内分泌 - 细胞因子过度激活，使心室重构从适应性代偿到失代偿，最终发生心力衰竭。

三、流行病学

心力衰竭是心血管疾病的终末期表现和最主要的死因，是 21 世纪心血管领域的两大挑战之一。美国 Framingham 研究显示，慢性心力衰竭主要是中老年疾病，45~94 岁年龄段，年龄每增加 10 岁，心力衰竭患病率提高 2 倍，50~59 岁人群患病率为 1%，而 65 岁以上人群可达 6%~10%，到 80 岁更增加了 10 倍。我国 35~74 岁成人心力衰竭患病率为 0.9%，而发达国家 ≥70 岁人群患病率 ≥10%。心力衰竭患者 4 年死亡率达 50%，严重心力衰竭患者 1 年死亡率高达 50%。尽管心力衰竭治疗有了很大进展，但心力衰竭患者死亡数仍在不断增加。

四、疾病分类

1. 左心衰竭、右心衰竭和全心衰竭

左心衰竭由左心室代偿功能不全所致，以肺循环淤血为特征，临床上较为常见。单纯的右心衰竭主要见于肺源性心脏病及某些先天性心脏病，以体循环淤血为主要表现。左心衰竭后肺动脉压力增高，使右心负荷加重，右心衰竭继之出现，即为全心衰竭。心肌炎、心肌病患者左、右心同时受损，左、右心力衰竭可同时出现而表现为全心衰竭。

2. 急性和慢性心力衰竭

急性心力衰竭系因急性的严重心肌损害、心律失常或突然加重的心脏负荷，使心功能正常或处于代偿期的心脏在短时间内发生衰竭或慢性心力衰竭急剧恶化。临床上以急性左心力衰竭常见，表现为急性肺水肿或心源性休克。

慢性心力衰竭有一个缓慢的发展过程，一般均有代偿性心脏扩大或肥厚及其他代偿机制的参与。

3. 收缩性和舒张性心力衰竭

心脏以其收缩射血为主要功能。收缩功能障碍，心排血量下降并有循环淤血的表现即为收缩性心力衰竭，临床常见。心室舒张是为了保证收缩期的有效泵血，心脏的收缩功能不全常同时存在舒张功能障碍。舒张性心力衰竭是由心室主动舒张功能障碍或心室肌顺应性减退及充盈障碍所导致，单纯的舒张性心力衰竭可见于冠心病和高血压心脏病心功能不全早期，收缩期射血功能尚未明显降低，但因舒张功能障碍而致左心室充盈压增高，肺循环淤血。严重的舒张性心力衰竭

见于限制型心肌病、肥厚型心肌病等。

4. **按射血分数分类**

可分为射血分数降低的心力衰竭（HFrEF）、射血分数保留的心力衰竭（HFmrEF）和射血分数中间值的心力衰竭（HFpEF）（表 7-1）。

表 7-1　心力衰竭分类

类型	表现
HFrEF	LVEF ≤ 40%
HFmrEF	LVEF 41%~49%
	利钠肽水平升高；并符合以下至少 1 条：①左心室肥厚和（或）左心房扩大；②心脏舒张功能异常
HFpEF	LVEF ≥ 50%
	利钠肽水平升高；并符合以下至少 1 条：①左心室肥厚和（或）左心房扩大；②心脏舒张功能异常

　　HFrEF：射血分数降低的心力衰竭；HFpEF：射血分数保留的心力衰竭；HFmrEF：射血分数中间值的心力衰竭；LVEF：左心室射血分数；利钠肽水平升高为 B 型利钠肽（BNP）> 35 ng/L 和（或）N 末端 B 型利钠肽原（NT-proBNP）> 125 ng/L。

五、临床表现

1. **症状与体征**

心力衰竭的临床表现主要为体循环、肺循环淤血和心排血量降低引起的症状和体征。

（1）左心衰竭：主要表现为肺循环淤血和心排血量降低所致的临床综合征。

1）左心衰竭症状：① 呼吸困难。② 咳嗽、咳痰和咯血。③ 体力下降、乏力和虚弱。④ 泌尿系统症状：夜尿增多；尿量减少、少尿或血肌酐升高。

2）左心衰竭体征：① 肺部体征：肺部湿啰音是左心衰竭的主要体征。② 心脏体征：心尖搏动点左下移位，提示左心室扩大。心率加快、舒张早期奔马律（或病理性 S3 心音）、P2 亢进，心功能改善后 P2 变弱，见于急性心肌损伤，如急性重症心肌炎、急性心肌梗死、急性心力衰竭发作时。心尖部可闻及收缩期杂音，见于左心室扩大引起相对性二尖瓣关闭不全、瓣膜或腱索断裂引起二尖瓣关闭不全。交替脉系左心室收缩力强弱交替所致，常见于高血压、急性心肌梗死和主动脉瓣关闭不全等导致的心力衰竭。③ 一般体征：严重的呼吸困难患者可出现口唇发绀、黄疸、颧部潮红、脉压减小、动脉收缩压下降、心率加快。外周血管收缩表现为四肢末梢苍白、发冷、指趾发绀、心律失常等交感神经活性增高的伴随征象。

（2）右心衰竭：主要表现为体循环淤血为主的临床综合征。

1）右心衰竭症状：① 消化系统症状：胃肠道和肝淤血，引起腹胀、食欲缺乏、恶心、呕吐等。② 泌尿系统症状：肾出现瘀血后可导致肾功能异常，出现夜间多尿症等。③ 呼吸困难。

2）右心衰竭体征：① 颈外静脉体征。② 肝大和压痛。③ 水肿：水肿是右心衰竭的典型体征，发生于颈外静脉充盈和肝大之后。④ 胸腔积液和腹水。⑤ 心脏体征：心率加快，胸骨下部左缘或剑突下可见明显搏动，提示右心室肥厚和右心室扩大。三尖瓣听诊区可闻及右室舒张期奔马律、收缩期杂音，提示心肌损伤、相对性三尖瓣关闭不全。右心衰竭多由左心衰竭引起，可见全心扩大征象。⑥ 其他：发绀多为外周性，严重、持久的右心衰竭可有心包积液、脉压降低或奇脉等体征。

（3）全心衰竭：全心衰竭见于心脏病晚期，病情危重，同时具有左、右心衰竭的临床表现，由左心衰竭并发右心衰竭的患者，左心衰竭的症状和体征有所减轻。

（4）老年人症状特点：老年人基础疾病较多，临床表现更加复杂，相当一部分老年患者已进入失代偿期，仍缺乏典型的临床表现或被其他疾病的症状所掩盖。其特点有症状不典型或无症状、体征特异性差、多见并发症。

第二节　老年心力衰竭用药指导

目前我国临床上使用的心力衰竭药物包括六类：利尿药、醛固酮受体拮抗剂、血管紧张素转化酶抑制剂、血管紧张素受体拮抗剂、β受体阻滞剂和洋地黄类药物。

1. 利尿药

（1）药品、常见规格、用法用量及不良反应见表7-2。

表 7-2 利尿药药品、常见规格、用法用量及不良反应

药品	常见规格	常见用法用量	常见不良反应
呋塞米片	20 mg；40 mg	每日 1~2 次，每次 20~40 mg	水、电解质紊乱等
布美他尼片	1 mg	每日 1 次，每次 0.5~2.0 mg	水、电解质紊乱等
托拉塞米片（分散片、胶囊）	5 mg；10 mg；20 mg	每日 1 次，每次 10 mg	头痛、眩晕，水、电解质紊乱等
氢氯噻嗪片	10 mg；25 mg	每日 1~2 次，每次 25~50 mg	水、电解质紊乱等
吲达帕胺片（胶囊、滴丸）	2.5 mg	每日 1 次，每次 2.5 mg	皮疹、瘙痒，水、电解质紊乱等
螺内酯片（胶囊）	20 mg	每日 2~4 次，每次 20 mg	高钾血症、恶心、呕吐、胃痉挛、腹泻等
托伐普坦片	15 mg；30 mg	每日 1 次，每次 7.5~15 mg	水、电解质紊乱，乏力，便秘等

（2）药物作用机制：利尿药按照作用机制主要可分为：渗透性利尿药、碳酸酐酶抑制剂、袢利尿药、噻嗪类利尿药和保钾利尿药。其中以袢利尿药、噻嗪类利尿药、保钾利尿药作为常用。

1）袢利尿药又称为高效利尿药，利尿效果最强，其作用强度与剂量有关，剂量越大，利尿强度越明显。此类药物作用于肾襻上升支的粗段，通过抑制 Na^+-K^+-$2Cl^-$ 协同转运体，影响尿的稀释和浓缩，排 Na^+ 量可达原尿 Na^+ 量的 15%，作用迅速且强度较大，能增加肾血流量，对水电解质的影响较大。

2）噻嗪类利尿药是一类 Na^+-Cl^- 协转运抑制剂类药物，抑制髓襻上升支粗段皮质和远曲小管的 Na^+-Cl^- 协转运，通过减少原尿 Na^+ 重吸收而发挥利尿作用，具有中等强度的利尿作用。

3）保钾利尿药按照作用机制可分为盐皮质激素受体阻滞剂类和阻断肾小管上皮 Na^+ 通道类药物。

盐皮质激素受体阻滞剂类药物，其结构与醛固酮具有相似性，竞争性抑制醛固酮与盐皮质激素受体的结合，从而发挥利尿作用，其代表药物为螺内酯。

托伐普坦是一种血管加压素 V_2 受体拮抗药（非肽类 AVP_2 受体拮抗剂），可

以升高血浆中钠离子浓度，帮助多余的水分从尿液排出，跟以往的利尿剂不一样，托伐普坦只是排水，不排钠，所以特别适合用于伴有低钠血症的心力衰竭患者，可增强肾处理水的能力。

（3）用药指导

1）给药剂量：尽早使用，从小剂量开始，逐渐递增，每隔2周剂量倍增1次，直至达到最大耐受剂量或目标剂量。给药剂量及过程需个体化。开始服药和调整剂量后应监测血压、血钾及肾功能。调整到最佳剂量后长期维持，避免突然停药。

2）利尿剂抵抗：患者在使用利尿药物一段时间后，当出现利尿效应以及利尿药"刹车现象"等利尿药抵抗现象后，应限制钠盐摄入，停用非甾体抗炎药物，排除相关干扰因素，通过静脉应用袢利尿药，持续静脉用药以及联合用药等方式，改善肾功能及肾灌注。目前的研究表明，利尿药抵抗是一种体内多机制对抗血容量和钠丢失自我保护的结果。

3）用药安全性：长期使用利尿药易引起电解质紊乱，神经-激素激活，低血压和氮质血症、耳毒性以及肾功能不全等不良反应。在长期用药、用药剂量较大以及采用联合用药方式等易引发利尿药物不良反应时，需严格监测药物不良反应。此外，在使用利尿药进行治疗的同时应限制日常钠盐的摄入量，防止停药后水钠潴留发生反弹。

4）通常醛固酮受体拮抗剂可与袢利尿剂合用，避免同时补钾及食用高钾食物，除非有低钾血症。使用醛固酮受体拮抗剂治疗3天和1周应监测血钾和肾功能，前3个月每月监测1次，以后每3个月1次。

5）托伐普坦用于治疗临床上明显的高容量性和正常容量性低钠血症（血钠浓度＜125 mmol/L，或低钠血症不明显但有症状并且限液治疗效果不佳），包括伴有心力衰竭、肝硬化以及抗利尿激素分泌异常综合征（SIADH）的患者。运动员慎用。

托伐普坦片的初次给药和再次给药应当在能够密切监测患者血清钠的医院里进行。

过快纠正低钠血症（例如升高速度24小时＞12 mmol/L）可引起渗透性脱髓鞘作用，导致构音障碍、缄默症、吞咽困难、嗜睡、情感改变、强直性四肢软瘫、癫痫发作、昏迷和死亡。一些容易受到影响的患者，包括严重营养不良、酒精中毒或者病情进展的肝病，建议减慢纠正速度。

（4）药物基因检测：参见"老年高血压与用药保健指导"章节"老年高血压用药指导利尿药药物基因检测"部分。

2. β受体阻滞剂

（1）药品名称、常见规格、用法用量及不良反应：参见"老年高血压与用药保健指导"章节"老年高血压用药指导β受体阻滞剂"部分。

（2）药物作用机制：交感神经兴奋性增强促进心力衰竭发生及发展的机制包括：

1）儿茶酚胺释放增加对心肌具有直接的毒性作用，$β_1$受体密度下调和功能受损对儿茶酚胺的敏感性降低，导致心肌收缩力减弱。

2）交感神经长期激活，诱导炎性因子表达，促进氧化应激，心肌细胞肥大、坏死、凋亡及纤维化，并导致心室重构。

3）心肌电不稳定性增强，促使心律失常发生。

4）激活 RAAS。

5）血管收缩，外周阻力增加，并加重组织缺血、缺氧。

β受体阻滞剂可恢复$β_1$受体的正常功能，使之上调，通过减慢心率、减低心肌收缩力、降低心排血量、减低血浆肾素活性、抑制中枢和外周的 RAAS 系统等多种机制发挥作用。

（3）用药指导

1）因β受体阻滞剂的负性肌力作用可能诱发和加重心力衰竭，治疗心力衰竭的生物学效应需持续用药 2~3 个月才逐渐产生，故起始剂量要小，每隔 2~4 周可使剂量加倍，逐渐达到指南推荐的目标剂量或最大可耐受剂量，并长期使用。老年人对β受体阻滞剂代谢清除能力减弱，常与其他疾病并存，因此更应严密观察，从小剂量开始，逐渐调整剂量。

2）静息心率降至 60 次 / 分的剂量为β受体阻滞剂应用的目标剂量或最大耐受剂量。给药剂量及过程需个体化，要密切监测心率、血压、体重、呼吸困难、淤血症状及体征。有液体潴留或最近曾有液体潴留的患者，必须同时使用利尿剂。

3）突然停药会导致病情恶化。在慢性心力衰竭急性失代偿时，可继续维持使用，心动过缓（50~60 次 / 分）和血压偏低（收缩压 85~90 mmHg）的患者可减少剂量，严重心动过缓（＜50次/分）、严重低血压（收缩压＜85 mmHg）及休克患者应停用，但在出院前应再次启动β受体阻滞剂治疗。

4）静息心率是评估心脏β受体有效阻滞的指标之一，通常心率降至60次/分左右的剂量为β受体阻滞剂应用的目标剂量或最大可耐受剂量。中国人群个体差异很大，因此β受体阻滞剂的治疗宜个体化。

5）为增加用药的依从性，应告知患者：症状改善常在治疗2~3个月后才出现，即使症状不改善，亦能防止疾病进展；不良反应常发生在治疗早期，但一般不妨碍长期用药。

（4）药物基因检测：参见"老年高血压与用药保健指导"章节"老年高血压用药指导β受体阻滞剂药物基因检测"部分。

3. 血管紧张素转化酶抑制剂

（1）药品名称、常见规格、用法用量及不良反应，以及用药指导和药物基因检测内容参见"老年高血压与用药保健指导"章节"老年高血压用药指导血管紧张素转化酶抑制剂"部分。

（2）药物作用机制

血管紧张素转化酶抑制剂（ACEI）主要通过抑制循环和组织的ACE，减少血管紧张素Ⅱ生成，减慢缓激肽降解，增加前列腺素合成，还可促进血管内皮功能恢复，使内皮舒张因子生成增加，通过：①降低心室前、后负荷；②抑制Ang Ⅱ刺激心肌细胞生长、心肌间质细胞增生的作用；③抑制醛固酮诱导的心脏肥厚、间质及血管周围纤维化；④预防压力负荷过重引起的心肌细胞凋亡；⑤逆转心肌重构，改善舒张功能。

4. 血管紧张素Ⅱ受体拮抗剂

（1）药品名称、常见规格、用法用量及不良反应，以及用药指导和药物基因检测内容参见"老年高血压与用药保健指导"章节"老年高血压用药指导血管紧张素Ⅱ受体拮抗剂"部分。

（2）药物作用机制：血管紧张素Ⅱ受体拮抗剂（ARB）可阻断Ang Ⅱ与Ang Ⅱ的1型受体（AT_1）结合，从而阻断或改善因AT_1过度兴奋导致的诸多不良作用。ARB在血流动力学方面的作用与ACEI类似，可以降低肺毛细血管楔压及平均肺动脉压，减轻全身血管阻力，降低前负荷，增加心排血量。

5. 洋地黄类药物

（1）药品、常见规格、用法用量及不良反应见表 7-3。

表 7-3　洋地黄类药物药品、常见规格、用法用量及不良反应

药品	常见规格	常见用法用量	常见不良反应
地高辛片 （口服溶液）	0.25 mg； （10 ml：0.5 mg）	每日 1 次，每次 0.125 ~0.5 mg	心律失常、恶心、呕吐、下腹痛、无 力、软弱等

（2）药物作用机制：洋地黄类药物是 Na^+/K^+-ATP 酶抑制剂，其作用机制为：

1）抑制衰竭心肌细胞膜 Na^+/K^+-ATP 酶，使细胞内 Na^+ 水平升高，促进 Na^+-Ca^{2+} 交换，提高细胞内 Ca^{2+} 水平，发挥正性肌力作用。

2）抑制副交感传入神经的 Na^+/K^+-ATP 酶，增强副交感神经活性，降低交感神经兴奋性，延缓房室传导，降低心房颤动患者的心室率。

3）抑制肾的 Na^+/K^+-ATP 酶，使肾分泌肾素减少。

目前认为其有益作用可能是通过抑制神经内分泌系统的过度激活，发挥治疗心力衰竭的作用。

（3）用药指导

1）老年心力衰竭患者容易发生洋地黄中毒，宜减量使用，原因是：老年人肝功能减退，肾清除率降低；随着年龄增长，心脏对洋地黄的敏感性增加；老年心力衰竭患者常同时患多种疾病，药物间的相互作用可使地高辛的浓度升高等。地高辛常用剂量为 0.125~0.25 mg/d，老年患者可给予 0.125 mg，1 次 / 天或隔日 1 次。

2）心肌缺血抑制 Na^+/K^+-ATP 酶的活性，增加心肌组织对地高辛的敏感性，使血清地高辛浓度升高。冠心病心肌缺血患者应选择较低的初始剂量（较常规剂量减少 25%~50%）。因此，使用地高辛时必须个体化，考虑上述因素。

3）NYHA 功能分级 I 级患者不宜使用地高辛。已使用地高辛者不宜轻易停用。已服用地高辛但尚未使用 ACEI/ARB、β 受体阻滞剂及醛固酮受体拮抗剂的患者，待上述药物逐渐加量后，无心力衰竭症状，窦性心律、收缩功能改善后，可停用地高辛。

4）与能抑制窦房结或房室结功能的药物（如胺碘酮、β 受体阻滞剂）联用时须严密监测心率。奎尼丁、维拉帕米、胺碘酮、普罗帕酮、克拉霉素、伊曲康

唑、环孢霉素、红霉素等与地高辛联用时，可增加地高辛血药浓度，且增加药物中毒风险，此时地高辛宜减量。

（4）血药浓度监测：地高辛是治疗心功能不全、心房颤动、心房扑动、室上性心动过速、减慢心室率和部分恢复窦性心律的有效药物。由于该药物治疗指数窄，用药个体差异大，容易发生过量中毒或剂量不足。此外，地高辛又是一种长期服用的药物，经常会出现与其他药物联合应用的现象，因此其体内的血药浓度变化情况就更加复杂。故必须在用药期间对地高辛血药浓度进行监测，临床上以0.5~2.0 μg/L 为有效血药浓度治疗范围，复杂临床状况下推荐浓度为 0.5~0.8 ng/ml，以减少毒性。地高辛浓度＞ 2 ng/ml 时，中毒风险增加。需及时根据监测结果及临床症状调整剂量，以保证患者安全、有效地使用地高辛。

第三节　老年心力衰竭保健知识

一、疾病教育

1. 掌握用药情况

慢性心力衰竭患者心功能较差，需要长期服药进行干预，在与患者沟通时，对患者服药状况进行掌握，采用浅显易懂的语言向患者强调正确用药的重要性，讲解每种治疗药物的正确服用方法，分析药物不良反应，宣教用药要点，减少患者用药风险。

2. 利尿剂使用要点

向患者正确传达利尿剂使用时间，一般在上午，应尽量避免夜间用药，降低对睡眠的影响。结合体重情况做好用药监控，注意记录每日尿量，根据尿量变化对病情做出判断。一般认为，尿量每天＞ 2000 ml，且体重明显降低，证明利尿治疗取得良好效果。

3. 血管扩张剂

老年患者采用血管扩张剂类药物时，护理人员需要告知患者用药期间对心率、血压等情况进行及时掌握，做好密切监控，观察生理指标变化情况，一旦有不适反应，应立即停药，避免发生药物风险。如需要通过静脉注射方式给药，则嘱咐患者观察血压波动情况，结合实际需要适当调整滴速。

4. 其他药物干预

螺内酯类药物中含有大量雌激素，结合患者内分泌水平正确使用药物，合理控制剂量，从而减少副作用。合并房室传导阻滞者，指导其正确服用洋地黄，合理调节剂量和服药时间，避免发生中毒反应。

二、饮食指导

宜低盐、低脂、优质蛋白饮食，戒烟限酒，酒精性心肌病患者应戒酒，肥胖患者应减轻体重。严重心力衰竭伴明显消瘦（心脏恶病质）者应给予营养支持。

三、心理保健

加强与患者间的互动，定期向其讲解临床治疗、病情进展情况，对其良好行为与表现予以肯定与鼓励，保持患者心情开朗，避免情绪波动。根据患者爱好，向其播放喜爱的音乐或戏曲等，并选取合适话题进行交流，缓解患者不良情绪。嘱咐家属多予以患者精神鼓励与心理支持，尽量满足其合理需求，以改善其心理状况。

四、运动指导

依据患者心功能分级结果，合理控制活动量，保证休息充足，以降低心脏负担。对心功能Ⅳ级者保证绝对卧床休息，可指导其在床上开展翻身与肢体被动运动，待病情改善后，嘱咐其早期进行活动；对心功能Ⅲ级者以卧床休息为主，但允许其进行下床排便、排尿等活动；对心功能Ⅱ级者适当限制体力活动，延长午睡时间，嘱咐其可开展轻度活动。对心功能Ⅰ级者一般体力活动不予以限制，但需避免重体力劳动与剧烈运动。

五、疾病护理

1. 抢救护理

根据临床检查、病史询问结果及临床症状观察，全面评估患者身体状况，密切观察其生命体征，一旦发生异常情况，应及时通知医生进行相应处理，协助其完成静脉通道构建、及时用药，给予患者吸氧及心电监护等。

2. 体位护理

依据患者呼吸困难程度与类型，选择适当体位，如抬高床头，予以患者 2 个枕头等。当患者出现严重呼吸困难时，帮助其取端坐位，应用床上小桌，嘱其扶桌休息，必要时双腿下垂，以降低回心血量，缓解其呼吸困难程度。注意患者体位选取的安全性与舒适性，可用软垫或枕头支托膝、骶、臂、肩部，以避免皮肤受压损伤，必要时可添加床栏。

3. 用药护理

给予患者血管扩张剂治疗时，应注意警惕血压降低、心动过速、面红等不良反应的发生；使用利尿剂时，加强对患者肠鸣音、腹胀、精神状况的观察，并注意适当补钾。利尿剂使用时间控制在日间与清晨，以避免夜间排尿影响患者休息。应用洋地黄时，应严格遵循医嘱用药，当患者脉搏节律不规则或低于60 次 / 分时，立即停止用药，并通知医生；用药过程中，密切观察监测患者心电图、心律、心率变化，避免与钙剂、普罗帕酮、奎尼丁等药物联用，以免提高药物毒性。

第八章 老年血脂异常与用药保健指导

血脂异常也称高脂血症，是一组以血脂代谢紊乱为特征的代谢综合征，是一种与动脉粥样硬化、心脑血管疾病的发生密切相关的慢性病。其致死率、致残率高，严重影响人们的生命和生活质量。老年人是心脑血管事件的高危人群。据统计，死于心血管疾病的患者中80%以上为年龄大于65岁的老年人，血脂异常是冠心病和缺血性脑卒中等致残、致死性动脉粥样硬化性疾病的独立危险因素之一。因此，正确认识老年人血脂异常和用药保健，积极控制高脂血症，对降低老年人心脑血管事件的发生率具有重要意义。

第一节 老年血脂异常概论

一、概述

血脂是血浆中的总胆固醇（TC）、三酰甘油（TG）和类脂（如磷脂）的总称，与临床密切相关的血脂主要是 TC 和 TG；循环血液中的 TC 和 TG 必须与特殊的蛋白质（即载脂蛋白）结合形成脂蛋白，才能运输到组织中进行代谢，与临床密切相关的脂蛋白主要是低密度脂蛋白（LDL-C）和高密度脂蛋白（HDL-C）。老年血脂异常是指血浆总胆固醇（TC）升高、三酰甘油（TG）升高、低密度脂蛋白（LDL-C）升高和（或）高密度脂蛋白（HDL-C）降低。其中以 LDL-C 升高或 TC 升高为主要表现的血脂异常是动脉粥样硬化性心血管疾病（ASCVD）最为重要的危险因素，HDL-C 降低或 TG 升高也和 ASCVD（包括冠心病、缺血性脑卒中、外周动脉疾病）的发生有关。

二、病因及发病机制

老年血脂异常按病因不同主要分为原发性血脂异常和继发性血脂异常。老年原发性血脂异常认为是由多个基因与环境因素（如不良的饮食习惯、体力活动不足、肥胖、过度饮酒等）相互作用的结果；继发性血脂异常主要是由糖尿病、甲状腺功能减退症、肝肾疾病等疾病引起，还可由利尿剂、非心脏选择性 β 受体阻滞剂、糖皮质激素等药物引起。

三、流行病学

大规模国家调查结果显示，中国人血清 TC 及 LDL-C 平均水平逐年增高，且这种增高趋势持续存在。TC 水平在男女均随年龄上升而增高，但女性的升高较为明显，LDL-C 的总平均水平在男女间差别不明显。男性血脂平均水平及血脂异常发生率在 40~49 岁与 50~59 岁年龄段最高，女性血脂平均水平及血脂异常发生率在 50~59 岁与 60~69 岁年龄段最高，而血脂异常的程度越严重，发生心脑血管事件的危险性就更高，老年人血脂异常水平随着年龄逐渐增高，是发生心脑血管事件的高危人群。研究显示，中国只有 3% 的血脂异常患者定期使用降脂药物，预计未来中国老年患者发生心脑血管疾病的比例将继续增长。

四、老年血脂异常的分类

（1）高胆固醇（TC）血症：血清 TC 水平升高。

（2）高三酰甘油（TG）血症：血清 TG 水平升高。

（3）低高密度脂蛋白（HDL-C）血症：血清 HDL-C 水平降低。

（4）混合型高脂血症：血清 TC 与 TG 水平均升高。

五、临床表现

多数血脂异常老年患者无任何症状和异常体征，于常规血液生化检查时发现。

（1）由于脂质局部沉积引起，以黄色瘤多见，最常见的是眼睑周围扁平黄色瘤；严重的高三酰甘油血症可产生脂血症眼底改变。

（2）老年血脂异常易引起动脉粥样硬化，引起早发性和进展迅速的心脑血管和周围血管病变，严重的高胆固醇血症可出现游走性关节炎，严重的高三酰甘油血症可引起急性胰腺炎。

第二节 老年血脂异常用药指导

目前我国临床上使用的降脂药物包括两大类 7 小类（表 8-1）。

表 8-1 降脂药物分类

降脂药物种类	降脂药物具体分类
主要降低胆固醇的药物	他汀类
	依折麦布
	普罗布考
	考来烯胺
主要降低三酰甘油的药物	贝特类
	烟酸类
	高纯度鱼油制剂

另外，还有些复方制剂如依折麦布辛伐他汀片等，调脂中成药或提取物如多廿烷醇等，国际上还有微粒体 TG 转移蛋白抑制剂（洛美他派）、载脂蛋白 B100 合成抑制剂（米泊美生）、前蛋白转化酶枯草溶菌素 9/kexin9 型抑制剂（PCSK9）等新型调脂药物。

1. 他汀类药物

（1）药品名称、常见规格、用法用量及不良反应，以及药物基因检测参见"老年冠心病与用药保健指导"章节"老年冠心病用药指导他汀类"部分。

（2）药物作用机制：有关血脂异常防治指南或专家共识均推荐他汀类药物作为血脂异常药物治疗的基石，同时他汀类药物也是临床目前治疗血脂异常应用最广的一类药。他汀类药物通过抑制 3- 羟基 3- 甲基戊二酰辅酶 A（HMG-CoA）还原酶，减少 TC 合成；继而上调细胞表面 LDL-C 受体，加速血清 LDL 分解代谢；此外，还可抑制 VLDL 合成。他汀类能显著降低血清 TC、LDL-C 和 Apo B（VLDL 和 LDL 的载脂蛋白）水平，也能降低血清 TG 水平和轻度升高 HDL-C 受体水平。他汀类可降低心脑血管事件的发生率和死亡率，对易发生心脑血管事件的老年患者获益更大。

（3）用药指导

1）他汀类大部分不良反应轻微，呈一过性（一过性是指持续几个小时、几天到几周不等，可自行恢复，也就是说这种不良反应是暂时的，可自行消失）。常见的不良反应是胃肠道反应（腹痛、便秘、腹胀、恶心等）、肝部反应（血清转氨酶升高、胆红素升高等）、肌肉反应（血清肌酸激酶升高、肌痛、疲乏无力、横纹肌溶解等）、变态反应（荨麻疹）、其他（头痛、失眠等）。他汀类不良反应的发生与剂量有关，其不良反应多见于接受大剂量他汀治疗者。多数老年患者使用小或中等剂量他汀类药物即可获得血脂达标，推荐老年患者起始应用中、小剂量的他汀类药物，不推荐盲目使用强化他汀类药物治疗。

2）他汀可在任何时间段每天服用 1 次，但在晚上服用时低密度脂蛋白（LDL-C）降低幅度可稍有增多，可于晚餐后或临睡前服用。

3）任何一种他汀剂量倍增时，LDL-C 进一步降低幅度仅约 6%，即所谓"他汀疗效 6% 效应"。因此，不建议一味增加他汀类药物的剂量来控制血脂，尽量选择低、中剂量的他汀类药物来控制血脂，如果服用中等强度他汀类药物血脂仍不达标，可以考虑依折麦布、普罗布考等药物联用。

4）他汀类药物有引起转氨酶升高的可能，对于转氨酶升高在正常值上限 3 倍以内者，可在原剂量或减量的基础上进行观察；若超过 3 倍者，可考虑减量或停药；建议老年患者在开始治疗前及开始后第 3 个月进行肝功能检测。

5）老年人多伴随生理性肌萎缩和肌力减弱，在这种背景下，他汀类药物引起肌肉不良反应的可能性升高，建议老年患者出现肌肉不适或肌无力等临床症状及时就诊，不建议患者自行停药。

6）禁用于有活动性肝病（包括原因不明的血清转氨酶持续升高和任何血清转氨酶升高超过 3 倍的正常上限的患者）、严重的肾功能损伤的患者（肌酐清除率 < 30 ml/min）、肌病患者、同时使用环孢素患者。

7）≥75 岁老年患者在调脂治疗达标的基础上，可首选亲水性他汀类药物，如普伐他汀、瑞舒伐他汀等，以减少对肝和肌肉的可能影响。

2. 依折麦布

（1）药品、常见规格、用法用量及不良反应见表 8-2。

表 8-2　依折麦布常见规格、用法用量及不良反应

药品	常见规格	常见用法用量	常见不良反应
依折麦布片	10 mg	一天之内任何时间服用，可空腹或与食物同时服用；每日 1 次，每次 10 mg	腹痛、腹泻、胃肠胀气、疲倦、谷丙转氨酶（ALT）升高、谷丙转氨酶（AST）升高、头痛、肌痛等

（2）药物作用机制：依折麦布附着在小肠绒毛上皮的刷状缘，抑制胆固醇的吸收，而减少小肠中胆固醇向肝转运，使肝胆固醇贮量降低从而增加血液中胆固醇的清除，适用于高胆固醇血症的老年患者。

（3）用药指导

1）常见的不良反应是头痛和消化道症状，其安全性和耐受性良好，不良反应轻微且多为一过性。

2）依折麦布与中低强度他汀类联用，可以同时抑制胆固醇的吸收和合成，两种机制互补协同增效，可用于单独应用他汀类药物胆固醇水平不能达标或不能耐受较大剂量他汀治疗的老年患者；两者联用可出现转氨酶升高的不良反应，治疗前应进行肝功能测定，也可出现肌病的不良反应，在开始本品治疗前应告知患者肌病发生的危险性，并告知要迅速报告任何不明原因的肌痛、触痛或无力。如果患者被诊断为或疑似肌病时，应立即停用本品以及正在合用的任何一种他汀类药物。

3）依折麦布可单独服用，或与他汀类药物联合应用，或与非诺贝特联合应用。

4）禁用于活动性肝病、不明原因的血清转氨酶持续升高患者。

3. 普罗布考

（1）药品、常见规格、用法用量及不良反应见表 8-3。

表 8-3　普罗布考常见规格、用法用量及不良反应

药品	常见规格	常见用法用量	常见不良反应
普罗布考片	0.125 g；0.25 g	早、晚餐时服用，每日 2 次，每次 0.5 g	胃肠道不适等

（2）药物作用机制：普罗布考通过掺入 LDL-C 颗粒核心中影响脂蛋白代谢，使 LDL-C 易通过非受体途径被清除。主要适用于高胆固醇血症，尤其是家族性高胆固醇血症纯合子（HofH）及黄色瘤患者，有减轻皮肤黄色瘤的作用。

（3）用药指导

1）常见不良反应为胃肠道反应，也可引起头晕、头痛、失眠、皮疹等，也可引起肝功能异常、肌酸激酶升高、尿酸升高、尿素氮升高等，极为少见的严重不良反应为 Q-T 间期延长（Q-T 间期延长是心电图上 Q 波和 T 波之间的时间超过正常值范围，预示心率减慢，严重者可能导致晕厥及心源性猝死）。

2）普罗布考用于 65 岁以上老年人，其降胆固醇和低密度脂蛋白的效果较年轻患者更为显著，老年人应酌情减量。普罗布考经肾排泄量很少，肾衰竭患者不需要减量。

3）普罗布考应用期间应定期检查心电图 Q-T 间期、肝功能、肌酸激酶、尿酸、尿素氮等指标，并注意预防并纠正低钾血症和低镁血症。

4）服用三环类抗抑郁药、Ⅰ类及Ⅲ类抗心律失常药和吩噻嗪类药物的患者，服用本品发生心律失常的危险性大。

5）禁用于近期心肌损伤（如新近心肌梗死）者、严重室性心律失常或心动过缓者、有心源性晕厥或有不明原因晕厥者、有 Q-T 间期延长者、正在服用延长 Q-T 间期药物者、合并低钾血症或低镁血症者。

4. 考来烯胺

（1）药品、常见规格、用法用量及不良反应见表 8-4。

表 8-4　考来烯胺常见规格、用法用量及不良反应

药品	常见规格	常见用法用量	常见不良反应
考来烯胺散	5 g：4 g	于饭前服用或与饮料拌匀服用；每日总量 2~24 g，分 3 次服用	便秘、烧灼感、消化不良、恶心、呕吐、胃痛等

（2）药物作用机制：考来烯胺在肠道内与胆酸不可逆性结合，阻碍胆酸的重吸收；同时，肝内胆汁酸合成增加，而胆汁酸合成是以胆固醇为底物，使肝内胆固醇减少，导致肝细胞表面 LDL-C 受体增加或活性增加，使血浆 TC 和 LDL-C 浓度降低，适用于单纯高胆固醇血症或与其他降脂药合用治疗混合型高脂血症。

（3）用药指导

1）因为应用剂量较大，本类药品的不良反应较多，常见的不良反应有恶心、呕吐、便秘等。便秘的患者需慎用。

2）长期应用时，可干扰脂溶性维生素（主要指维生素 A、维生素 D、维生素 E、维生素 K）的吸收，建议长期应用本品者同时补充脂溶性维生素（以肠道外给药途径为佳）；同时，长期服用应注意出血倾向（当身上出现不明原因的瘀斑、牙龈出血、便血、出血难止等症状，应警惕是不是药物导致的出血倾向不良反应）、高氯酸血症。

3）考来烯胺因减少了肠道循环，可延缓或降低其他与之同服的药物吸收，特别是酸性药物，包括地高辛、普萘洛尔、噻嗪类利尿药、华法林等，对老年患者用药种类比较复杂，为避免药物相互作用，可在应用本品前 1 小时或 4~6 小时后再应用其他药物。

4）禁用于胆道完全闭塞患者。

5. 贝特类

（1）药品名称、常见规格、用法用量及不良反应见表 8-5。

表 8-5　贝特类药品、常见规格、用法用量及不良反应

药品	常见规格	常见用法用量	常见不良反应
非诺贝特片（分散片、胶囊、咀嚼片、颗粒）	0.1 g；0.2 g	与饮食同服；常用量：每日 3 次，每次 0.1 g；维持量：每日 1~2 次，每次 0.1 g；分散片：每日 1 次，每次 0.2 g	胃肠道不适、嗳气、便秘、头痛、失眠、肌痛、血肌酸激酶升高、肾衰竭、血转氨酶升高等
非诺贝特缓释片（缓释胶囊）	0.25 g	每日 1 次，每次 0.25 g，可与餐同服	同上
苯扎贝特片（分散片、胶囊）	0.2 g	餐后或与餐同服；常用量：每日 3 次，每次 0.2~0.4 g；疗效维持量：每日 2 次，每次 0.4 g	胃肠道不适、肌痛、血肌酸激酶升高、肾衰竭、血转氨酶升高等
苯扎贝特缓释片	400 mg	晚餐后，用少许水吞服，每日 1 次，每次 400 mg	同上

（2）药物作用机制：贝特类通过激活过氧化物酶体增殖物激活受体 α 和激活脂蛋白脂酶而降低血清 TG 和血 TC 水平，还可升高 HDL-C 水平，值得提出的是，本品降低血 TG 的作用比降低血 TC 的作用强，贝特类药物均经肾消除，故老年患者应用贝特类应根据肾功能状态调整用药剂量。

（3）用药指导

1）常见的不良反应是胃肠道不适，如消化不良、厌食、恶心、呕吐、饱胀感、胃部不适，为减少胃部不适，可与饮食同服。

2）贝特类药物对诊断有干扰，如血红蛋白、白细胞计数可能减低，转氨酶可能增高、血肌酐升高，在做相应的检查前咨询医生或在检查后告知医生正在服用贝特类药物。

3）用药后若出现皮肤及黏膜变黄、皮肤瘙痒等症状，可能是药物导致的肝炎，应及时告知医生。

4）贝特类应避免与口服抗凝剂（华法林、利伐沙班、阿司匹林等）或 HMG-CoA 还原酶抑制剂（普伐他汀、氟伐他汀、辛伐他汀等）联用。

5）服用贝特类期间避免大量饮酒。

6）禁用于患有胆囊疾病、胆石症者、肝功能不全者、原发性胆汁性肝硬化者、严重肾功能不全者。

6. 烟酸类

（1）药品、常见规格、用法用量及不良反应见表 8-6。

表 8-6　烟酸类药品、常见规格、用法用量及不良反应

药品	常见规格	常见用法用量	常见不良反应
烟酸片	50 mg；100 mg	每日 5 次，每次 50~100 mg；最大每日总量不超过 500 mg	肝毒性反应等
烟酸缓释片	250 mg；500 mg；750 mg	晚餐后睡前服用；剂量个体化，推荐 1~4 周剂量为每日 1 次，每次 500 mg；推荐 5~8 周剂量为每日 1 次，每次 1000 mg；维持剂量推荐每日 1000~2000 mg；最大每日总剂量不超过 2000 mg	同上

（2）药物作用机制：烟酸也称作维生素 B_3，属人体必需维生素，大剂量时具有降低 TC、LDL-C 和 TG，以及升高 HDL-C 的作用，其调脂作用与抑制脂肪组织中激素敏感脂酶活性、减少游离脂肪酸进入肝和降低 VLDL 分泌有关。烟酸有普通和缓释两种剂型，以缓释剂型更为常用，缓释剂型可以大大降低副作用的发生。对于老年患者，烟酸缓释片有较全面的调脂作用，能更有效地改善血脂异常，提高达标率，且长期用药安全，有较好的耐受性。

（3）用药指导

1）常见的不良反应有血管扩张反应（如感觉温热、皮肤发红）及胃肠道反应，一般服用 2 周后可渐适应，逐渐增加用量可避免上述反应，若血管扩张反应及胃肠道反应严重，应减少剂量。

2）同时摄入乙醇或热饮会增加潮红和瘙痒症的发生率，在服用烟酸前后应避免摄入乙醇或热饮。

3）烟酸应从低剂量开始，随后逐渐增加剂量。

4）禁用于显著肝异常者、处于胃溃疡获得期者和动脉出血者。

5）推荐使用缓释烟酸剂型，可同时降低肝毒性和潮红副作用的发生率及发生程度。

6）烟酸对血糖水平会造成一定的影响，建议老年患者在使用烟酸治疗过程中注意监测血糖的变化。

7. 高纯度鱼油制剂

鱼油主要成分为 n-3 脂肪酸即 ω-3 脂肪酸，常用剂量为每次 0.5~1.0 g，每天 3 次。其作用机制可能与抑制肝合成 VLD 有关，仅有轻度降低 TG 和稍升高 HDL 的作用，对 TC 和 LDL 无影响，主要用于治疗高三酰甘油血症。常见的不良反应为鱼腥味所致的恶心，一般难以长期坚持服用，临床应用少。

8. 复方制剂类药物

常见的复方制剂药物有依折麦布辛伐他汀片等。复方制剂药物是联合治疗中一种更为科学的应用形式，较两种单药联合相比，患者依从性高，治疗费用低。

依折麦布和辛伐他汀是高胆固醇血症治疗中应用较广泛的两种降脂药，两者分别作用于胆固醇的吸收和合成，作用机制互补，使降脂疗效大大提高，达到高剂量他汀类药物等效果，但无大剂量他汀类药物易发生不良反应的风险。氨氯地平阿托伐他汀钙片适用于高血压或心绞痛伴有高脂血症的患者，老年高脂血症合并高血压患者很多，复方制剂的使用可以提高患者的依从性。

第三节　老年血脂异常保健知识

一、疾病教育

对所有老年血脂异常患者都应提供教育，充分认识血脂异常并掌握自我管理技能。对于功能依赖患者，血脂异常教育还应提供给家属和看护者，尤其是痴呆患者。临终关怀患者应特别关注让其安心，防治 ASCVD（冠心病、动脉粥样硬化、卒中）。具体教育内容有：

（1）老年血脂异常的概念以及与 ASCVD 的相关性。

（2）对 LDL-C 实施干预的重要性及不同危险分层应达到的目标值。

（3）生活方式干预的重要性（控制体重、戒烟、限酒、坚持规律的中等强度代谢运动、饮食结构调整等）。

（4）降脂药物的种类、用法用量及常见的不良反应。

（5）定期监测血压、血糖的必要性。

（6）如果发生头痛异常、视物模糊、血压升高时，应尽快卧床休息。

（7）定期复查血脂。

二、饮食指导

治疗性生活方式改变是血脂异常的基础治疗。治疗性生活方式改变包括调整饮食、控制体重、身体适当活动、戒烟、限酒等。

合理的饮食结构是在满足每日必需营养需要的基础上控制总能量，合理选择各营养要素的构成比例。建议每日摄入碳水化合物占总能量的 50%~60%，碳水化合物应以谷类、薯类和全谷物为主。多摄入高纤维的蔬菜，每日饮食应包含 25~40 g 膳食纤维。

根据血脂异常症诊断分型的不同，每日脂肪摄入量也有所区分，Ⅰ型血脂异常症人群，要求严格控制脂肪摄入，每天 20~35 g（包括烹调用油）。Ⅱb、Ⅲ型及 Ⅴ型的脂肪摄入占总能量的 20% 以内。建议每日摄入胆固醇小于 300 mg，饱和脂肪酸摄入量应小于总能量的 7%，若为Ⅳ型、Ⅴ型血脂异常症，每日摄入的胆固醇控制在 300~500 mg，脂肪摄入应优先选择富含 n-3 多不饱和脂肪酸的食物（如深海鱼、鱼油、植物油）。鱼类中富含 ω-3 脂肪酸，建议每周至少 2 次、每次 120 g 鱼类食物。

老年血脂异常患者还应该戒烟和限酒。吸烟会降低高密度脂蛋白胆固醇，即"好"的胆固醇水平，升高低密度脂蛋白胆固醇，逐渐提高冠状动脉血管壁堆积物的形成，不仅损伤心脏，也破坏血管。而中等量饮酒（男性每天 20~30 g 乙醇，女性每天 10~20 g 乙醇）能升高 HDL-C 水平，即使少量饮酒，也可使高 TG 血症患者 TG 水平进一步升高，所以提倡限制饮酒。

三、心理保健

血脂异常患者最初的治疗方法是改变不良生活方式，包括饮食、运动、心态等，他们既需要家属及亲朋的支持及监督，又需要有良好的心理应对能力。良好的社会支持系统可缓冲应激事件对人情绪的影响，预防和降低疾病的复发率。社会支持水平与生活质量呈正相关，即社会支持水平越高，生活质量越高；生活质量越高，血脂控制越好。

四、运动指导

老年血脂异常患者还应注意控制体重，保持健康体重一般可由合理的饮食和有规律的锻炼来达到。建议每周 5~7 天、每次 30 分钟中等强度代谢运动（平地慢跑、做广播体操、上楼梯）。对 ASCVD 患者应先进行运动负荷试验，充分评估其安全性后，再进行身体活动。

五、疾病护理

血脂异常患者强调血脂监测的重要性。饮食与非药物治疗者，开始 3~6 个月应复查血脂水平；如血脂控制达到建议目标，则继续非药物治疗，但仍须每 6 个月 ~1 年复查；长期达标者可每年复查 1 次。药物治疗者，首次服用调脂药者应在用药 6 周内复查血脂及转氨酶和肌酸激酶；如血脂能达到目标值，且无药物不良反应，逐步改为每 6~12 个月复查 1 次；如血脂未达标且无药物不良反应者，每 3 个月监测 1 次；每当调整调脂药种类或剂量时，都应在治疗 6 周内复查。

第九章　老年心境障碍与用药保健指导

心境障碍（mood disorders）又称情感性精神障碍（affectibe disorders），是以显著而持久的情感或心境改变为主要特征的一组疾病。心境障碍指抑郁综合征，主要是抑郁症和抑郁状态，主要特点是持续的精神或体力动力不足，中老年多发，女性高于男性 2 倍；情感性精神病被限定为躁狂抑郁症或双相心境障碍，中青年多发，男女发病率相当，典型的是外向 - 内向、欣快 - 消沉阶段性起伏变换，但临床上 60% 的双相障碍首发症状是抑郁，所以区分单相或双相非常难；焦虑障碍是另一组常见的精神病综合征，主要包括惊恐发作、广泛性焦虑、焦虑症（惊恐 + 广泛焦虑）、焦虑抑郁共病等类型。老年心境障碍是指 65 岁以后发病人群，与成年或青少年心境障碍相比，老年用药具有其本身的特性，本章主要从老年抑郁、老年躁狂、老年焦虑三个部分列举老年临床用药保健。

第一节　老年抑郁症与用药保健指导

一、老年抑郁症概论

1. 概述

老年抑郁症又称为老年抑郁障碍，是指发病于 65 岁以后，以显著而持久的心境低落为主要临床特征，是心境障碍的主要类型。每次发作持续 2 周以上，长者达数年。多数病例有反复发作的倾向，每次发作大多数可以缓解，部分可有残留症状或转为慢性。

2. 病因及发病机制

抑郁症的发病主要与大脑中某些神经递质，如 5- 羟色胺（5-HT）、去甲肾上腺素（NE）、多巴胺（DA）的减少有关，并与以下因素相关：

（1）遗传因素，若父母有一人患有抑郁症，则下一代患该病的机会增加。

（2）一些不良事件的发生与较差的生活环境相关，如患有重病，家庭长期不和或屡遭不幸则易患此病。

（3）躯体患有脑卒中、心脏病发作、癌症、慢性疼痛、糖尿病和晚期疾病等，往往容易导致抑郁状态。

（4）性格内向、自卑、自责、胆小、依赖性格的人较容易患抑郁症，独居，子女的分居，丧偶、经济窘迫的老人容易患抑郁症。

（5）部分降压药、安定类药、抗癫痫药、抗精神病药、嗜酒也可导致抑郁症。

3. 流行病学

研究发现，老年抑郁症占老年人口总数的 3%~9.1%，抑郁症状在老年人检出率高达 61.72%。相关分析显示，我国具有抑郁症状的人群检出率高达 23.6%。年龄与抑郁正相关，如 70 岁以上老年重症抑郁症患病率是 60 岁以上的 2 倍。老年抑郁症的就诊率比年轻人低，可能因为老年人就诊不便以及抑郁情绪被躯体疾病所掩盖。

4. 老年抑郁症的分类

（1）轻性抑郁症。

（2）无精神病性症状的抑郁症。

（3）有精神病性症状的抑郁症。

（4）复发性抑郁症。

5. 临床表现

情绪低落是抑郁症最主要的表现，与其环境不相对称，可以从闷闷不乐到悲痛欲绝，甚至发生木僵。严重者可能出现幻觉、妄想等精神病性症状。对于老年抑郁症，还有以下特点：疑病性、激越性、隐匿性、迟滞性、妄想性、抑郁症性假性痴呆、自杀倾向、睡眠障碍等。

二、老年抑郁症用药指导

因为中枢系统神经递质 5-HT、NE、DA 的功能低下会导致抑郁，因此目前我国临床上使用的抗抑郁药物主要包括 10 类（表 9-1）。

表 9-1　抗抑郁药物分类

抗抑郁药物种类	抗抑郁药物代表药物
三环类药物	丙咪嗪、盐酸氯米帕明片、阿米替林、多塞平
单胺氧化酶抑制药	吗氯贝胺
选择性 5-HT 再摄取抑制药	氟西汀、帕罗西汀、舍曲林、氢溴酸西酞普兰、氟伏沙明、艾司西酞普兰
选择性 5-HT 及 NE 再摄取抑制药	文拉法辛、度洛西汀、伏硫西汀
选择性 NE 再摄取抑制药	瑞波西汀
去甲肾上腺素能及特异性 5-HT 能药	米氮平
α_2 受体拮抗剂和 5-HT$_1$、5-HT$_2$ 受体拮抗药	米安色林
5-HT 受体拮抗和再摄取抑制药	曲唑酮
去甲肾上腺素及多巴胺再摄取抑制药	安非他酮
其他	氟哌噻吨美利曲辛

1. 三环类药物

（1）药品、常见规格、用法用量及不良反应见表 9-2。

表 9-2　三环类药品、常见规格、用法用量及不良反应

药品	常见规格	常见用法用量	常见不良反应
盐酸丙咪嗪片	25 mg	开始每日 2 次，每次 25~50 mg，早上与中午服用，以后逐渐增加至每日总量 100~250 mg	多汗、口干、震颤等
盐酸氯米帕明片	25 mg	治疗初期：每日 2~3 次，每次 25 mg，以后剂量视患者对药物的耐受性逐渐增加，如在治疗第 1 周每隔 2~3 日增加 25 mg，直到每日 100~150 mg；每日最大剂量可增加到 250 mg；维持量为每日 50~100 mg	多汗、恶心、口干、便秘、排尿困难、耳鸣、视物模糊、嗜睡、震颤、眩晕、直立性低血压等
盐酸阿米替林片	25 mg	开始每日 2~3 次，每次 25 mg；逐渐增至每日 150~250 mg，每日 3 次；每日总量不超过 300 mg；维持量每日 50~150 mg	多汗、口干、视物模糊等

续表

药品	常见规格	常见用法用量	常见不良反应
盐酸多塞平片	25 mg	开始每日 2~3 次，每次 25 mg，逐渐增加至每日 100~250 mg；每日总量不超过 300 mg	多汗、口干、震颤、眩晕等

（2）药物作用机制：通过抑制突触前膜对突触间隙的 NE 和 5-HT 摄取，使突触间隙的 NE 和 5-HT 浓度增高。

（3）用药指导

1）本类药物不良反应较多，当药物使用过量时会出现严重低血压等危险，目前临床已经少用。

2）丙咪嗪晚上服药易引起失眠，不宜晚上使用。

3）氯米帕明严禁与单胺氧化酶（MAO）抑制剂合用，包括使用本品的前后 14 日，禁止与选择性可逆的单胺氧化酶 A（MAO-A）抑制剂如吗氯贝胺合用。

2. 单胺氧化酶抑制类药物

（1）药品、常见规格、用法用量及不良反应见表 9-3。

表 9-3　单胺氧化酶抑制类药品、常见规格、用法用量及不良反应

药品	常见规格	常见用法用量	常见不良反应
吗氯贝胺片（胶囊）	100 mg	开始剂量为每日 2~3 次，每次 50~100 mg；逐渐增加至每日 150~450 mg；每日总量 600 mg	轻度恶心、口干、头痛、头晕等

（2）药物作用机制：吗氯贝胺对 MAO-A 有可逆性的抑制作用，从而影响脑内单胺类神经递质传导系统，使 DA、NE 和 5-HT 代谢减少，增加细胞内这些神经递质的浓度，产生抗抑郁作用。

（3）用药指导

1）用药期间不宜驾驶车辆、操作机械或高空作业。

2）禁止与其他抗抑郁药物同时使用，以避免引起"高 5- 羟色胺综合征"的危险。

3. 选择性 5- 羟色胺再摄取抑制类药物

（1）药品、常见规格、用法用量及不良反应见表 9-4。

表 9-4　选择性 5- 羟色胺再摄取抑制类药品、常见规格、用法用量及不良反应

药品	常见规格	常见用法用量	常见不良反应
盐酸氟西汀片（胶囊、分散片）	10 mg；20 mg	每日早上 1 次口服 20 mg，必要时可加至每日 40 mg，最高推荐日剂量为 60 mg	口干、食欲减退、恶心、失眠等
盐酸帕罗西汀片	20 mg	一般剂量为每日早上 20 mg，每周以 10 mg 量递增，必要时可加至每日 50 mg	嗜睡、失眠和兴奋等
盐酸舍曲林片	50 mg	每日服药 1 次，每次 50~200 mg；早或晚均可	口干、多汗、眩晕等
氢溴酸西酞普兰片（胶囊）	20 mg	每日服用 1 次，每次 20 mg，最大剂量为每日 40 mg；老年患者应将剂量减少至建议剂量的一半，即每日 10~20 mg，建议最大剂量为每日 20 mg	多汗、口干、失眠、嗜睡、腹泻、恶心和乏力等
马来酸氟伏沙明片	50 mg	晚上服用 1 次，每日 50~100 mg；个别病例可增至每日总量 300 mg，建议每日总量大于 100 mg 时，应分 2 次给药	食欲减退、激越、焦虑、眩晕、头痛、失眠、紧张、嗜睡、震颤、心悸 / 心动过速、腹痛、便秘、腹泻、口干、消化不良、出汗等
草酸艾司西酞普兰	5 mg；10 mg	每日 1 次；常用剂量为每日 10 mg，每日最大剂量可以增加至 20 mg。老年患者推荐常规起始剂量的半量（5 mg）开始治疗，每日最大剂量不应超过 10 mg	失眠、嗜睡、头晕、感觉异常、震颤、恶心、腹泻、便秘、呕吐、口干、疲劳等

（2）药物作用机制：选择性抑制 5-HT 再摄取，使突触间隙的 5-HT 浓度增高而达到治疗目的。

（3）用药指导

1）用药期间不宜驾驶车辆、操作机械或高空作业。

2）不同的药物对肝药酶的作用不同，联合用药时应注意药物相互作用。

4. 选择性 5- 羟色胺及去甲肾上腺素再摄取抑制类药物

（1）药品、常见规格、用法用量及不良反应见表 9-5。

表 9-5　选择性 5- 羟色胺及 NE 再摄取抑制剂药品、常见规格、用法用量及不良反应

药品	常见规格	常见用法用量	常见不良反应
盐酸文拉法辛胶囊	25 mg；50 mg	开始剂量为每日 2~3 次，每次 25 mg；逐渐增至每日 75~225 mg；每日总量 350 mg，可与食物同时服用	恶心、口干、厌食、头痛、出汗、腹泻等
盐酸文拉法辛缓释片（缓释胶囊）	37.5 mg；75 mg；150 mg	每日 1 次，每次 75 mg；可以逐渐增加剂量到最高每天 225 mg	同上
盐酸度洛西汀肠溶片（肠溶胶囊）	20 mg	起始剂量每日 2 次，每次 20 mg；至总量每日 1 次，每次 60 mg 或每日 2 次，每次 30 mg	恶心、口干、便秘等
氢溴酸伏硫西汀片	5 mg；10 mg	初始剂量和推荐剂量均为每日 1 次，每次 10 mg；最低可降低至每日 1 次，每次 5 mg	恶心等

（2）药物作用机制：主要抑制突触前膜对 5-HT 和 NE 的再摄取，对 DA 的再摄取也有轻度的抑制作用，提高 5-HT、NE、DA 的浓度。

（3）用药指导

1）用药期间不宜驾驶车辆、操作机械或高空作业。

2）当存在未经治疗的窄角型青光眼时，禁用盐酸度洛西汀。

5. 选择性去甲肾上腺素（NE）再摄取抑制类药物

（1）药品、常见规格、用法用量及不良反应见表 9-6。

表 9-6　选择性 NE 再摄取抑制类药品、常见规格、用法用量及不良反应

药品	常见规格	常见用法用量	常见不良反应
甲磺酸瑞波西汀片（胶囊）	4 mg	每日 2 次，每次 4 mg；用药 3~4 周后视需要可增至一日总量 12 mg，分 3 次服用；每日最大剂量不得超过 12 mg	失眠、口干、便秘、多汗、头痛、眩晕、心率加快、直立性低血压、视物模糊、厌食、恶心等

（2）药物作用机制：本品为选择性 NE 重摄取抑制剂，通过对 NE 再摄取的选择性阻滞，提高中枢内 NE 的活性，从而改善患者的情绪。

（3）用药指导

1）服用本品后不会立即减轻症状，通常症状的改善会在服药后几周内出现。因此，即使服药后没有立即出现病情好转也不应停药，直到服药几个月后医生建议停药为止。

2）老年患者对该药有较大的个体差异，体内含量增加，剂量不易掌握，目前暂不推荐用于老年患者。

6. 去甲肾上腺素能及特异性 5- 羟色胺能类药物

（1）药品、常见规格、用法用量及不良反应见表 9-7。

表 9-7　去甲肾上腺素能及特异性 5- 羟色胺能类药品、常见规格、用法用量及不良反应

药品	常见规格	常见用法用量	常见不良反应
米氮平片	15 mg；30 mg	起始剂量为每日 1 次，每次 15 mg；而后逐步加大剂量，有效口服剂量通常为每日 15~45 mg	嗜睡、镇静等

（2）药物作用机制：米氮平是作用于中枢的突触前 α_2 受体拮抗剂，可以增强肾上腺素能的神经传导。它通过与中枢的 5-HT 受体（$5-HT_2$、$5-HT_3$）相互作用起调节 5-HT 的功能。本品的抗组胺受体（H_1）的特性起着镇静作用。

（3）用药指导

1）米氮平可能会加重乙醇对中枢神经系统的抑制作用，因此治疗期间禁止饮酒。

2）米氮平会加重苯二氮䓬类药物（如地西泮片）的镇静作用，所以苯二氮䓬类药物与米氮平同时使用时应予以注意。

3）注意监测血压，避免出现严重的低血压。

7. α_2 受体拮抗剂和 5- 羟色胺受体拮抗类药物

（1）药品、常见规格、用法用量及不良反应见表 9-8。

表 9-8 α_2 受体拮抗剂和 5- 羟色胺受体拮抗类药品、常见规格、
用法用量及不良反应

药品	常见规格	常见用法用量	常见不良反应
盐酸米安色林片	30 mg	开始时每日 30 mg，根据临床效果逐步调整剂量；有效剂量为每日 30~90 mg（一般为每日 60 mg）	视物模糊、口干、便秘等

（2）药物作用机制：能够选择性地抑制突触前膜上的 α_2 受体，促进 NE 的释放，并能阻断脑内的 5-HT（5-HT$_1$、5-HT$_2$）受体；在外周可对抗组胺和 5-HT。

（3）用药指导

1）盐酸米安色林能加剧乙醇对中枢的抑制作用，故应在治疗期间禁酒。

2）当患者同时有糖尿病、心脏病、肝或肾功能不全时，应采取常规预防措施，并严密检查其同时服用的其他药物剂量。虽然盐酸米安色林治疗时并不一定发生抗胆碱能副作用，但对窄角型青光眼或前列腺肥大可疑患者，仍应加强观察。

3）每日量可分次服用，但最好能于睡前顿服（夜间一次服用能改善睡眠）。

4）老年人容易诱发直立性低血压、摇晃等症状，所以老年人用药应从低剂量开始给药，同时观察患者状态慎重用药。

5）米安色林能引起骨髓抑制，主要为粒细胞减少症和粒细胞缺乏症。一般见于治疗 4~6 周，停药后即可恢复，如患者出现发热、咽痛、口角炎或其他感染症状，则应做血常规检查，这一副作用可见于各种年龄，但老年人更易发生。

6）突然减小剂量或中止给药有可能引起震颤、焦躁、焦虑等戒断症状。中止给药时必须慎重，应逐渐减小剂量。

7）癫痫等惊厥性疾病或有上述既往史的患者应用本品可能出现惊厥。

8）双相情感障碍患者应用本品有可能出现躁狂、自杀企图。

8. 5- 羟色胺受体拮抗和再摄取抑制类药物

（1）药品、常见规格、用法用量及不良反应见表 9-9。

表 9-9　5- 羟色胺受体拮抗和再摄取抑制类药品、常见规格、用法用量及不良反应

药品	常见规格	常见用法用量	常见不良反应
盐酸曲唑酮片	25 mg；50 mg；100 mg	成人用药的推荐剂量第 1 次 25~50 mg，睡前服用；次日开始每日 100~150 mg，分次服用；每 3~4 日可增加 50 mg；最高剂量每日不应超过 400 mg，分次服用；老年患者起始剂量建议为 每日 100 mg，分次服用	嗜睡、疲乏、头晕、头痛、恶心、呕吐、失眠等

（2）药物作用机制：曲唑酮属 5-HT 受体拮抗剂及 5-HT 再摄取抑制剂类抗抑郁药（SARIs），其抗抑郁机制是拮抗 5-HT 受体并抑制 5-HT 的重吸收。低剂量时，曲唑酮为 5-HT 的拮抗剂，而高剂量时为其激动剂。

（3）用药指导

1）本品可以提高机体对乙醇、巴比妥类药和其他中枢神经抑制剂的敏感度，故应在治疗期间禁酒。

2）服药第 1 周内症状即有所缓解，2 周内出现较佳抗抑郁效果，通常需要服药 2~4 周才出现最佳疗效。

3）心肌梗死恢复初期不推荐使用本品。

4）由于本品可能会增加自杀风险，故应使用最小有效剂量。

5）服用本品的患者已报告有低血压出现，包括直立性低血压和晕厥。抗高血压治疗中同时使用本品可能需要减少抗高血压药物的剂量。

6）由于本品可能会损害精神和身体能力，而这些能力是进行有潜在危险的操作所必需的，如开车或操作机器，故使用本品的患者不宜进行具有潜在危险的操作。

7）应避免同时使用电击疗法。

9. 去甲肾上腺素（NE）及多巴胺（DA）再摄取抑制类药物

（1）药品、常见规格、用法用量及不良反应见表 9-10。

表 9-10　NE 及 DA 再摄取抑制类药品、常见规格、用法用量及不良反应

药品	常见规格	常见用法用量	常见不良反应
盐酸安非他酮片	75 mg；100 mg	从小剂量开始，起始剂量为每日 2 次（早、晚各 1 次），每次 75 mg；服用至少 3 日后，可逐渐增大剂量到每日 3 次（早、中、晚各 1 次），每次 75 mg；以后可酌情逐渐增加至每日 300 mg 的常用剂量，每日 3 次（早 2 片，中、晚各 1 片）。在加量过程中，3 日内增加剂量不得超过一日 100 mg	激越、口干、失眠、头晕、头痛、发热、恶心、呕吐、水肿、皮疹、尿频、便秘、震颤、面部潮红、出汗等
盐酸安非他酮缓释片	150 mg；300 mg	用药开始第 1~3 天为每次 150 mg，每日 1 次，连续使用 3 天；随后第 4~7 天改为每次 150 mg，每日 2 次。两次用药间隔时间大于 8 小时，第 8 天开始为每次 150 mg，每日 1 次或 2 次	同上

（2）药物作用机制：安非他酮对 NE、5-HT、DA 再摄取有较弱的抑制作用，对单胺氧化酶无此作用，本品的抗抑郁作用机制尚不明确，可能与 NE 和（或）多巴胺能作用相关。

（3）用药指导

1）安非他酮可以被广泛代谢，因此合用其他药物将影响其临床疗效。有些药物可以促进安非他酮的代谢（如卡马西平、苯巴比妥、苯妥英钠），有些药物可以抑制安非他酮的代谢（如西咪替丁）。因此，与相关药物合用时注意调整剂量。

2）突然戒酒或停用镇静剂的患者禁用该药。

3）老年患者可能对本品的敏感性较强，且药物体内蓄积的风险增加。因为本品及其代谢物主要经肾代谢，因此老年患者应慎重选用合适剂量，并同时检测肾功能。

4）有癫痫病史者禁用本品。

5）贪食症或厌食症的患者禁用本品。

6）不能与 MAO 抑制剂合并应用。MAO 抑制剂与本品的服用间隔至少为 14 日。

7）肝损伤及肾功能障碍患者慎用。

10. 其他类药物

（1）药品、常见规格、用法用量及不良反应见表9-11。

表9-11　其他类药品、常见规格、用法用量及不良反应

药品	常见规格	常见用法用量	常见不良反应
氟哌噻吨美利曲辛片（胶囊）	每片含氟哌噻吨0.5 mg和美利曲辛10 mg	每日2片，早晨及中午各1片，严重病例早晨可加至2片；每日最大用量为4片。老年患者早晨服1片即可；维持量：通常每日1片，早晨口服	不安、失眠、躁动、头晕、震颤、口干、便秘等

（2）药物作用机制：氟哌噻吨是一种噻吨类神经阻滞剂，小剂量具有抗焦虑和抗抑郁作用。美利曲辛是一种双相抗抑郁剂，低剂量应用时具有兴奋特性；与阿米替林具有相同的药理作用，但镇静作用更弱。两种成分的复方制剂具有抗抑郁、抗焦虑和兴奋特性。

（3）用药指导

1）氟哌噻吨美利曲辛可能会改变胰岛素和葡萄糖耐量，要求糖尿病患者使用本品时要调整降糖药的剂量。

2）以下患者使用本品时需谨慎给药：器质性脑损伤、惊厥抽搐、尿潴留、甲状腺功能亢进、帕金森综合征、重症肌无力、肝病晚期、心血管及其他循环系统疾病。

3）患有闭角型青光眼、前房变浅的患者，使用本品会刺激瞳孔扩大，导致青光眼急性发作。局部麻醉同时使用三环、四环抗抑郁药物会增加发生心律失常、低血压的风险。

4）由于病情和服用本品均能削弱患者的注意力和反应力，服用本品的患者不得开车或操作危险的机器。

三、老年抑郁症保健知识

1. 疾病教育

对所有老年抑郁症患者都应提供教育，让其充分认识抑郁症并有较好的治疗依从性。具体教育内容包括：

（1）老年抑郁症的概念。

（2）抑郁发作的临床表现（兴趣丧失、自我评价过低等）。

（3）抗抑郁药物的种类。

（4）服用部分药物时，避免驾驶、高空作业等。

（5）积极治疗躯体基础性疾病。

（6）适当的运动和合理的饮食结构。

2. 饮食指导

老年抑郁症患者由于生活自理差、懒散、依赖性强，再加上消极、悲观、抑郁，常常会没有食欲或自责自罪而拒食。因此，应根据自身情况选择营养丰富、色泽鲜亮的食物，以增进食欲。若存在拒食行为，家属或医护工作者应该耐心劝说，必要时予以鼻饲饮食或静脉输液，确保患者能够摄入足够的营养和水分。

3. 心理保健

对于失眠的老年抑郁症患者，应确保有一个安静、舒适的环境，还应进一步做心理咨询，确保自身能按时服药，同时建立安全预防措施。多参加群体活动，从集体的快乐中获得自信和力量，同时也可分享他人的快乐，减轻心理负担，消除紧张情绪，提高疗效，促进身心健康。

老年抑郁症患者应根据自身原有的价值取向、兴趣爱好及潜在价值，唤起自身的生活乐趣，重新确立生活目标，尽量参加书法、绘画、戏曲、钓鱼、下棋等有益于身心的活动，让自身在活动中得到充实，从而有健康积极的心态，避免抑郁的复发。

第二节　老年躁狂症与用药保健指导

一、老年躁狂症概论

1. 概述

老年躁狂症（senile mania）以情感高涨或易激怒为主要临床特征，伴有精力旺盛、言语增多、活动增多，严重时伴有幻觉、妄想、紧张症状等精神病性症状。躁狂症发作时间需持续 1 周以上，一般呈发作性病程，每次发作后进入精神状态正常的间歇缓解期，大多数患者有反复发作的倾向。

2. 病因及发病机制

躁狂症主要的病因包括遗传因素、体质因素、精神因素和中枢神经递质的功能及代谢物异常。中枢神经递质的功能及代谢物异常主要表现为：

（1）躁狂抑郁性精神病患者存在中枢去甲肾上腺素（NE）能系统功能失调。躁狂患者 NE 受体部位的介质相应增多，造成 NE 能系统功能处于亢进状态。

（2）躁狂症患者的中枢 5- 羟色胺（5-HT）功能较为低下，患者脑脊液中 5-HT 和其代谢物 5- 羟吲哚乙酸（5-HIAA）的水平比正常低。

（3）部分文献提出，躁狂的发生是因为中枢 5-HT 不足而中枢 NE 过多所致，而抑郁则是由于中枢 5-HT 不足同时伴有 NE 低下所致。

（4）躁狂症患者电解质代谢异常，在躁狂发作时，细胞内排钠的能力受到损害。

（5）部分躁狂症患者的丘脑 - 垂体 - 肾上腺皮质轴的功能失调。对于老年躁狂症，发病原因也可能是抗抑郁药物的使用导致。

3. 流行病学

有关研究表明，老年因情感障碍就诊患者中，躁狂或者轻躁狂占 5%~10%。住院患者中，60 岁以上的精神病患者的躁狂症占 4.9%，老年躁狂症的发病率同年轻人一样，较抑郁症低。

4. 老年躁狂症的分类

（1）轻性躁狂症（轻躁狂）。

（2）无精神病性症状的躁狂症。

（3）有精神病性症状的躁狂症。

（4）复发性躁狂症。

5. 临床表现

（1）情绪高涨是躁狂症的主要症状，常表现为自我感觉良好，自我评价过高，有夸大，可达妄想程度；有的以易激惹、发怒为主要症状。

（2）思维奔逸表现为联想迅速，意念飘忽，言语明显增多，注意力不集中。

（3）活动增多，表现为整日忙碌不停，好管闲事，行为轻率，甚至不顾后果或冒险。

（4）其他症状：常有睡眠需求减少，且感觉不到疲乏；性欲亢进；可出现妄想、幻觉等精神病性症状，但一般与思维、情感相一致。

二、老年抗躁狂症用药指导

目前我国临床上使用的抗躁狂症药物主要包括 2 大类（表 9-12）。

表 9-12 抗躁狂症药物分类

抗躁狂症药物种类	抗躁狂症药物代表药物
常规心境稳定剂	碳酸锂、丙戊酸盐、卡马西平
候选心境稳定剂	拉莫三嗪、托吡酯、加巴喷丁

1. 常规心境稳定类药物

（1）药品、常见规格、用法用量及不良反应见表 9-13。

表 9-13 常规心境稳定类药品、常见规格、用法用量及不良反应

药品	常见规格	常见用法用量	常见不良反应
碳酸锂片	100 mg；250 mg	每日总量 600~2000 mg，分 2~3 次服用，维持剂量每日 500~1000 mg	口干、烦渴、多饮、多尿、便秘、腹泻、恶心、呕吐、上腹痛等
碳酸锂缓释片	300 mg	每日总量 0.9~1.5 g，分 1~2 次服用，维持治疗每日 0.6~0.9 g	同上
丙戊酸钠片（口服溶液）	100 mg；200 mg；100 ml：5 g；300 ml：12 g	每日总量 600~1200 mg，分 2~3 次空腹口服	恶心、呕吐、胃肠道痉挛、口腔炎、上腹痛、震颤等
丙戊酸钠缓释片	500 mg	推荐的起始给药剂量为每日总量 500 mg，分 2 次服用，早晚各 1 次；第三天达每日总量 1000 mg，第七天达到每日总量 1500 mg；维持的剂量范围在每日总量 1000~2000 mg，最大剂量不超过每日总量 3000 mg	同上
卡马西平片	100 mg；200 mg	每日总量 600~1200 mg，分 2~3 次餐后口服	视物模糊、复视、眼球震颤等

（2）药物作用机制

1）碳酸锂作为情绪稳定剂的精确机制尚不清楚。目前认为锂可以抑制肌醇单磷酰酶的活性，从而干扰磷脂酰肌醇途径和抑制蛋白激酶C的活性，尤其抑制α和β亚型来干扰神经传递机制。

2）丙戊酸钠可以促进γ-氨基丁酸（GABA）的合成并阻止其分解，使脑内抑制性递质GABA的含量增加，神经肌肉兴奋性下降。

3）卡马西平可减少多巴胺（DA）递质的转运，增加脑内GABA的浓度。

（3）用药指导

1）碳酸锂宜在饭后服，以减少对胃的刺激。且服用碳酸锂患者出现体液大量丢失，如持续呕吐、腹泻、大量出汗等情况时，需要及时补液，防止锂中毒。长期服用碳酸锂者应定期检查肾功能和甲状腺功能。

2）饮酒可加重丙戊酸钠的镇静作用，服用该药时避免大量饮酒。

3）卡马西平饭后服用可减少胃肠反应，漏服时应尽快补服，不可一次服双倍量，可一日内分次补足。

4）卡马西平可激活潜在性精神病发作，对老年患者可引起意识模糊或激越。

5）卡马西平可引起眩晕、嗜睡，影响患者的反应能力，特别是服药初期或剂量调整期。因此，患者驾驶车辆或操纵机器时应小心。

2. 候选心境稳定类药物

（1）药品、常见规格、用法用量及不良反应见表9-14。

表9-14　候选心境稳定类药品、常见规格、用法用量及不良反应

药品	常见规格	常见用法用量	常见不良反应
拉莫三嗪片（分散片）	25 mg；50 mg；100 mg	每日50~500 mg，分次口服	皮疹、发热等
托吡酯片（胶囊）	15 mg；25 mg；100 mg	每日25~400 mg，分2~3次口服	共济失调、注意力受损、意识模糊等
加巴喷丁胶囊	100 mg；300 mg；400 mg	每日800~2400 mg，分3次口服	嗜睡、疲劳、眩晕、头痛等

（2）药物作用机制

1）拉莫三嗪是 N- 甲基 -D- 天冬氨酸（NMDA）受体拮抗剂，可抑制谷氨酸与天门冬氨酸的释放。

2）托吡酯为电压敏感性钠离子通道调节剂。

（3）用药指导

1）使用拉莫三嗪治疗的前 8 周，若出现皮疹和发热症状，应立即停药，确诊与此药无关才能继续使用。

2）服用加巴喷丁时避免驾驶和高空作业等行为。

三、老年躁狂症保健知识

1. 疾病教育

对所有老年躁狂症患者都应提供教育，让其充分认识躁狂症并掌握自我管理技能。具体教育内容有：

（1）老年躁狂症的概念。

（2）老年躁狂症的临床表现（情绪高涨、妄想、易激惹、发怒、联想迅速、忙碌不停、性欲亢进等）。

（3）抗躁狂症药物的种类、用法用量，以及要注意坚持用药和药物的不良反应。

（4）保持乐观的心情，意识到自己躁狂发作时是由于生病才做出的一系列不良行为，因此要积极配合医生的治疗。

（5）如患者使用锂盐治疗时，因为锂盐的治疗窗较窄，容易发生中毒反应，因此除了多喝盐水以外，还需要定期进行血清锂浓度的监测，有助于治疗量和维持量的调节。

2. 饮食指导

当躁狂症发作时，患者处于极度兴奋的状态，即使全天不休息，也不会出现疲惫和倦意，而身体长时间处于兴奋状态时，容易引发睡眠障碍、脱水、肾衰竭等，因此需要确保供应足够量的营养物质和液体。部分患者长期厌食，或者进食期间出现极度的兴奋和躁动，无法配合进食，应该请专业人员配合，确保患者的营养供给。

第三节　老年焦虑症与用药保健指导

一、老年焦虑症概论

1. 概述

老年焦虑症（senile anxiety）是一种以焦虑为主的常见神经症。主要分为惊恐障碍和广泛性焦虑两种。焦虑症的焦虑症状是原发的，凡继发于高血压、冠心病、甲状腺功能亢进等躯体疾病的焦虑应诊断为焦虑综合征。其他精神病理状态如幻觉、妄想、强迫症、疑病症、抑郁症、恐惧症等伴发的焦虑，不应诊断为焦虑症。

2. 病因及发病机制

焦虑症的发生、发展是生物 - 心理 - 社会因素综合作用的结果。

（1）焦虑症与遗传因素明显相关。

（2）焦虑症患者的一级亲属中焦虑症的患病率很高，且女性亲属的焦虑症患病危险率更高。

（3）乳酸盐和咖啡因对易感人群可能诱发焦虑发作，儿茶酚胺能够诱导发出类似焦虑的感觉。

（4）氢化麦角新碱为 α_2 肾上腺素受体拮抗剂，能够引发惊恐发作，可能通过中枢的蓝斑核发挥作用。

（5）长期服用地西泮和可乐定能阻断氢化麦角新碱诱发的焦虑。

（6）焦虑症状与一些具有威胁或伤害的事件有较大的相关性，在患病人群中，焦虑症的发作与生活事件的联系非常紧密。

3. 流行病学

有研究显示，对于我国 60 岁以上的老年人，焦虑症患病率为 6.79%，具有焦虑症状的人群约占总老年人数的 22.11%。其中广泛性焦虑最高，且农村发病率高于城市，女性发病率大于男性。

4. 老年焦虑症的分类

（1）惊恐障碍：是一种以反复的惊恐发作为主要原发症状的神经症。这种发作并不局限于任何特定的情境，具有不可预测性。惊恐发作为继发症状，可见于多种不同的精神障碍，如恐惧性神经症、抑郁症等，并应与某些躯体疾病鉴别，如癫痫、心脏病发作、内分泌失调等。

（2）广泛性焦虑：指一种以缺乏明确对象和具体内容的提心吊胆，以及紧张不安为主的焦虑症，并有显著的自主神经症状、肌肉紧张及运动性不安。患者因难以忍受又无法解脱而感到痛苦。

5. 临床表现

焦虑症的临床症状可分为精神性焦虑和躯体性焦虑两大核心症状群。

（1）精神性焦虑是指患者主观体验到紧张、焦虑情绪，如不明原因的心神不定、烦躁不安、担心和害怕等不同程度的焦虑情绪表现。

（2）躯体性焦虑是以躯体症状或躯体语言为表现的焦虑，以自主神经系统功能亢进的症状为主，有些患者表现为无客观依据的主观性不适。

二、老年焦虑症用药指导

目前我国临床上使用的抗焦虑症药物包括两大类（表 9-15）。

表 9-15　抗焦虑症药物分类

抗焦虑症药物种类	抗焦虑症代表药物
苯二氮䓬类	阿普唑仑、艾司唑仑、氯硝西泮、地西泮、劳拉西泮、奥沙西泮
非苯二氮䓬类	丁螺环酮、坦度螺酮

1. 苯二氮䓬类药物

（1）药品、常见规格、用法用量及不良反应见表 9-16。

表 9-16　苯二氮䓬类药品、常见规格、用法用量及不良反应

药品	常见规格	常见用法用量	常见不良反应
阿普唑仑片（胶囊）	0.4 mg	开始每日 3 次，每次 0.4 mg，用量按需递增，最高剂量为每日总量 6 mg	嗜睡、头晕、乏力等
艾司唑仑片	1 mg；2 mg	每日总量 3~6 mg，分 3 次服用	口干、嗜睡、头晕、乏力等
氯硝西泮片	0.5 mg；2 mg	惊恐障碍：每日总量 1 mg；起始剂量为每次 0.25 mg，每日 2 次；3 日后加量到每次 1 mg，每日 2 次或睡前服用 1 次；最大剂量为每日总量 6 mg	嗜睡、头晕、共济失调、行为紊乱等

续表

药品	常见规格	常见用法用量	常见不良反应
地西泮片	2.5 mg；5 mg	每日总量 2~10 mg，分 2~4 次服	嗜睡，头晕、乏力等
劳拉西泮	0.5 mg；1 mg	开始时每日总量 2~3 mg，分 2~3 次服；根据需要加量，从夜间剂量加大开始，最高剂量每日总量 10 mg	眩晕、乏力等
奥沙西泮片	15 mg	轻中度焦虑：每日总量 30~60 mg，分 3~4 次服；重度焦虑：每日总量 45~120 mg，分 3~4 次服	嗜睡，头晕、乏力等

（2）药物作用机制：苯二氮䓬类药可促进主要的抑制性神经递质 γ- 氨基丁酸（GABA）与 GABA$_A$ 受体的结合，从而增强这些受体介导的离子流。小剂量的苯二氮䓬类药物有抗焦虑作用，可以使患者的焦虑、恐惧、紧张、烦躁等症状缓解，其机制可能与药物作用于大脑边缘系统如海马、杏仁核有关。当苯二氮䓬类药物剂量加大时，可能引起镇静、催眠，与药物作用于脑干网状结构的上行激活系统，使大脑皮质的兴奋性下降有关，也与该系统的 GABA 能神经传导增强有关。

（3）用药指导

1）应用该类药品时，应该避免饮酒和联用巴比妥类、抗精神病药等对中枢神经系统有抑制的药物。

2）老年人对该类药物较敏感，抗焦虑时开始用小剂量，逐渐增量到有满意疗效。

3）奥沙西泮作用较地西泮弱，适合用于老年患者。

4）闭角型青光眼患者禁用该类药物。

5）服用该类药物可产生欣快感，应避免滥用。

2. 非苯二氮䓬类药物

（1）药品、常见规格、用法用量及不良反应见表 9-17。

表 9-17　非苯二氮䓬类药品、常见规格、用法用量及不良反应

药品	常见规格	常见用法用量	常见不良反应
盐酸丁螺环酮片	5 mg	起始剂量为每日 10~15 mg，第 2 周增到每日 20~30 mg，分 2~3 次服用	头晕、头痛、口干、恶心等
枸橼酸坦度螺酮片（胶囊）	5 mg；10 mg	每日 3 次，每次 10 mg。最大剂量不超过每日 60 mg	嗜睡、头晕、乏力、疲倦等

（2）药物作用机制：与 5-HT（5-HT$_{1A}$）受体具有很强的亲和力，能够激活突触前 5-HT$_{1A}$ 受体，抑制神经元放电，减少 5-HT 的合成与释放，同时对突触后 5-HT（5-HT$_{1A}$）受体有部分激活作用，产生抗焦虑作用。

（3）用药指导

1）老年人对该类药物较敏感，抗焦虑时开始用小剂量，逐渐增量到有满意疗效。

2）该类药物作用较苯二氮䓬类药物起效慢，因此需要坚持用药，避免自主停药。

3）对于高度焦虑的患者，不建议使用该类药物。

三、老年焦虑症保健知识

1. 疾病教育

对所有老年焦虑症患者都应提供教育，让其充分认识焦虑症并掌握自我管理技能。具体教育内容有：

（1）老年焦虑症的概念。

（2）老年焦虑症的临床表现主要为焦虑情绪、心神不定、烦躁不安、害怕、担心等。

（3）相关治疗药物的种类和用法用量，以及可能出现的不良反应。

（4）使用苯二氮䓬类药物控制症状后，无需长期使用，长期应用不能预防复发，且容易产生依赖性。对于病情较难治愈的患者，可考虑抗抑郁药物或丁螺环酮等长期治疗。

2. 运动指导

老年焦虑症患者常因为孤独、缺少陪伴或因身体机能下降以及疾病等因素而出现焦虑，因此可以通过运动或者培养其他兴趣爱好，以此来交友或者锻炼身体。建议在锻炼时采用有氧运动。有氧运动指强度小，节律慢，运动后心脏搏动不过快，呼吸平缓的一般运动，如散步、打太极拳、做自编体操等。有研究表明，练习太极养生功对老年焦虑症有帮助，可缓解压力。

第十章　老年帕金森病与用药保健指导

帕金森是中老年人常见的神经系统退行性疾病，目前全球发病率持续增长，致残率高、死亡率高，该疾病严重影响老年患者的生活质量，给家庭和社会带来沉重的负担。老年帕金森已成为与脑血管病、高血压、糖尿病等常见老年疾病相并列的严重危害人类健康的重大疾病之一。

第一节　老年帕金森病概论

一、概述

老年帕金森病（Parkinson's disease，PD）是发生于老年人群的神经系统变性疾病，隐袭起病，进展缓慢，其特征性病理改变为黑质多巴胺能神经元进行性退变减少和路易小体形成，导致纹状体区多巴胺递质减少，从而临床上出现运动迟缓、静止性震颤、肌强直和姿势平衡障碍等特征性症状，同时伴有各种非运动症状，如嗅觉障碍、便秘、睡眠障碍等。诊断主要依靠详尽的病史和完整的神经系统体格检查，目前尚无确诊的特异检查。

二、病因及发病机制

老年帕金森病的病因迄今尚未完全明确，暂时还没有确切可靠的临床或检测手段来确定其病因。目前多数学者认为本病与年龄因素、环境因素和遗传因素之间的相互作用有关。

1. 危险因素

（1）高龄：主要发生在中老年人，40 岁以前发病较为少见，提示高龄与发病有关。

（2）环境因素：如接触吡啶类衍生物 1- 甲基 -4- 苯基 1，2，3，6- 四氢吡啶（MPTP）分子结构类似的工业或农业毒素可能是病因之一。

（3）遗传因素：帕金森病在一些家族中呈聚集现象。

2. 发病机制

帕金森病的发病机制包括：

（1）线粒体功能障碍与氧化应激。氧化应激与线粒体功能障碍互为因果，恶性循环。

（2）谷氨酸的毒性作用。目前应用 N- 甲基 -D- 天冬氨酸（NMDA）受体拮抗剂和谷氨酸释放抑制剂治疗帕金森病也是相关研究的热点之一。

（3）免疫炎性机制。

（4）细胞凋亡学说。

（5）转运体失调学说。

（6）遗传因素。

目前，大多数学者认同帕金森病并非单一因素引起，而是上述多种因素通过多种机制共同作用所致。

三、流行病学

我国 65 岁以上人群帕金森病的患病率为 1700/10 万人，与西方国家相似。患病率随年龄增长而逐渐增加，男女患病比例接近 1∶1 或男性略多于女性。中国现已逐步进入老龄化社会，据估计，我国帕金森病患者已达到 260 万例，约占全球患者的一半，预计每年新增帕金森病患者近 20 万例，至 2030 年将有 500 万例帕金森病患者。

四、疾病分型

传统上，根据帕金森病的主要临床表现可分为以下 3 型：

1. 震颤型：主要以肢体震颤为主，而肌肉强直很轻或不明显。

2. 强直型：主要以肌肉僵硬、强直表现为主，可以没有震颤或伴轻微震颤。

3. 混合型：同时有肢体震颤和肌强直的表现，即震颤 - 强直型或强直 - 震颤型，此型占帕金森病的大多数。

根据起病年龄又可分出早发型帕金森病（发病年龄≤50 岁）和晚发型帕金森病（发病年龄＞50 岁）。

五、临床表现

包括特征性的运动症状及非运动症状。

1. 运动症状

（1）运动迟缓。

（2）静止性震颤。

（3）肌强直。

（4）姿势平衡障碍。

2. 非运动症状

（1）自主神经功能障碍。

（2）精神障碍。

（3）睡眠障碍。

（4）感觉障碍。

第二节　老年帕金森病用药指导

目前，治疗帕金森的药物按照药理作用可分为抗胆碱能药、金刚烷胺、多巴胺制剂、多巴胺受体（DR）激动剂、单胺氧化酶 B（MAO-B）抑制剂、儿茶酚 -O- 甲基转移酶（COMT）抑制剂。

1. 抗胆碱能药

（1）药品、常见规格、用法用量及不良反应见表 10-1。

表 10-1　苯海索药品、常见规格、用法用量及不良反应

药品	常见规格	常见用法用量	常见不良反应
盐酸苯海索片	2 mg	每日 3 次，每次 1~2 mg	常见口干、视物模糊等；长期使用可出现嗜睡、抑郁、记忆力下降、幻觉、意识混浊；偶见心动过速、恶心、呕吐、尿潴留、便秘等

（2）药物作用机制：本品为中枢抗胆碱抗帕金森病药，作用在于选择性阻断纹状体的胆碱能神经通路，而对外周作用较小，从而有利于恢复帕金森病患者脑内多巴胺和乙酰胆碱的平衡，改善患者的帕金森病症状。

（3）用药指导

1）本品常见口干、视物模糊等不良反应，长期使用可出现嗜睡、抑郁、记忆力下降、幻觉、意识混浊等。用药期间不宜驾驶车辆或操纵器械。伴有动脉硬化者，对常用量的抗帕金森病药容易出现精神错乱、定向障碍、焦虑、幻觉及精神病样症状，应慎用。青光眼、尿潴留及前列腺肥大患者禁用。

2）对于＜60岁的患者，要告知长期应用本类药物可能会导致其认知功能下降，所以要定期复查认知功能，一旦发现患者的认知功能下降，则应立即停用；对≥60岁的患者应慎用抗胆碱能药。

3）苯海索作用与进餐时间无关，该药对肝肾功能影响尚不明确。主要适用于伴有震颤的患者，而对无震颤的患者不推荐应用。患者应按时服药，如发生漏服应该尽快补服，如离下次服药时间不足2小时，则不宜补服，且下次剂量不可加倍。

4）本品过量时，可见瞳孔散大、眼压增高、心悸、心动过速、排尿困难、无力、头痛、面红、发热或腹胀。有时伴有精神错乱、谵妄、妄想、幻觉等中枢神经系统症状。严重可出现昏迷、惊厥、循环衰竭。过量时给予催吐和洗胃、采取增加药物排泄措施，并依病情进行对症治疗和支持治疗。

2. 金刚烷胺

（1）药品、常见规格、用法用量及不良反应见表10-2。

表 10-2　金刚烷胺药品、常见规格、用法用量及不良反应

药品	常见规格	常见用法用量	常见不良反应
盐酸金刚烷胺片（胶囊）	0.1 g	每日 1~2 次，每次 100 mg，每日最大剂量为 400 mg	头晕、失眠和神经质，恶心、呕吐、厌食、口干、便秘。偶见抑郁、焦虑、幻觉、精神错乱、共济失调、头痛，罕见惊厥，少见白细胞减少、中性粒细胞减少等

（2）药物作用机制：本品原为抗病毒药，其抗帕金森病机制主要是促进纹状体多巴胺的合成和释放，减少神经细胞对多巴胺的再摄取，并有抗乙酰胆碱作用，从而改善帕金森病患者的症状。

（3）用药指导

1）本品对少动、强直、震颤均有改善作用，并且对改善异动症有帮助。可能会出现眩晕、失眠、神经质、恶心、呕吐、厌食、口干、便秘等不良反应，有癫痫史、精神错乱、幻觉、充血性心力衰竭、肾功能不全、外周血管性水肿或直立性低血压的患者，应在严密监护下使用。

2）用药期间不宜驾驶车辆、操纵机械和高空作业。每日最后一次服药时间应在下午 4 时前，以避免失眠。治疗帕金森病时不应突然停药，应逐渐减量，否则可导致病情恶化。对本品过敏者、肾功能不全、癫痫、严重胃溃疡、肝病患者慎用，哺乳期妇女禁用。本品不宜与糖皮质激素合用。本品与中枢神经兴奋药物合用时，可加强中枢神经兴奋，严重者可引起惊厥或心律失常。

3）对日剂量超过 200 mg 的患者应严密观察，防止不良反应或中毒。应密切监测生命体征（血压、脉搏、呼吸和体温）。超剂量时，可见排尿困难、心律失常、低血压、躁动、精神错乱、谵妄、幻觉等。严重者可能出现昏迷与惊厥，甚至出现死亡。本品过量无特殊解药，视病情给予相应的对症治疗和支持疗法，为控制神经系统症状可缓慢静脉注射毒扁豆碱。

（4）血药浓度监测：金刚烷胺的基因检测和血药浓度资料不多。肾功能障碍患者用药期间应监测血药浓度（不应超过 1.5~2 µg/ml）。

3. 复方左旋多巴

（1）药品、常见规格、用法用量及不良反应见表 10-3。

（2）药物作用机制：多巴胺是脑中的一种神经递质，帕金森病患者脑基底神经节中多巴胺含量不足。左旋多巴是多巴胺生物合成的中间产物，是多巴胺的前体，在芳香族 L- 氨基酸脱羧酶的作用下生成多巴胺。左旋多巴可以通过血脑屏障，而多巴胺本身则不能，因此左旋多巴被用作前药来增加多巴胺水平。给药后，左旋多巴在脑外以及大脑组织中发生快速脱羧反应生成多巴胺，使大多数左旋多巴不能到达基底神经节，而外周产生的多巴胺常会引起不良反应。因此，抑制脑外组织中左旋多巴的脱羧反应是十分必要的。左旋多巴与外周脱羧酶抑制剂苄丝肼、卡比多巴同时给药即可达到这一目的。

表 10-3　复方左旋多巴药品、常见规格、用法用量及不良反应

药品	常见规格	常见用法用量	常见不良反应
多巴丝肼片（胶囊）	250 mg（每片含左旋多巴 200 mg 与苄丝肼 50 mg）	初始用量为每日 2~3 次，每次 62.5~125.0 mg（以左旋多巴计），根据病情而逐渐增加剂量至疗效满意和不出现副作用，再用适宜剂量维持，餐前 1 小时或餐后 1.5 小时服药；服用控释片时避免使用抗酸药因其可导致吸收减少	恶心、呕吐、直立性低血压、躁动、焦虑、妄想、时间性定向障碍、幻觉等
复方卡比多巴片	25 mg：0.25 g（每片含左旋多巴 250 mg 与卡比多巴 25 mg）		恶心、呕吐、头晕、多动、口干、便秘、流涎、心悸、不自主运动、运动困难、精神异常等
卡左双多巴缓释片（控释片）	50 mg：200 mg（每片含左旋多巴 200 mg 与卡比多巴 50 mg）		运动障碍、恶心、幻觉、精神错乱、头晕、舞蹈病和口干等

（3）用药指导

1）多巴丝肼片常见的不良反应主要有恶心、呕吐、直立性低血压、躁动、焦虑、妄想、定向障碍、幻觉等。有些患者可能出现恶性黑色素瘤、粒细胞缺乏症、溶血性贫血、白细胞减少症、全血细胞减少症、血小板减少症、嗜睡、强迫行为、抑郁症等不良反应。

2）多巴丝肼片应在饭前 1 小时或餐后 1.5 小时服用，由于蛋白质会干扰药物在胃肠道内的吸收，建议低蛋白饮食。并告知患者该药代谢物显色，尿液可能会显红色。用药期间要注意监测血压，尤其是刚服药后坐起和站起的动作应缓慢一些，以防止直立性低血压。多巴丝肼类药物需用一段时间后才能起效，在开始使用本品治疗时应逐渐减少其他抗帕金森药物的剂量，而不应立即停用其他抗帕金森药物。如治疗 4 周后症状有所改善可继续维持服用以获得更好的疗效。有时需服用 6 个月以上才能达到最佳疗效。

3）本品禁用于内分泌疾病、肾功能损伤（不宁腿综合征透析患者除外）、肝功能损伤、心脏疾病失代偿期、精神类疾病、闭角型青光眼的患者。用药期间常规监测肝、肾功能、心血管及精神状态。服用多巴丝肼的糖尿病患者应注意监测血糖，并根据血糖情况调整抗糖药物剂量。

4）复方卡比多巴常见的不良反应主要有恶心、呕吐、头晕、多动、口干、便秘、流涎、心悸、不自主运动、运动困难、精神异常等。个别患者可能会出现心肌梗死、恶性黑色素瘤、运动障碍、抑郁、幻觉、产生自杀想法等严重不良反应。产生强烈和无法控制的冲动发作时需及时报告医护人员（例如赌博、性、进食失调）。

5）严重心血管疾病，肝、肾功能不全，内分泌失调、闭角型青光眼患者、精神病患者禁用。胃与十二指肠溃疡患者慎用。

6）如果过早突然停用抗帕金森病药物，可出现抗精神病药恶性综合征症候群，如肌强直、体温升高、精神变化和血清肌酸激酶水平升高等。因此，突然减少或停用复方左旋多巴制剂时应对患者进行严密监护。遵照医嘱调整剂量，应保证获得治疗所需的血药浓度，同时副作用又极轻微，这对老年人或接受其他药物治疗的患者尤为重要。

7）现有证据提示，早期应用小剂量的复方左旋多巴制剂（≤400 mg/d）并不增加异动症的发生，复方左旋多巴常释剂具有起效快的特点，而控释剂具有维持时间相对长，但起效慢、生物利用度低，在使用时，尤其是2种不同剂型转换时需加以注意。

8）联合用药：避免同时使用阿片类药物或其他可能干扰中枢神经系统的药物，如利血平、丁苯那嗪、甲氧氯普胺、吩噻嗪、噻吨、丁酰苯、苯丙胺和罂粟碱。

4. 多巴胺受体（DR）激动剂

DR激动剂有2种类型，麦角类包括溴隐亭、培高利特、d-二氢麦角隐亭、卡麦角林和麦角乙脲；非麦角类包括普拉克索、罗匹尼罗、吡贝地尔、罗替戈汀和阿朴吗啡。目前大多推荐非麦角类DR激动剂为首选药物。

（1）药品、常见规格、用法用量及不良反应见表10-4。

（2）药物作用机制：本品是一种多巴胺受体激动剂，通过兴奋纹状体的多巴胺受体来减轻帕金森病患者的运动障碍（表10-5）。

（3）用药指导

1）晕厥性偏头痛者（用药后增加低血压发作的风险）、未控制高血压患者禁用溴隐亭。不推荐与麦角生物碱、强细胞色素P450 3A4酶（CYP3A4）抑制剂合用（避免使用并确保在开始治疗前充分清楚最近使用的强细胞色素CYP3A4抑制

表 10-4　DR 激动剂药品、常见规格、用法用量及不良反应

药品	常见规格	常见用法用量	常见不良反应
溴隐亭片	2.5 mg	单独治疗或与其他药物联合治疗；开始每日半片（1.25 mg），第 1 周推荐晚间服药；日剂量可每周增加 1.25 mg 直至最小有效剂量；每日剂量应分成 2~3 次服用；每日最大剂量不能高于 40 片（100 mg）	头痛、嗜睡、头晕、恶心、呕吐、便秘、鼻充血，少数患者可见精神错乱、皮肤过敏、脱发、感觉障碍，罕见心绞痛等
吡贝地尔缓释剂	50 mg	初始剂量为每日 1 次，每次 50 mg，易产生副作用患者可改为每日 2 次，每次 25 mg；第 2 周增至每日 2 次，每次 50 mg，有效剂量为每日 150 mg，分 3 次口服；最大剂量不超过每日 250 mg；药片应于进餐结束时，用半杯水吞服，不要咀嚼	恶心、呕吐、胀气、精神障碍、头晕、嗜睡等
盐酸普拉克索片	0.25 mg；1.0 mg	初始剂量为每日 3 次，每次 0.125 mg（个别易产生副作用患者则为 1~2 次），每周增加 0.125 mg，每日 3 次；一般有效剂量为每日 3 次，每次 0.50~0.75 mg；最大剂量不超过每日 4.5 mg	恶心、运动障碍、头晕、嗜睡、失眠、幻觉、头痛和疲劳，也可能会引起低血压等
盐酸普拉克索缓释片	0.75 mg	每日的剂量与常释剂相同，但为每日 1 次服用，缓释片必须整片吞服	同上
盐酸罗匹尼罗片	3 mg	初始剂量为每日 3 次，每次 0.25 mg，每周增加 0.75 mg 至每日 3 mg，一般有效剂量为每日 3~9 mg，分 3 次服用；最大日剂量为 24 mg	高血压、直立性低血压、腹痛、便秘、恶心、呕吐、头晕、运动障碍、头痛、嗜睡等
盐酸罗匹尼罗缓释片	2 mg；4 mg；8 mg	起始剂量为每日 1 次，每次 2 mg；第 2 周调整为每日 1 次，每次 4 mg；之后每次增加日剂量 2~4 mg；每次增加剂量的间隔时间为 2 周或更长；每日最大剂量为 24 mg。缓释片必须整片吞服	

续表

药品	常见规格	常见用法用量	常见不良反应
罗替高汀贴片	4.5 mg/10 cm² (释 (以释药量表示) 初始剂量每日 1 次，每 恶心、瘙痒、头晕、 药量 2 mg/24 h)；次 2 mg，每周增加 2 mg；一般有效剂量 运动障碍等 9 mg/20 cm² (释 早期患者为每日 6~8 mg，中晚期患者为 药量 4 mg/24 h)；8~16 mg 13.5 mg/30 cm² (释 用法：本品每日 1 次，每日应在同一时 药量 6 mg/24 h)；间使用；将本品在皮肤上保留 24 h，然 18 mg/40 cm² (释 后在皮肤的另一部位更换 1 张新的贴片； 药量 8 mg/24 h) 如果患者忘记在每日的用药时间更换贴 片或者贴片脱落，应在当天剩余时间内 应用 1 张新的贴片		

表 10-5　药物作用机制

药品名称	作用机制
溴隐亭	多肽麦角类生物碱，能选择性激动中枢神经系统黑质纹状体中突触后多巴胺 D_2 受体，使引起帕金森病的特异性黑质纹状体的多巴胺的缺乏得以恢复
吡贝地尔	刺激大脑黑质纹状体突触后的多巴胺 D_2 受体及中枢皮质、中脑边缘叶通路的多巴胺 D_2 和 D_3 受体，产生多巴胺效应
普拉克索	合成类的非麦角类多巴胺受体激动剂，可选择性作用于多巴胺 D_2 受体。对神经元有抗氧化保护作用
罗匹尼罗	非麦角碱类多巴胺受体激动剂，体外试验显示对多巴胺受体有高度选择性，对多巴胺 D_2、D_3 受体有内在活性，与多巴胺 D_3 受体的亲和力高于与多巴胺 D_2、D_4 受体的亲和力。确切作用机制不明，认为与其激动大脑尾状核突触后多巴胺 D_2 受体有关
罗替高汀	非麦角碱类多巴胺激动剂。机制尚不明确，但认为与激活大脑尾状壳核的多巴胺受体有关

剂)。偶有患者在治疗初期几天会出现低血压，并可使精神警觉性下降。所以在驾驶或操作机器时应特别谨慎。有报告长期服用高剂量溴隐亭的帕金森病患者曾有胸膜液渗出及胸膜、肺纤维化的报告，需警惕，必要时考虑停用。本品过量可出现呕吐以及过度刺激多巴胺受体所致的其他症状，也能发生精神错乱、幻觉和

低血压。可给予对症处理，甲氧氯普胺可用于治疗呕吐和幻觉症状。

2）吡贝地尔的主要不良反应为恶心、呕吐、胀气、精神障碍、头晕、嗜睡等。由于本品包含蔗糖成分，对果糖不耐受、葡萄糖或半乳糖吸收不良或者蔗糖酶 - 异麦芽糖不足的患者不宜使用本品。禁止和精神安定类药物联用。本类药物可引起昏睡或突然进入睡眠的现象，用药期间不宜驾驶车辆或操作机械。老年患者对本品的中枢神经系统不良反应更为敏感。吡贝地尔大部分经肝代谢，这表明在肝功能障碍时可能需要调整剂量，但尚无具体的指导原则，延长疗程时应注意监测肝功能。餐后或与牛奶同服可减轻胃肠道不良反应。

3）普拉克索的应用可能会出现恶心、运动障碍、头晕、嗜睡、失眠、幻觉、头痛和疲劳等症状。在剂量高于 1.5 mg/d 时，嗜睡的发生率增加，可能会出现突发性睡眠，应注意突发睡眠而引起的摔伤。也可能会引起低血压，尤其是当本品药量增加过快时，故应密切监测血压变化情况，特别是对老年帕金森病患者。患者可能会出现直立性低血压，应告诫患者在坐位或者卧位后不要迅速站立。老年人通常无须调整剂量，但应监测血清肌酐浓度，且用药期间定期进行眼科检查。当本品与左旋多巴（L-DOPA）联合给药时，建议在增加本品的剂量时，减少 L-DOPA 的剂量，而其他抗帕金森病药物不变。停用本品时，应逐渐撤药以避免神经安定药恶性综合征。应以每日减少 0.75 mg 的速度逐渐减量，直至日剂量减至 0.75 mg，此后每日减少 0.375 mg。本品过量可能引起恶心、呕吐、幻觉、激动、低血压及运动功能亢进。可给予一般对症治疗如洗胃、静脉输液和心电监护等措施。

4）罗匹尼罗的主要不良反应为高血压、直立性低血压、腹痛、便秘、恶心、呕吐、头晕、运动障碍、头痛、嗜睡等。严重时可能会出现窦房结功能障碍、晕厥、幻觉等不良反应。心动过缓、运动障碍、直立性低血压、肝、肾功能不全患者慎用。老年患者服用本品后清除率下降 15%~30%，应根据临床疗效调整剂量。本品停药需缓慢，通常需在 7 日内逐渐减量。可在前 4 日将服用次数由每日 3 次减少为每日 2 次，在后 3 日减少为每日 1 次。使用本品前口服多潘立酮 20 mg，可控制恶心、直立性低血压。

5）罗替高汀的主要不良反应为恶心、瘙痒、头晕、运动障碍等。给药部位可能出现皮肤反应，通常为轻度或中度。建议每日轮换给药部位（例如从右侧到左侧，从上身到下身）。避免 14 日内在同一部位重复应用。如果给药部位反应持续数天或持久存在，或程度加重、皮肤反应扩散至给药部位以外，应评估患者个体的风险 / 获益比。如果患者使用本品出现皮疹或刺激，应避免阳光直射，直至皮肤痊愈，因为阳光照射可能导致肤色改变。如果观察到与本品使用相关的全身性皮肤反应（例如过敏性皮疹，包括红斑疹、斑疹、丘疹或瘙痒），应停止使用本品。本品在使用后仍含有活性成分，移除后，用过的贴片应对折，粘贴面向内，使基质不外露，置于原包装袋内，然后丢弃到儿童不可触及处。任何使用过或未使用过的贴片应按照当地要求进行处置或退回药房。外部热源（过度光照、电热毯及其他热源，例如桑拿浴、热水浴）不得作用于贴片粘贴部位。

6）DR 激动剂尤其适用于早发型帕金森病患者的病程初期，因为这类长半衰期制剂能避免对纹状体突触后膜的 DR 产生"脉冲"样刺激，从而预防或减少运动并发症的发生。激动剂均应从小剂量开始，逐渐增加剂量至获得满意疗效而不出现副作用为止。直立性低血压、脚踝水肿和精神异常（幻觉、食欲亢进、性欲亢进等）不良反应的发生率较高，有必要告知患者及其家属有此类副作用的可能，应在陪伴下行走锻炼，在坐位或者卧位后不要迅速站立。

5. 单胺氧化酶 B（MAO-B）抑制剂

（1）药品、常见规格、用法用量及不良反应见表 10-6。

表 10-6　单胺氧化酶 B 抑制剂药品、常见规格、用法用量及不良反应

药品	常见规格	常见用法用量	常见不良反应
盐酸司来吉兰片（胶囊）	5 mg	每日 2 次，每次 2.5~5.0 mg，在早晨、中午服用，勿在傍晚或晚上服用，以免引起失眠；或与维生素 E 2000 U 合用（DATATOP 方案），避免用量大于每日 10 mg	便秘、消化不良、恶心、口腔刺激、背痛、头晕、运动障碍、头痛、失眠、鼻炎等
甲磺酸雷沙吉兰片	1 mg	每日 1 次，每次 1 mg，早晨服用；胃溃疡者慎用，禁与 5- 羟色胺再摄取抑制剂（SSRI）合用	头痛、抑郁、眩晕、流感、异动症、直立性低血压、跌倒、腹痛、恶心、口干、关节痛等

（2）药物作用机制：司来吉兰、雷沙吉兰是 MAO-B 不可逆性抑制剂，为复方左旋多巴制剂的辅助用药，通过抑制脑内 MAO-B，阻断多巴胺的降解，相对

增加多巴胺含量，补充神经元合成多巴胺能力的不足。司来吉兰还可通过其他机制增强多巴胺能神经的功能，如干扰突触对多巴胺的再摄取，或通过其代谢产物（苯丙胺和甲基苯丙胺）干扰神经元对多种神经递质的摄取、增强递质（去甲肾上腺素、多巴胺、5-羟色胺）的释放来加强多巴胺能神经的功能。雷沙吉兰可缓解帕金森病患者在长期接受左旋多巴治疗出现的运动功能障碍。

（3）用药指导

1）主要不良反应有失眠、便秘、消化不良、恶心、口腔刺激、背痛、头晕、运动障碍、头痛等，严重时可能出现心房颤动、恶性黑色素瘤、高热、抗精神病药恶性综合征、5-羟色胺综合征等不良反应。

2）本品不应与选择性 SSRI、5-羟色胺去甲肾上腺素再摄取抑制剂（SNRI）（文拉法辛）、三环类抗抑郁药、拟交感神经药、单胺氧化酶（MAO）抑制剂（如利奈唑胺）或阿片类药物（哌替啶）同时使用；避免与氟西汀或氟甲沙明联合应用，使用本品前应停用上述药物至少 5 周，使用氟西汀或氟甲沙明前应停用本品 14 日。不应用于活动性胃或十二指肠溃疡患者；与左旋多巴联合用药时，必须考虑左旋多巴的用药禁忌。

3）与其他具有中枢神经作用的药品和物质联用时须谨慎。在服用本品同时应避免饮酒。可能引起头晕等不良反应，建议患者在服药期间避免驾驶车辆或操作机器。

4）不需要饮食方面的限制。如果与常见的 MAO 抑制剂或单胺氧化酶 A（MAO-A）同时使用，建议进行饮食限制，即避免食用含大量酪胺的食物，如成熟干酪和酵母制品、食品添加剂或许多含胺类的感冒药或止咳药。因为本品可抑制酪胺的代谢，导致高血压危象。本药停用 2 周亦应限制酪胺的摄入。超过推荐的口服剂量会降低 MAO-B 作用的选择性，也可能增加高血压危险反应的风险。本品过量尚无特异性解毒药，如发生药物过量需密切监测，进行对症治疗或支持治疗。

5）应用司来吉兰时：肾功能损伤（CrCl 30~89 ml/min）无须调整；肾功能损伤（CrCl 低于 30 ml/min）和终末期肾病（ESRD）请勿使用。肝功能损伤（Child-Pugh 评分为 5~9），口服 1.25 mg/d，视临床反应而定。肝功能损伤（Child-Pugh 评分大于 9），请勿使用。

6）雷沙吉兰禁用于重度肝功能损伤患者，应避免用于中度肝功能损伤患者，轻度肝功能损伤患者开始服用本品时应谨慎。如果患者的肝功能损伤由轻度进展为中度时，应停止服用雷沙吉兰。

6. 儿茶酚 -O- 甲基转移酶（COMT）抑制剂

（1）药品、常见规格、用法用量及不良反应见表 10-7。

表 10-7 COMT 抑制剂药品、常见规格、用法用量及不良反应

药品	常见规格	常见用法用量	常见不良反应
恩他卡朋片	200 mg	每次 200 mg，服用次数与复方左旋多巴相同，若每日服用复方左旋多巴次数较多，也可少于复方左旋多巴次数，需与复方左旋多巴同服，单用无效；最大推荐剂量是每日 10 次，每次 200 mg	非常常见的不良反应有运动障碍、恶心和尿色异常；常见的不良反应有腹泻、帕金森病症状加重、头晕、腹痛、失眠、口干、疲乏、幻觉、便秘、肌张力障碍、多汗、运动功能亢进、头痛、腿部痉挛、意识模糊、梦魇、跌倒、直立性低血压、眩晕和震颤等
托卡朋片	100 mg	每日 3 次，每次 100 mg，作为复方左旋多巴治疗的叠加用药，白天第 1 剂与复方左旋多巴第 1 剂同服，此后约间隔 6 小时和 12 小时再服用，可与复方左旋多巴的常释和缓释剂型合用	腹泻、头痛、多汗、口干、转氨酶升高、腹痛、尿色变黄等

（2）药物作用机制：属于 COMT 抑制剂，COMT 的功能是清除有生物活性的儿茶酚及其他一些羟基代谢物，在脱羧酶抑制剂存在时，COMT 为大脑和外周左旋多巴转化为 3- 甲基 -4- 羟基 -L- 苯丙氨酸（3-OMD）的主要代谢酶。抑制 COMT 并改变左旋多巴的血浆药代动力学特点。当 COMT 抑制剂与左旋多巴和芳香族氨基酸脱羧酶抑制剂（如卡比多巴）联合使用时，血浆左旋多巴水平较单用左旋多巴和芳香族氨基酸脱羧酶抑制剂时的维持时间更长，可能因此导致大脑中更持久的多巴胺能激活，从而对帕金森患者的体征和症状产生更强的缓解作用。

（3）用药指导

1）本类药物必须与复方左旋多巴合用，单用无效。药理机制是其可增加左

旋多巴的生物利用度，故应警惕左旋多巴相关不良反应的影响。

2）恩他卡朋在老年患者体内浓度更高、吸收更快。本品治疗的患者通常需要减少左旋多巴的剂量，尤其是左旋多巴的日剂量超过 800 mg 者或患者有中至重度的运动障碍时，左旋多巴平均日剂量减少约 25%。同时，若与多巴胺激动剂（如溴隐亭）、司来吉兰、金刚烷胺合用时，多巴胺不良反应增加，需调整剂量。常见的不良反应主要有恶心、尿色异常；快速停用或突然降低恩他卡朋剂量可能导致帕金森病的体征和症状出现，并可能导致高热和精神混乱。鉴别诊断中应考虑该综合征，适用于高热或严重僵硬的任何患者。如果决定终止使用恩他卡朋的治疗，则应密切监测患者，并应根据需要调整其他多巴胺能治疗。尽管尚未对逐渐剂量减小的恩他卡朋进行系统评估，若决定中止治疗，则应缓慢终止。

3）肝病、有酒精中毒或肝功能不全史患者（药时曲线下面积 AUC 和血药峰浓度 C_{max} 会增加 2 倍）、胆管堵塞者慎用 COMT 抑制剂；禁忌同时使用 MAO 抑制剂；既往有恶性神经阻滞剂综合征（NMS）和（或）非创伤性横纹肌溶解症病史的患者禁用。重度肾功能损伤的患者禁用托卡朋，对轻度或中度肾损伤者无须调整剂量。托卡朋可能会导致肝功能损伤，需严密监测肝功能，尤其在用药后的前 3 个月。在开始用药前，首先检查患者的血清谷丙转氨酶（ALT）和谷草转氨酶（AST），确定基础水平，然后在治疗的第 1 年应每 2 周检查 1 次 ALT 和 AST，以后 6 个月里每 4 周检查 1 次，此后每 8 周检查 1 次，一旦超过正常上限或出现肝功能损伤的临床症状或体征（持续性的恶心、乏力、尿色加深、黄疸、厌食、瘙痒及右上腹不适），应立即停药。

4）托卡朋及其体内代谢物呈黄色，可引起尿色加深。服用托卡朋可能会出现不同程度的腹泻，通常在服药后 6~12 周出现，但部分患者不明显。服药期间如出现中至重度的腹泻需停药。本品过量可出现呕吐、头晕和恶心等多种表现，可进行对症、支持治疗，血液透析可能无效。

第三节　老年帕金森病保健知识

一、疾病教育

帕金森病是一种常见于中老年人，以中脑黑质多巴胺神经元进行性退变为主、多系统受累的缓慢进展的神经系统变性疾病。主要临床表现为运动迟缓、静止性震颤、肌肉僵硬及姿势步态障碍等运动症状，以及认知情绪障碍、睡眠障碍、大小便异常、疼痛和疲劳等非运动症状。帕金森病的症状复杂多样，常导致多种不同程度的功能障碍，严重影响患者的日常生活活动能力，造成生活质量下降和工作能力丧失。目前，药物治疗仍是帕金森病的主要治疗方法，而康复治疗被认为可以改善帕金森病患者多种功能障碍，提高生活自理能力，甚至有研究报道可延缓疾病的进展。

帕金森病是可以预防和控制的，"及时发现、系统治疗"对帕金森病尤为重要。可以举办各种帕金森病的健康教育活动，让更多的人了解帕金森病，并进行有效的预防。

二、饮食指导

便秘是帕金森病患者常见的非运动症状，与肠神经变性所致的结肠运输延迟、出口梗阻及抗帕金森药物的使用等有关。建议多吃富含纤维素和易消化的食物，多吃新鲜蔬果。患者需低盐、低脂、优质蛋白饮食（优质蛋白为蛋、奶、鱼、去皮禽肉、大豆及其制品等食物），由于高蛋白饮食不利于左旋多巴（L-DO-PA）的吸收，建议将一日所需的大部分蛋白质放在晚上进食，不要减少患者每天的蛋白质摄入总量。多吃含酪氨酸的食物如瓜子、芝麻、杏仁等，可促进左旋多巴的合成。维生素 B_6 有对抗左旋多巴的作用，不能摄入过多。充分饮水，晨起即饮水 1 杯，宜慢吃慢喝。

三、运动指导

坚持锻炼和日常活动，尽早康复治疗在疾病转归中起着重要的作用，康复量由小到大，循序渐进。早期康复治疗对预防并发症、改善功能非常重要，特别是早期床旁的康复如患肢的保护、被动活动等，家属也可以同时学习一些手法帮助患者康复，多与患者沟通，建议出院后继续康复治疗。根据患者的功能障碍程度和运动喜好，制订家庭训练计划，使其参加自己喜欢的体育运动。

对于早期患者，以自我管理和促进积极主动的生活方式为主，鼓励患者参加体育运动，如健走、太极拳、瑜伽和舞蹈等，适度进行有氧训练（如活动平板等）、抗阻训练以及双重任务训练，改善体能，减少白天静坐，推迟活动受限的发生。

对于中期患者，以进行主动功能训练，维持或提高活动能力和预防跌倒为主，尤其是平衡、步态和上肢功能活动训练，可采用心理提示、外部提示和认知运动策略相结合的方法。

对于晚期患者，以维持心、肺等重要器官功能为主，同时避免压疮、关节挛缩和静脉血栓等并发症，及时进行床上或轮椅上的体位变换，以及辅助下的主动运动训练。对于晚期患者，目标是保护重要脏器功能，预防并发症及失用性肌萎缩，仍应积极进行支持性锻炼，以避免体能进一步降低；每天都要有一定时间坐立，在椅子上保持正确的身体姿势。

四、帕金森病监测

对帕金森病患者的管理需要因人而异，没有任何一种治疗方法是普遍适用的。若患者症状稳定，无须定期调药。应注重帕金森病患者的情绪管理，每 3 个月进行抑郁量表测评，并询问患者是否有幻觉等精神症状出现。建议患者每 6~12 个月到上级医院复诊，重新评估有无非典型的临床症状出现，并考虑诊断是否恰当。

五、疾病护理

科学的护理对有效控制病情、改善症状起一定辅助治疗作用，同时也能够有效地防止误吸或跌倒等意外事件的发生。

1. 自理缺陷

帕金森患者出现肢体震颤、肌强直、行动迟缓、运动障碍，不能做精细动作，如系鞋带、扣纽扣困难、字体越写越小、不能自己穿衣脱裤等。

护理注意事项：保持病室环境安静，避免精神刺激，以免加重震颤或肌强直，重者应卧床休息。移开环境中的障碍物，常用物品定位放置，一切摆放均以安全为主。加强巡视，监督患者遵医嘱用药，并观察疗效及药物副作用，如出现胃肠道、心血管系统的副作用、精神症状及运动障碍等时，应及时报告医生，采取相应措施。日常生活护理中注意给患者足够的时间去完成日常生活活动，若患者主动运动不佳时，应鼓励患者或协助患者完成。对患者因行动不便所带来的过失应谅解，不予责怪，使用物品应以塑料等不易摔碎的制品为主。恢复期鼓励患者在活动范围内，从事部分生活自理活动和运动（如进食、穿衣、移动等），以增强患者自我价值感，同时协助患者坚持正确的功能锻炼，指导并协助患者每天活动各关节 2 次，鼓励患者行走时抬高腿，慢慢走。向患者提供有关疾病、治疗及预后的可靠信息，强调正面效果，以增强其自我照顾的能力和信心。

2. 防范跌倒危险

帕金森患者出现肢体震颤或头摇、步态拖拉，行走时呈"慌张步态"，头胸前倾、躯干俯屈、头晕乏力等，与肌肉震颤、肌强直、运动障碍有关，同时与肢体协调能力降低有关。

护理注意事项：嘱患者卧床休息，起床活动或外出检查均需专人陪护。加强保护措施，降低床的高度，起坐下床动作须缓慢。病床加护栏，设专人护理，以防跌倒等意外。病情稳定后加强饮食调养，以增强体质。做功能锻炼时，应在专人陪伴下进行。

3. 便秘

帕金森患者出现排便间歇时间延长，通常 4~7 天排便 1 次，大便硬结，肠鸣音弱等与帕金森病所致神经刺激有缺陷，骨盆底部肌肉无力和运动减少有关，与抗帕金森药物的副作用有关。

护理注意事项：指导患者定时排便，避免用力过度，引起病情的复发或加重。向患者说明规律性的生活可使机体内环境稳定，有利于预防便秘的道理。指导患者生活起居有规律，注意寒温调适，劳逸结合。指导或协助患者顺结肠方向做腹部按摩或定时练习腹式呼吸，以促进肠蠕动。必要时按医嘱给予缓泻剂，每晚睡前服用，或使用开塞露通便。同时，每日晨起空腹喝 1 杯淡盐水。或睡前用蜂蜜 2 匙冲水调服，以润肠通便。饮食宜选清淡润滑，富含纤维素的食物，如茎叶类蔬菜以及新鲜水果等，禁食辛辣煎炸之品，鼓励患者每天摄入 2000 ml 液体，多饮白开水，或用野菊花或金银花煲水代茶，每天数次。平时多食补气润肠的食物，如扁豆、山药粥、党参粥、黄芪粥等。

4. 情绪异常—抑郁

帕金森患者可出现表情呆板、不愿讲话、情绪低落或烦躁易怒、失眠多梦、脉搏、呼吸压升高、神经质等。这种情况与病程日久、担心预后、环境、日常生活方式改变、不寐日久、经济拮据、生活自理能力下降或担心无人照顾等有关。

护理注意事项：理解同情患者的感受，耐心倾听患者的诉说，鼓励其说出自己的感受，并和患者一起分析抑郁的原因。向患者讲解不良情绪心境易暗耗心血更加重不寐的道理，使患者提高控制不良情绪的自觉性，从而能主动配合治疗护理，自我调控，从而减轻焦虑，烦躁。当患者处于抑郁状态时，应有人陪伴，做好生活照料，给予安慰体贴和关怀，使之感到有依靠，有治病信心。用通俗的语言向患者介绍疾病的相关知识，使其对疾病的变化过程、治疗、预后等有所认识；对患者提出的问题要给予明确、积极的答复。日常鼓励患者与他人交往，参与集体活动，避免孤立封闭。天气适宜时鼓励患者参加每日户外活动。为患者提供辅助工具和有效方法，以扶助患者的活动：给患者提供适宜用手拿取的食物。饮水用吸管，用拉链代替系扣和系鞋带。流涎的患者将手帕放在患者伸手可及处。走路时抬高腿部，落地从足跟至足尖，通过上述方法增强患者自信。

5. 语言沟通障碍

帕金森患者出现语声单调、低沉、语言不利、发音呈爆发性、咬音不佳、口角流涎等，与舌络瘀阻，痰阻舌窍有关。

护理注意事项：同患者说话时，要站在患者面前，目光注视患者。语调应慢且清楚，关键词应重复。注意维护患者自尊心，鼓励患者慢慢由简入繁地进行语言训练，不要急躁。指导患者语言训练，鼓励患者利用手语、唇语、文字、书写等表达需求和情感。同时，制订语言训练计划，促进语言功能尽快恢复。观察患者语言功能恢复情况，对取得的进步及时给予鼓励和肯定。不要对患者大声说话，与患者交谈时减少环境中的干扰因素，如关掉收音机，保持环境的安静，给患者充足的时间回答问题。平时适当给患者听收音机，以刺激语言中枢。鼓励患者从单音开始循序渐进地提高发音能力。

6. 睡眠形式紊乱—不寐

帕金森患者表现为心烦易怒、有疲劳感、难以入睡、多梦易醒、时睡时醒、醒后不能入睡、睡眠浅、彻夜难眠等。这种情况往往与情绪因素、不习惯新环境有关。

护理注意事项：保持病室及环境安静，避免一切噪声刺激，为患者创造良好的睡眠以帮助患者保持以往的入睡方式和习惯。患者休息时间避免不必要的操作及探视。卧具舒适，床铺整洁，枕头高度适宜，以使患者感觉舒适。指导患者睡觉前避免做剧烈的运动，不看刺激性书刊、影视，不喝浓茶、咖啡等兴奋性饮料。做好心理护理，使患者解除顾虑，保持心情平静。睡前可饮用热牛奶或桂圆莲子汤，平时注意饮食调理，睡前用温水泡足，或按摩双足涌泉穴，或听催眠曲做放松疗法以促进睡眠。

7. 营养改变—低于机体的需要量

帕金森患者出现随意动作减少，精细动作不能顺利进行，平时进食饮水常致咳嗽，举止笨拙，摄取食物不能到位等，与脑部神经的老化变性、肌张力减低、肌力减退有关。

护理注意事项：根据病情确定每日必需的营养。让患者了解补充营养的重要性，与患者共同制订每日的饮食计划，并鼓励患者完成。进食、饮水时，使患者保持坐位。根据患者情况准备些特殊的餐具，提供成型的食物，如馒头、包子等方便食用以及黏稠不易反流的食物，减少呛咳。协助患者进餐，需要时给予喂养。注意定期称量体重以及观察进食情况（数量、质量等）、体重、面色、皮肤弹性等方面的变化。

8. 排尿异常—尿失禁

帕金森患者出现感觉障碍，不自主排尿，与肢体不灵，举止不便，未及时如厕有关；与神经功能紊乱，排尿无法控制有关。

护理注意事项：保持床铺整洁干燥，衣裤及时更换。注意会阴部清洁、干爽。观察患者的排尿活动，饮食与排尿的关系，找出规律。帮助患者确定排尿的时间间隔，提前做好准备，并协助如厕。睡前1~2小时减少液体的摄入量并将便器放在患者伸手可及处。男性患者可用假性导尿袋。必要时保留尿管，按医嘱定时进行膀胱冲洗，注意观察冲洗后的液体颜色，若有异常，应及时报告医生。观察患者能否避免尿失禁。

9. 吞咽困难

帕金森患者出现意识障碍、发绀、呼吸急促、窒息、进餐易呛咳等，与神经肌肉损伤、神志不清有关。

护理注意事项：协助患者采取舒适的就餐体位，如半坐卧位，提供充足的进餐时间，嘱患者细嚼慢咽，以防误吸，鼓励患者自己进餐，尽量多进食，以保证体内营养的供给。进餐时保持安静，嘱患者不要说话，以免分散注意力，影响吞咽。饮食以清淡易消化、半流质或流质为宜，病情好转后可给软食。多食瘦肉、蛋类、新鲜蔬菜、水果，禁食辛辣油腻、粗糙、硬固之品。遵医嘱插胃管，给予鼻饲，如牛奶、豆浆等，并注入足够的水分。准备好吸引器及抢救物品，以备急用。

10. 有压疮发生的危险

帕金森患者局部皮肤出现红、肿、热、痛，并伴有功能障碍，个体出现皮损如斑疹、脓疱、糜烂等，与久病卧床，气血运行不畅、年老体弱、肝肾亏损、气血不足而肌肤失养、皮肤弹性降低、营养状态异常，过度肥胖或消瘦有关。

护理注意事项：保持床铺平整、清洁、干燥，避免局部刺激。卧床不起者，予定时更换体位，每2小时翻身1次，同时用红归酊按摩骨突部位。必要时给予气垫床，避免拖、拉、推等动作。保持皮肤清洁，定期温水擦浴，勤换内衣。有红臀者，每次便后清洗干净并擦爽身粉，给予红霉素软膏或鱼肝油软膏外涂，若受压部位发生潮红，在翻身后1小时仍未消失者，必须增加翻身次数。

11. 潜在的并发症—坠积性肺炎

帕金森患者出现咳嗽、咳痰、呼吸急促等，与长期卧床，气血运行不畅、外邪上犯，肺失肃降有关。长期卧床患者，每2小时翻身拍背1次，及时吸出分泌物，保持呼吸道通畅。痰液黏稠者，遵医嘱进行超声雾化吸入，并合理使用祛痰药，以稀释痰液，便于咳出。同时，鼓励患者有效地咳嗽，及时咳出痰液，避免痰液潴留。遵医嘱合理使用抗生素，预防和控制感染。

护理注意事项：室内保持空气新鲜，定时通风换气，限制探视，防止交叉感染。

第十一章　老年癫痫与用药保健指导

癫痫（epilepsy）是指大脑神经元突发异常放电，导致短暂的大脑功能障碍的一种慢性神经系统性疾病，长期频繁的发作严重影响身心、智力健康。发生于 65 岁以上者称为老年晚发性癫痫或老年性癫痫。老年人癫痫多为继发性，其病因、诊断、治疗与其他年龄组癫痫不尽相同，随着基础病因的消除，癫痫发作可能有所改善。正确认识老年癫痫及其用药保健有利于提高老年癫痫患者的身心健康和生活质量。

第一节　老年癫痫概论

一、概述

老年癫痫是老年患者慢性反复发作性脑功能失调综合征，以脑神经元异常放电为特征。作为神经系统常见疾病之一，其患病率仅次于脑卒中。癫痫发作的临床表现复杂多样，可表现为发作性运动、感觉、自主神经、意识及精神障碍。引起癫痫的病因多种多样，按照发作类型分为部分性发作与全面性发作。癫痫常导致患者出现记忆障碍、智力下降、性格改变，严重者丧失工作能力和生活能力。

二、病因及发病机制

老年癫痫多为继发性，最常见的病因是脑卒中。此外，退行性疾病、外伤、肿瘤、神经系统感染、药物过量和毒物中毒等也是老年癫痫的病因。癫痫发病机制较为复杂，常为中枢神经系统兴奋与抑制性递质的不平衡所致。

三、流行病学

我国流行病学数据显示癫痫的患病率大约为 7‰，预估中国有癫痫患者 900 万，有 600 多万患者控制欠佳。并随着社会老龄化的加快，脑血管疾病及中枢神经系统感染引起的癫痫逐年增加。老年癫痫致残率较高，治愈困难，多数患者需长期服药。

四、老年癫痫的分类

由于癫痫病因较复杂，常用分类的方法如下。

1. 按病因分类

癫痫按病因可分为三大类，第一类是症状性（继发性）癫痫；第二类是特发性（原发性）癫痫；第三类是隐源性癫痫。

2. 按临床发作表现分类

目前我国临床常用大发作、小发作、局限性发作和精神运动性发作简单分类。这种分类有利于选择不同抗癫痫药物。

3. 癫痫的国际分类

根据临床发作类型和脑电图表现，国际抗癫痫联盟分类和命名委员会提出了以下癫痫综合征分类建议：

（1）部分性或局限性发作：可分为单纯性部分性发作、复杂性部分性发作、由部分起始进展到全面强直阵挛性发作。

（2）全面性发作：可分为失神发作、强直发作、阵挛发作、肌阵挛发作、原发性全身强直性阵挛发作和失张力发作。

（3）不能分类的癫痫发作：不符合上述两种分类的癫痫，列为此类。

五、临床表现

发作性、短暂性、重复性和刻板性为癫痫的临床特征。

（1）全面性发作包括失神发作、肌阵挛发作、阵挛发作、强直发作、强直阵挛发作及失张力发作等。

（2）简单部分性发作包括运动性发作、感觉性发作、自主神经症状发作和精神症状性发作。

（3）颞叶癫痫和部分额叶癫痫是常见的复杂部分性发作。部分性发作继发全面性发作的临床表现首先表现为简单部分性发作或复杂部分性发作，继而出现全面性发作。

第二节　老年癫痫用药指导

目前，我国临床上使用的抗癫痫药物按作用机制可分为以下几类（表11-1）。

表 11-1　抗癫痫药物分类

抗癫痫药物种类	抗癫痫药物代表药物
钠通道调节剂	苯妥英钠、卡马西平、拉莫三嗪、唑尼沙胺、氟桂利嗪、利鲁唑、丙戊酸钠、托吡酯、奥卡西平
γ-氨基丁酸调节剂	丙戊酸钠、苯二氮䓬类、氨己烯酸
兴奋性氨基酸受体拮抗剂和兴奋氨基酸释放的调节剂	拉莫三嗪、托吡酯
选择性 T 型钙离子通道阻断剂	乙琥胺

1. 苯妥英钠

（1）药品、常见规格、用法用量及不良反应见表11-2。

表 11-2　苯妥英钠药品、常见规格、用法用量及不良反应

药品	常见规格	常见用法用量	常见不良反应
苯妥英钠片	50 mg；100 mg	每日 250~300 mg，开始时每日 2 次，每次 100 mg；1~3 周内增加至每日 250~300 mg，分 3 次口服；极量一次 300 mg，一日 500 mg；如发作频繁，可按体重 12~15 mg/kg，分 2~3 次服用，每 6 小时 1 次，第 2 天开始给予 100 mg（或按体重 1.5~2 mg/kg），每日 3 次直到调整至恰当剂量为止	齿龈增生、恶心、呕吐、胃炎、眩晕、头痛，可致粒细胞和血小板减少，常见巨幼红细胞贫血，可引起过敏反应，常见皮疹伴高热等

（2）药物作用机制：苯妥英钠对高频异常放电神经元的钠离子通道具有显著的阻滞作用，降低细胞膜的兴奋性，抑制癫痫病灶神经元的高频异常放电及扩散。苯妥英钠还能阻滞神经元的快灭活型（T型）钙离子通道，抑制钙离子的内流。高浓度的苯妥英钠可抑制 K^+ 的外流，延长动作电位时程和不应期，也能抑制神经末梢对 γ- 氨基丁酸（GABA）的摄取，诱导 GABA 受体增生，从而增强 GABA 介导的突触后抑制作用。

（3）用药指导

1）常见的不良反应是齿龈增生，长期服用或血药浓度达 30 μg/ml 可能引起恶心、呕吐甚至胃炎等。建议小剂量开始用药，逐渐加大至 250~300 mg/d。

2）药物与进餐时间无关，建议餐后服用以减少胃肠道不良反应。

3）苯妥英钠为肝酶诱导剂，若与皮质激素、洋地黄类（包括地高辛）、口服避孕药、环孢菌素、雌激素、左旋多巴、奎尼丁、土霉素或三环抗抑郁药合用时，可降低这些药物的效应。

4）可使血糖升高，与降糖药或胰岛素合用时，需调整用量。

5）老年人慢性低蛋白血症的发生率高，其他用药较多，建议服用本药物时用量应偏低。

6）用药期间常规监测血象、肝功能、血钙，有条件者建议监测血药浓度。

7）禁用于对乙内酰脲类药过敏或心律失常如阿 - 斯综合征、Ⅱ～Ⅲ度房室阻滞、窦房结阻滞、窦性心动过缓等。

（4）基因检测和血药浓度监测

1）基因检测：细胞色素氧化酶 CYP2C9*3（1075A＞C），CYP2C9*2（C＞T）。代谢酶：① CYP2C9*1/*2（*3AA+*2CT 型）标准负荷剂量。减少维持剂量 25%。② CYP2C9*2/*2（*3AA+*2TT 型）标准负荷剂量。减少维持剂量 50%。③ CYP2C9*1/*3（*3AC+*2CC 型）标准负荷剂量。减少维持剂量 25%。④ CYP2C9*2/*3（*3CC+*2TT 型）标准负荷剂量。减少维持剂量 50%。⑤ CYP2C9*3/*3（*3CC+*2CC 型）标准负荷剂量。减少维持剂量 50%。7~10 天后评估疗效和血药浓度。

2）血药浓度监测：达稳态后谷浓度范围 10~20 μg/ml。

2. 卡马西平

（1）药品、常见规格、用法用量及不良反应见表 11-3。

表 11-3　卡马西平药品、常见规格、用法用量及不良反应

药品	常见规格	常见用法用量	常见不良反应
卡马西平片（胶囊）	0.1 g；0.2 g	用餐时、用餐后或两餐之间用少量液体送服；每日 2~3 次，每次 400 mg；某些患者罕有需用至每日总量 1600 mg	视物模糊、复视、眼球震颤、体液潴留和低钠血症、头晕、头痛、共济失调、嗜睡、疲劳、恶心、呕吐、皮肤过敏等
卡马西平缓释胶囊	0.1 g	最初剂量为 100~200 mg，每日 1 次或 2 次，然后逐步增加至最佳剂量通常为 400 mg，每日 2~3 次；对某些患者所需剂量可达到每日 1600 mg	同上

（2）药物作用机制：卡马西平作用机制与苯妥英钠作用类似，为钠离子通道阻滞剂，并具增强 GABA 的突触后抑制有关作用。

（3）用药指导

1）常见的不良反应是头晕、共济失调、嗜睡、疲劳、恶心、呕吐，少数患者可有粒细胞和血小板减少、再生障碍性贫血、中毒性肝炎等。

2）初始剂量每次 100~200 mg，每日 1~2 次。逐渐增加剂量，直至最佳疗效。通常为每次 400 mg，每日 2~3 次。

3）老年患者多对该药敏感，常可引起认知功能障碍、激越、不安、焦虑、精神错乱、房室传导阻滞或心动过缓，应慎重选择卡马西平的剂量。

4）糖尿病患者可能引起尿糖增加。

5）卡马西平为肝酶诱导剂。服用卡马西平前应检查肝功能，服药期间定期检查肝功能，一旦发生肝功能损伤或活动性肝病，应立刻停服。

6）禁用于对卡马西平和相关结构药物或制剂成分过敏者、房室传导阻滞者、血清铁严重异常、有骨髓抑制史、具有肝卟啉病病史的患者、严重肝功能不全等病史者。该药应避免与单胺氧化酶抑制剂合用。

（4）基因检测和血药浓度监测：使用卡马西平的患者出现 Steven-Johnson 综合征和表皮松解综合征的风险与白细胞分化抗原 HLA-B*1502 的基因多态性相关，HLA-B *1502 阳性的患者建议禁止用卡马西平、苯妥英钠。

血药浓度监测：达稳态后谷浓度范围 4~12 μg/ml。

3. 奥卡西平

（1）药品、常见规格、用法用量及不良反应见表 11-4。

表 11-4　奥卡西平药品、常见规格、用法用量及不良反应

药品	常见规格	常见用法用量	常见不良反应
奥卡西平片（口服混悬液）	0.15 g；0.3 g；0.6 g；60 mg/ml	起始剂量为一日 600 mg，分 2 次给药；可以每隔 1 个星期增加每日的剂量，每次增加剂量不要超过 600 mg；每日维持剂量范围为 600~2400 mg，绝大多数患者对每日 900 mg 的剂量即有效果	嗜睡、头痛、头晕、复视、恶心、呕吐、疲劳等

（2）药物作用机制：奥卡西平主要通过其代谢物单羟基衍生物（MHD）发挥药理学作用。奥卡西平和 MHD 的作用机制被认为主要是通过阻断电压敏感的钠通道，从而稳定过度兴奋的神经元细胞膜，抑制神经元的重复放电，减少突触冲动的传播。此外，通过增加钾的传导性和调节高电压激活钙通道同样起到抗惊厥的效果。

（3）用药指导

1）常见的不良反应是嗜睡、头痛、头晕、复视、恶心、呕吐和疲劳等。

2）有肾功能损伤的患者（肌酐清除率＜ 30 ml/min），本品起始剂量应该是常规剂量的一半（300 mg/d），并且增加剂量时间间隔不得少于 1 周，直到获得满意的临床疗效。有肾功能损伤的患者在增加剂量时，必须进行仔细的监测。

3）本品的Ⅰ型超敏反应包括皮疹、瘙痒、荨麻疹、血管性水肿和过敏反应等。

4）与奥卡西平使用相关的严重皮肤反应包括 Stevens-Johnson 综合征、中毒性表皮坏死松解症（Lyell's 综合征）和多形性红斑。

5）本品极少导致心脏传导功能障碍，但是对既往有过传导障碍（如房室传导阻滞、心律不齐）的患者应慎用此药。心力衰竭的患者应定期进行体重监测，以确定是否有液体潴留。如果有液体潴留或者心功能的恶化，应测定血清钠水平。如果明确有低钠血症，限制液体的摄入是一条重要的治疗办法。

6）本品使用中罕有粒细胞减少、再生障碍性贫血和全血细胞减少。

7）本品和其他抗癫痫药一样，应避免突然停药。应该逐渐地减少剂量，以避免诱发痫性发作（发作加重或癫痫持续状态）。

8）接受本品治疗的患者，应避免饮酒以免发生累加的镇静作用。

9）本品能够产生眩晕和嗜睡，导致反应能力受损。因此，驾驶和操纵机器时应该特别小心。

（4）药物基因检测和血药浓度监测：使用奥卡西平的患者出现 Steven-Johnson 综合征和表皮松解综合征的风险与白细胞分化抗原 HLA-B*1502 的基因多态性相关，HLA-B *1502 阳性的患者建议禁止用卡马西平、苯妥英钠和磷苯妥英钠。

血药浓度监测：达稳态后谷浓度范围 10~35 μg/ml。

4. 苯巴比妥

（1）药品、常见规格、用法用量及不良反应见表 11-5。

表 11-5　苯巴比妥药品、常见规格、用法用量及不良反应

药品	常见规格	常见用法用量	常见不良反应
苯巴比妥片	15 mg；30 mg；100 mg	催眠，30~100 mg，晚上 1 次顿服；镇静，每日 2~3 次，每次 15~30 mg；抗惊厥，每日 90~180 mg，可在晚上 1 次顿服，或每日 3 次，每次 30~60 mg	抗癫痫时常见镇静，可出现认知和记忆的缺损，长期用药偶见叶酸缺乏和低钙血症等

（2）药物作用机制：苯巴比妥是长效巴比妥类的典型代表。表现为镇静、催眠、抗惊厥及抗癫痫。苯巴比妥使神经细胞的氯离子通道开放，细胞超极化，拟似 γ- 氨基丁酸（GABA）的作用。治疗浓度的苯巴比妥可降低谷氨酸的兴奋作用，加强 GABA 的抑制作用，抑制中枢神经系统单突触和多突触传递，抑制病灶的调频放电及其向周围扩散。

（3）用药指导

1）抗癫痫时常见不良反应为镇静，可能引起微妙的情感变化，出现认知和记忆的缺损。长期用药偶见叶酸缺乏，低钙血症。大剂量时可产生眼球震颤、共济失调和严重的呼吸抑制等。

2）长期用药可产生精神或躯体的药物依赖性，停药需逐渐减量，以免发生停药综合征。

3）本品为肝药酶诱导剂，可提高药酶活性，长期用药不但加速自身代谢，还可加速其他药物代谢。

4）老年患者对本药的常用量可引起兴奋、神经错乱或抑郁，因此用量宜较小。

5）肝功能不全者，用量应从小剂量开始。

6）禁用于严重肺功能不全、肝硬化、严重肺部疾病、支气管哮喘、呼吸抑制、血卟啉病史、贫血、哮喘史、未控制的糖尿病、过敏等。

（4）血药浓度监测：达稳态后谷浓度范围 20~40 μg/ml。

5. 丙戊酸钠

（1）药品、常见规格、用法用量及不良反应见表 11-6。

表 11-6 丙戊酸钠药品、常见规格、用法用量及不良反应

药品	常见规格	常见用法用量	常见不良反应
丙戊酸钠片（糖浆、口服溶液）	片：0.1 g；0.2 g；糖浆：100 ml：5 g；口服液：300 ml：12 g	每日按体重 15 mg/kg 或每日 600~1200 mg 分 2~3 次服；开始时按 5~10 mg/kg，1 周后递增，至能控制发作为止；当每日用量超过 250 mg 时应分次服用，以减少胃肠刺激；每日最大量为按体重不超过 30 mg/kg 或每日 1.8~2.4 g	震颤、贫血、血小板减少、体重增加、消化不良、恶心、呕吐、胃肠道痉挛、暂时性的脱发、牙龈异常、口腔炎、上腹痛、腹泻等
丙戊酸钠缓释片	0.2 g；0.5 g	起始剂量通常为每日 10~15 mg/kg，随后递增至疗效满意为止；常规剂量为每日 20~30 mg/kg；但是，如果在该剂量范围下发作状态仍不能得到控制，则可以考虑增加剂量，患者必须接受严密的监测，每日剂量应分 1~2 次服用；本品应整片吞服，可以对半掰开服用，但不能研碎或咀嚼	同上

（2）药物作用机制：本品为抗癫痫药，其作用机制尚未完全阐明。有研究表明本品能增加 GABA 的合成和减少 GABA 的降解，从而升高抑制性神经递质 GABA 的浓度，降低神经元的兴奋性而抑制发作。在电生理实验中，本品可产生

与苯妥英钠相似的抑制钠离子通道的作用。

（3）用药指导

1）用药期间避免饮酒，饮酒可加重镇静作用。

2）停药应逐渐减量，以防再次出现发作。

3）用药前和用药期间应定期做全血细胞（包括血小板）计数、肝肾功能检查。

4）对于诊断的干扰，尿酮体试验可出现假阳性，甲状腺功能试验可能受影响。

5）长期服用偶见胰腺炎及急性肝坏死。

6）在老年患者中，给药剂量应更加缓慢增加，并且规律性地对液体和营养物质的摄取、脱水、嗜睡以及其他不良事件进行监测。

7）有药源性黄疸个人史或家族史者、有肝病或明显肝功能损害者禁用。有血液病、肝病史、肾功能损伤、器质性脑病时慎用。

（4）药物基因检测和血药浓度监测：有研究认为丙戊酸的疗效与葡萄糖醛酸转移酶 2 家族，多肽 B7 代谢酶相关，CC 基因型，对丙戊酸应答较弱。CT 基因型较强，TT 基因型应答较 CT 和 CC 型强。

血药浓度监测：固定剂量服药 1 周达稳态后监测谷浓度，谷浓度范围 50~100 μg/ml。

6. 苯二氮䓬类药物

（1）药品、常见规格、用法用量及不良反应见表 11-7。

表 11-7　苯二氮䓬类药品、常见规格、用法用量及不良反应

药品	常见规格	常见用法用量	常见不良反应
地西泮片	2.5 mg	抗焦虑，每日 2~4 次，每次 2.5~10 mg；镇静：每日 3 次，每次 2.5~5 mg；催眠：5~10 mg 睡前服	嗜睡、头晕、乏力等，大剂量可有共济失调、震颤等
氯硝西泮片	0.25 mg；0.5 mg；2 mg	开始用每日 3 次，每次 0.5 mg；每 3 日增加 0.5~1 mg，用量应个体化，最大量每日不超过 20 mg	嗜睡、头晕、共济失调、行为紊乱、异常兴奋、神经质、易激惹、肌力减退等

（2）药物作用机制：苯二氮䓬类药物主要作用于中枢神经系统的苯二氮䓬受体，加强中枢抑制性神经递质 GABA 与 $GABA_A$ 受体的结合，促进氯通道开放，细胞超极化。增强 GABA 能神经元所介导的突触抑制，使神经元的兴奋性降低。

氯硝西泮可能引起依赖性。

（3）用药指导

1）常见的不良反应是嗜睡、头晕、共济失调、行为紊乱、异常兴奋、神经质、易激惹、过敏等。

2）避免长期大量使用而成瘾，如长期使用，应逐渐减量，不宜骤停。

3）对本类药耐受量小的患者初用量宜小。

4）肝、肾功能损伤者能延长本药清除半衰期。

5）癫痫患者突然停药可引起癫痫持续状态。

6）严重的精神抑郁可使病情加重，甚至产生自杀倾向，应采取预防措施。

7）老年人中枢神经系统对本类药较敏感，用药易产生呼吸困难、低血压、心动过缓甚至心搏停止，应慎用。

（4）药物基因检测：细胞色素氧化酶，CYP2C19基因型，代谢酶。弱代谢患者代谢慢，血药浓度较高，镇静催眠效果较中间代谢、快代谢和超快代谢型差。中间代谢型代谢较慢，药物浓度较快代谢和超快代谢型高，镇静催眠效果较快代谢和超快代谢强。超快代谢型治疗可能失败。

7. 托吡酯

（1）药品、常见规格、用法用量及不良反应见表 11-8。

表 11-8 托吡酯药品、常见规格、用法用量及不良反应

药品	常见规格	常见用法用量	常见不良反应
托吡酯片（胶囊）	15 mg；25 mg；50 mg；100 mg	每日 25~50 mg 开始，逐渐调整至有效剂量；本品每日总量 200~400 mg，分 2 次服用	嗜睡、头晕、疲乏、烦躁不安、体重下降、智力迟钝、感觉异常、复视、协调障碍、恶心、眼球震颤、昏睡、厌食症、发音困难、视物模糊、食欲下降、记忆障碍和腹泻等

（2）药物作用机制：托吡酯是一个由氨基磺酸酯取代单糖的新型抗癫痫药物。托吡酯可阻断神经元持续去极化导致的反复电位发放，此作用与使用托吡酯后的时间密切相关，表明其可以阻断钠通道；本品可以增加 GABA 激活 GABA$_A$ 受体的频率，加强氯离子内流，表明其可增强抑制性中枢神经递质的作用；本品可降低谷氨酸 α- 氨基 -3- 羟基 -5- 甲基 -4- 异恶唑丙酸（AMPA）受体的活性，表

明其可降低兴奋性中枢神经递质的作用。

（3）用药指导

1）常见的不良反应有嗜睡、头晕、疲乏、烦躁不安、体重下降、智力迟钝、感觉异常等。

2）服用托吡酯时应保持足够的饮水量，足够的饮水可以减少肾结石发生的风险。中重度肾功能受损患者可能需要降低本品剂量，推荐维持剂量为常用量的一半。

3）肝功能受损的患者应慎用本品，因其使本品的清除可能下降。

4）接受托吡酯治疗的患者中有报告出现假性近视和继发性闭角型青光眼的综合征，症状包括突发视力下降和（或）眼睛痛。

5）与所有抗癫痫药物一样，托吡酯作用于中枢神经系统，可产生嗜睡、头晕或其他相关症状，也可能导致视觉障碍和（或）视物模糊。可能使患者在驾驶汽车或操纵机器时发生危险，特别是处于用药早期的患者。

6）本品的治疗中，曾观察到情绪障碍和抑郁的发生率有所增加。

7）包括本品在内的抗癫痫药可增加因任何适应证而服用此类药物的患者产生自杀观念或行为的风险。

（4）血药浓度监测：监测给药后 2~4 小时的峰浓度，有效参考范围 5~20 μg/ml，监测给药后 1~14 小时血药浓度，有效浓度参考范围 2~10 μg/ml。

8. 拉莫三嗪

（1）药品、常见规格、用法用量及不良反应见表 11-9。

表 11-9 拉莫三嗪药品、常见规格、常见用法用量及常见不良反应

药品	常见规格	常见用法用量	常见不良反应
拉莫三嗪片（分散片）	5 mg；25 mg；50 mg；100 mg；200 mg	本品治疗的初始剂量是 25 mg，每日 1 次，连服 2 周；随后用 50 mg，每日 1 次，连服两周；此后，每 1~2 周增加剂量，最大增加量为 50~100 mg，直至达到最佳疗效；通常达到最佳疗效的维持剂量为每日 100~200 mg，每日 1 次或分 2 次给药	皮疹、攻击行为、易激惹、头晕、头痛、嗜睡、失眠、震颤、恶心、呕吐、腹泻、疲劳等

（2）药物作用机制：本品是一种电压门控式钠离子通道的使用依赖性阻滞剂。对培养的神经元细胞产生的持续反复放电，本品能产生一种使用依赖性和电压依赖性阻滞，同时抑制谷氨酸的病理性释放（这种氨基酸对癫痫发作的形成起关键性的作用），也抑制谷氨酸诱发的动作电位的爆发。

（3）用药指导

1）常见的不良反应是皮疹、攻击行为、易激惹、头痛、嗜睡、失眠、头晕、震颤、疲劳等，其中皮疹导致住院治疗的有 Stevens-Johnson 综合征、中毒性表皮坏死松解症、血管性水肿和伴有以下多种形式全身症状的皮疹：发热、淋巴结病、颜面水肿、血液及肝功能异常。

2）与其他抗癫痫药合用时，突然停用本品可引起癫痫反弹发作。除非出于安全性的考虑（例如皮疹）要求突然停药，否则本品的剂量应该在两周内逐渐减少至停药。

3）晚期肾衰竭患者的单剂量研究中，血浆中拉莫三嗪的浓度没有明显改变。但预计葡萄糖醛酸代谢物会蓄积，因此肾衰竭患者应慎用。

4）严重肝功能受损患者，初始和维持剂量应减少 75%，严重肝功能受损患者应谨慎用药。

5）拉莫三嗪的临床试验中，神经病学上的不良反应如头晕和复视曾有报道。因为所有抗癫痫药物的治疗都存在个体差异，患者应就驾驶和癫痫的特殊问题咨询医生。

6）任何适应证的患者服用抗癫痫药物，包括本品，出现自杀意念或行为的风险增加。

7）血液系统功能障碍的报告可能与过敏综合征有关，包括中性粒细胞减少症、白细胞减少、贫血、血小板减少症、全血细胞减少症和罕见的再生障碍性贫血和单纯红细胞再生障碍性贫血。

8）本品治疗会增加出现非细菌性脑膜炎的风险。

9）多药治疗方案中，由于丙戊酸盐可减少本品的清除率，含有丙戊酸盐时，本品的剂量要比无丙戊酸盐时减少一半。

（4）药物基因检测和血药浓度监测：SCN1 A IVS5N+5 GA 基因多态性与拉莫三嗪治疗癫痫的疗效有关。检测患者 SCN1A IVS5N+5 基因型，AA 基因型患者血药浓度及维持剂量均高于 GG 型及 GA 型，GG 型患者血药浓度及维持剂量最低。

血药浓度监测：固定剂量服药 1 周达稳态后监测谷浓度，谷浓度范围 3~15 μg/ml。

9. 乙琥胺

（1）药品、常见规格、用法用量及不良反应见表 11-10。

表 11-10 乙琥胺药品、常见规格、用法用量及不良反应

药品	常见规格	常见用法用量	常见不良反应
乙琥胺糖浆	100ml：5g	开始时每次 0.25 g，每日 2 次，4~7 日后再增加 0.25 g，直到控制发作，总量可达每日 1.5 g	食欲减退、呃逆、恶心或呕吐、腹胀、腹泻、胃部不适等

（2）药物作用机制：乙琥胺用于治疗癫痫小发作。其确切的作用机制现在尚不清楚，但一般认为它是通过降低大脑中某些神经传导的化学物质的活性来发挥作用的。

（3）用药指导

1）常见的不良反应有食欲减退、呃逆、恶心或呕吐、胃部不适、眩晕、头痛、嗜睡等。

2）有贫血、肝功能损伤和严重肾功能不全时，用药应慎重考虑，用药期间应监测肝肾功能。

3）对大、小发作混合型癫痫的治疗应合并用苯巴比妥或苯妥英钠。

4）与卡马西平合用时，两者的代谢可能都加快，而血药浓度降低。

（4）血药浓度监测：口服给药达稳态浓度后，再次给药前抽血，谷浓度：40~100 μg/ml。

第三节　老年癫痫保健知识

一、疾病教育

对所有老年癫痫患者都应提供教育，让其充分认识癫痫并掌握自我管理技能。同时，癫痫教育还应提供给家属和看护者，尤其是合并痴呆患者的家属和看护者。具体教育内容有：

（1）老年癫痫的概念和并发症。

（2）癫痫发作的表现（抽搐、意识丧失、口吐白沫）。

（3）抗癫痫药物的种类、用法用量，特别是注意老年人用药量。

（4）适当运动和饮食结构调整，注意脑血管病危险因素，如脑卒中、痴呆、帕金森等。

二、饮食指导

（1）患者合理膳食，尤其增加鱼、虾、蛋、绿色蔬菜等补充抗癫痫药引起的体内钙、叶酸、维生素 K、维生素 B_6 的缺乏。

（2）食物以清淡、无刺激性为宜，避免过饥、过饱，勿暴饮暴食，少喝含咖啡因的饮料，不宜过食油腻、生冷和刺激性食物；应保持大便通畅，多食新鲜蔬菜，营养丰富的食物，禁烟酒。

（3）为保证神经细胞的功能性，适当补充卵磷脂与不饱和脂肪酸的摄入，可食用坚果如杏仁、腰果、开心果、芝麻、核桃仁等，在午晚餐之间可作为加餐食品，每天 15 g 左右。猪油、牛油、奶油、黄油等富含饱和脂肪酸食物尽量不用，可用植物油代替部分动物油。花生、核桃、芝麻、瓜子中含脂肪也相当多，少量适当摄入。

（4）患者在饮食中要加强钙的摄入量，因为老年人缺钙容易引起骨质疏松。在补钙时，老年人要根据自己的身体状况，合理饮食，以促进钙质的吸收。需特别引起重视的是，单纯补钙并不能全面防治骨质疏松症，内分泌失调、维生素 D 活力下降、运动量减少、盐摄入量过高等因素都可能导致老年人患骨质疏松症。

三、心理指导

癫痫患者要正视现实，做好长期同疾病作斗争的思想准备，在精神上不产生病态心理。应积极配合医生治疗，掌握必要的有关知识，明确自己的病情，掌握自己发作时的特点以及容易引起发作的诱因。同时，告知家属癫痫患者容易激动、暴怒，因此要适当迁就，及时安抚。

四、疾病护理

老年癫痫患者应注意身体保健，积极防治高血压、动脉硬化，避免脑血管意外发生，减少脑血管病导致的继发性癫痫。脑血管病急性期并发癫痫者预后较差，后期主要由于胶质增生、瘢痕形成、脑萎缩、代谢紊乱、脑供血障碍等引起癫痫发作。老年癫痫患者还必须注意劳逸结合。不要过度紧张和疲劳，以免使癫痫发作。睡眠不足易诱发老年癫痫，因此不要熬夜，应保证有充足的睡眠时间。

癫痫发作时，家属要保持冷静，将患者侧卧，如有义齿需取出，头偏一侧，松开衣领和裤带，保持呼吸通畅，看护好患者防止摔伤，但不要强行压抽搐的肢体，防止骨折或脱臼，不可灌水、进食，口腔内的呕吐物要及时清除，防止窒息。如出现呼吸抑制、癫痫持续状态，应急打"120"送医院抢救。发作间歇不要擅自离开病房，须有专人陪护。

在日常生活中必须避免从事如高空作业、驾驶等工作。若患者在工作中突然发病，可能导致事故，危害患者自身以及他人的生命安全。不要在河边、悬崖边走动，洗澡时不要用盆浴，必要时要有人监护，以防止发生意外。要劳逸结合，防止连续过度疲劳工作。

切勿独行，癫痫患者在外出时不能独自出行，需要在朋友或家人陪伴下，同时带足常服的抗癫痫药，并备些急用的能快速发挥作用的药物，如苯巴比妥注射液、地西泮灌肠剂等，以备万一发作之用。

一定要保持充足睡眠，防止安眠药物的后遗现象而导致患者摔伤。同时，要注意增强身体的免疫力和抵抗力，尽量减少和避免感冒。

在用药期间必须定期复诊，开始每2~3周复查1次，半年后3~6个月复查1次。复查内容有临床症状是否缓解、肝肾功能、血常规，其目的主要是判断疗效，调整药物剂量，了解有无药物不良反应。若在此期间病情有变化或出现副作用，应随时复诊。

第十二章　老年阿尔茨海默病与用药保健指导

痴呆是一种获得性进展性认知障碍综合征，显著影响患者日常生活。阿尔茨海默病（Alzheimer's disease，AD）是一种不可逆的慢性进行性中枢神经系统变性导致的痴呆，是老年期痴呆的主要类型；最早由德国精神科医师及神经病理学家爱罗斯·阿尔茨海默于 1906 年描述记录，之后以他的名字命名此类病症。

老年阿尔茨海默病起病缓慢或隐匿，病因尚未明确。主要表现为认知功能下降、精神症状和行为障碍、日常生活能力逐渐下降。治疗原则以药物治疗为主，在改善认知功能同时重视对老年人全面生活质量管理，以最大限度延缓疾病进程。该病的治疗离不开有效的保健护理，家人的亲情与关爱更是不可或缺，故不单是老年人，所有家庭成员都应该科学了解该疾病的相关知识。

第一节　老年阿尔茨海默病概论

一、概述

老年阿尔茨海默病是以进行性认知功能障碍和行为损害为特征的中枢神经系统退行性疾病，临床上以记忆障碍、失语、失用、失认、视空间技能损害、执行功能障碍以及人格和行为改变等全面性痴呆表现为特征，病因迄今未完全阐明。65 岁以前发病者，称早老性痴呆；65 岁以后发病者，称老年性痴呆。病程不等，平均时间为 7 年，病情严重者临床症状逐渐加重至情感淡漠、哭笑无常、语言功能丧失，不能完成日常简单的生活事项，可并发全身系统疾病症状并因并发症而死亡。

二、病因及发病机制

阿尔茨海默病的病因和发病机制复杂，目前未完全阐明。通常认为与遗传因素（淀粉样前体蛋白 APP 基因突变）、β- 淀粉样肽（β-amyloid，Aβ）的沉积、神经递质功能缺陷、tau 蛋白过度磷酸化、线粒体缺陷、神经细胞凋亡、氧化应激、自由基损伤及感染等多种因素有关。危险因素包括年龄、性别（女性高于男性）、低教育程度、脑外伤、糖尿病、高胆固醇、血管因素等；也与遗传、甲状腺功能减退、接触重金属、有毒化学物质和有机溶剂等有关。

三、流行病学

痴呆是一类疾病的综合征，其中阿尔茨海默病最常见，占 60%~70%。在 65 岁以上的人群中，阿尔茨海默病的平均发病率为 4%~7%。目前，全球痴呆症产生的经济负担约 1 万亿美元。

据国家统计局数据报告，我国阿尔茨海默病患者总数逐年上升，预期 2050 年，我国将成为世界上阿尔茨海默病患者最多、患病率增长速度最快的国家之一，其造成社会经济负担将达到 17 万亿人民币。

四、临床表现

该病隐匿起病、逐渐进展，以情景记忆障碍为典型表现。最常见的表现是隐逆进行性记忆丧失，在几年内会损害其他认知领域包括缓慢渐进的行为变化。患者还可能出现语言障碍（如命名失语症或命名障碍）、视觉空间技能和执行功能障碍。

轻度阿尔茨海默病患者的执行、语言和（或）视觉空间功能障碍通常不太明显。非典型性表现中，记忆以外的认知领域的功能障碍可能最为明显。当认知障碍加重干扰了日常生活活动，诊断为痴呆。中后期伴行为异常，包括幻觉和癫痫发作等，部分患者出现锥体外系症状，如静坐困难、肌张力障碍、运动迟缓、震颤和迟发性运动障碍等。

第二节　老年阿尔茨海默病用药指导

目前阿尔茨海默病患者的药物治疗包括认知功能障碍治疗和精神行为症状治疗，按作用机制常可分为以下几大类（表 12-1）。

表 12-1　治疗阿尔茨海默病药物分类

抗阿尔茨海默病药物种类	抗阿尔茨海默病药物具体分类
胆碱酯酶抑制剂	多奈哌齐、加兰他敏、石杉碱甲、卡巴拉汀
NMDA 受体拮抗剂	盐酸美金刚
其他治疗药物	银杏叶提取物、奥拉西坦（具有神经保护的代谢增强剂）、维生素 E、他汀类药物、尼麦角林、尼莫地平、司来吉兰

NMDA：N- 甲基 -D- 天门冬氨酸

1. 胆碱酯酶抑制剂

（1）药品、常见规格、用法用量及不良反应见表 12-2。

表 12-2　胆碱酯酶抑制剂药品、常见规格、用法用量及不良反应

药品	常见规格	常见用法用量	常见不良反应
盐酸多奈哌齐片（胶囊、分散片、口腔崩解片、滴丸）	2.5 mg；5 mg；10 mg	每日 1 次，每次 5~10 mg，晚上睡前服用；初始治疗用量 5 mg 至少维持 1 个月后做出临床评估，可增加剂量；每日最大剂量为 10 mg	腹泻、肌肉痉挛、恶心、呕吐、乏力和失眠等
重酒石酸卡巴拉汀胶囊	1.5 mg；3.0 mg；4.5 mg；6.0 mg	早晚进餐时与食物同服，胶囊需吞服；起始剂量每日 3 mg，根据个体差异，至少每隔 2 周增加剂量，但每日不应超过 12 mg；如果中断用药超过 3 天，应该以最低每日剂量重新开始治疗，以减少不良反应的发生率	恶心、呕吐、腹痛、腹泻、食欲降低、厌食、消化不良、头痛、嗜睡、震颤、疲劳和衰弱、焦虑、激越、意识模糊、梦魇、体重下降等
石杉碱甲片（胶囊）	0.05 mg	每日 2 次，每次 0.1~0.2 mg（2~4 片），每日量最多不超过 0.45 mg（9 片）	头晕、恶心、呕吐、出汗等

续表

药品	常见规格	常见用法用量	常见不良反应
氢溴酸加兰他敏片（分散片、胶囊、口腔崩解片、口服溶液）	4 mg；5 mg；8 mg；10 ml：10 mg	建议与早餐及晚餐同服；每日2次，每次4 mg，服用4周，治疗过程中保证足够的液体摄入；初始维持剂量为每日2次，每次8 mg，至少维持4周后再做评估调整；最高推荐剂量：每日2次，每次12 mg	腹胀、反胃、恶心、呕吐、腹痛、腹泻、厌食及体重减轻、消化不良、疲劳、头晕目眩、头痛、昏睡、颤抖、乏力、失眠、梦幻等
氢溴酸加兰他敏缓释片	10 mg	建议与早餐同服，推荐剂量为每日1次，每次10 mg，服用4周，治疗过程中保证足够液体摄入；初始维持剂量为每日1次，每次20 mg，至少维持4周；最高推荐剂量：每日1次，每次30 mg	同上

（2）药物作用机制：胆碱酯酶抑制剂（AChEI）类药物主要针对胆碱能神经元假说，增加突触间隙乙酰胆碱的含量，是治疗轻中度阿尔茨海默病的一线药物。其中，多奈哌齐是一种可逆性的AChEI，其活性强，选择性高、无肝毒性，是轻、中度阿尔茨海默病患者的首选治疗药物。卡巴拉汀的结构与乙酰胆碱类似，因此可作为乙酰胆碱酯酶（AChE）的结合底物，与乙酰胆碱竞争结合AChE形成氨基甲酰化复合物，使乙酰胆碱在一定的时间内可以不被水解，从而促进乙酰胆碱能神经的传导。卡巴拉汀与AChE的结合属于"假性不可逆性"抑制，可抑制酶活性10小时左右，且其对AChE的抑制具有剂量依赖性，高剂量（每日6~12 mg）对阿尔茨海默病患者的认知功能具有较好的改善作用。卡巴拉汀可同时对AChE和丁酰胆碱酯酶（BuChE）有抑制作用。石杉碱甲是一种强效的胆碱酯酶可逆抑制剂。其作用特点与卡巴拉汀相似，但作用维持时间比卡巴拉汀长。石杉碱甲属于非竞争性的AChEI，且同时对兴奋性氨基酸NMDA受体具有拮抗作用。加兰他敏是胆碱酯酶的一种竞争性可逆抑制剂，同时能够调节神经元烟碱型受体（N受体）的活性，且吸收较好，作用时间较长。有研究表明，加兰他敏的治疗效果有限。

（3）用药指导

1）此类药物增强乙酰胆碱功能，对心绞痛及心动过缓、严重哮喘或肺功能

179

障碍、重度肝肾损伤、机械性肠梗阻、尿路阻塞或膀胱术后恢复期患者禁用。盐酸多奈哌齐片制剂中含有乳糖，乳糖不耐受或相关酶缺乏吸收不良等患者禁用。乙酰胆碱酯酶抑制剂可能会增加直立性低血压或心动过缓的风险，存在心脏传导阻滞（窦房结传导阻滞、房室传导阻滞及病态窦房结综合征）及有晕厥病史的患者服用该类药物时，必须格外谨慎。

2）药物可使胆碱能神经作用增强，胃肠蠕动增加、胃酸分泌增多。这些反应多发生于治疗初期或加量期，轻者一般不需调整剂量即可耐受。胃肠症状明显者可减慢药物用量递增速度，或给予外周抗胆碱药（如格隆溴胺），可减轻胃肠道反应。部分患者在使用胆碱酯酶抑制剂治疗时可能会发生体重下降，治疗期监测体重，低于 50 kg 的患者可能发生更多不良事件，可能因不良事件停止治疗。

3）药物可使中枢胆碱能作用增强，引发中枢神经系统的不良反应，如神经精神异常（如攻击行为、激越、幻觉和癫痫等），严重的可导致锥体外系反应，加重帕金森综合征甚至引起癫痫发作。但行为障碍和神经精神异常也可能是阿尔茨海默病本身所致。另外，胆碱能神经参与睡眠调节。药物可增加快波睡眠的时间和次数，使睡眠效果下降、睡眠时间减少，引起多梦、失眠或其他睡眠障碍等。患者可改为早晨服药以减少药物副作用。

4）肝肾功能副作用：多奈哌齐对肝功能影响不大。肾功能损伤或轻中度肝功能损伤患者不必调整重酒石酸卡巴拉汀胶囊剂量。当增加剂量时，必须严密监控个体耐受性。中度肾功能损伤和轻度至中度肝功能损伤的患者因药物暴露量升高，需根据个体耐受性递增推荐剂量，并进行密切监测以防发生剂量依赖性的不良反应。

5）膳食注意事项：服用胆碱酯酶抑制剂药物时推荐以下膳食：① 供给充足的必需脂肪酸。② 注意给予低糖饮食。③ 膳食中应注意补充含维生素 A、维生素 E、维生素 C 和 β- 胡萝卜素丰富的食品。建议限制铝的摄入。④ 烹调菜肴时，不建议放过多的味精。⑤ 避免饮酒、浓茶及咖啡等刺激性饮料。

6）胆碱能危象：过量使用胆碱酯酶抑制剂会引起严重的恶心、呕吐、流涎、出汗、心动过缓、低血压、呼吸抑制、虚脱和惊厥。部分患者出现进行性肌无力，严重者累及呼吸肌可致死。胆碱酯酶抑制剂过量时，可用叔胺型抗胆碱药如阿托品作解毒剂。建议静脉给予硫酸阿托品：首剂静脉给 1.0~2.0 mg，然后根据临床表现给药。

2. 兴奋性氨基酸受体拮抗剂

（1）药品、常见规格、用法用量及不良反应见表 12-3。

表 12-3　NMDA 受体拮抗剂类药品、常见规格、用法用量及不良反应

药品	常见规格	常见用法用量	常见不良反应
盐酸美金刚片（口服溶液）	10 mg 120 ml： 240 mg	每日 1 次，应在每日相同的时间服用，可空腹服用也可随食物同服，65 岁以上患者推荐每日 1 次，每次 20 mg；为减少不良反应的发生，在治疗的前 3 周应按每周递增 5 mg 剂量的方法逐渐达到维持剂量	头晕、头痛、便秘、嗜睡、呼吸困难、高血压等
盐酸美金刚缓释胶囊	7 mg； 28 mg	缓释胶囊的有效剂量为每日 1 次，每次 28 mg；推荐起始剂量为每日 1 次，每次 7 mg，每次剂量应按 7 mg 的增量逐渐增加到 28 mg 的维持剂量；剂量增加的最短推荐时间间隔为 1 周；只有在当前剂量已被良好耐受时才可以进行剂量的增加；缓释胶囊应整粒吞服，不应被拆开、咀嚼或碾碎服用	同上

NMDA：N- 甲基 -D- 天门冬氨酸

（2）药物作用机制：越来越多的证据显示，谷氨酸能神经递质功能障碍（尤其是兴奋性氨基酸 NMDA 受体功能损害时）会表现出神经退行性痴呆的临床症状和疾病进展。美金刚是一种电压依赖性、中等程度亲和力的非竞争性兴奋性氨基酸 NMDA 受体拮抗剂。它可以阻断谷氨酸浓度病理性升高导致的神经元损伤，同时也可能具有防止神经元丢失的神经保护作用。

（3）用药指导

1）为减少不良反应的发生，在治疗的前 3 周应按每周递增 5 mg（2.5 ml）剂量的方法逐渐达到维持剂量，具体如下：① 治疗第 1 周的剂量为每日 5 mg（2.5 ml，晨服）。② 第 2 周每日 10 mg（每次 2.5 ml，每日 2 次）。③ 第 3 周每日 15 mg（早上服 5 ml，下午服 2.5 ml）。④ 第 4 周开始服用推荐的维持剂量每日 20 mg（每次 5 ml，每日 2 次）。

2）癫痫患者、有惊厥病史或癫痫易感体质的患者服用美金刚时应慎重。

3）应避免与 NMDA 受体拮抗剂如金刚烷胺、氯胺酮或右美沙芬合用。这些药物与美金刚作用的受体系统相同，可使药物不良反应（主要为中枢神经系统相关的）的发生率增加或导致不良反应加重。与肾阳离子转运系统底物药物（如西咪替丁、雷尼替丁、奎宁、尼古丁、普鲁卡因酰胺）共同使用时可能产生药物相互作用，使血浆药物浓度升高，使用时应该注意。

4）尿液酸碱度：美金刚可因尿 pH 升高影响该药物体内消除过程。饮食结构的骤然改变，如从肉食改为素食，或大量服用呈碱性的胃酸缓冲液可升高尿 pH。此外，肾小管酸中毒或变形杆菌所致的严重尿路感染患者也可导致尿液 pH 升高。

5）肾功能损伤的影响：对于轻度肾功能不全（肌酐清除率 50~80 ml/min）患者，无需调整服用药物的剂量。中度肾功能不全（肌酐清除率 30~49 ml/min）的患者，美金刚的剂量应减至每日 10 mg；如果治疗开始 7 天后，患者可以很好耐受，可以根据标准剂量调整方案将服用剂量增加至 20 mg/d。对于严重肾功能不全患者（肌酐清除率 5~29 ml/min），美金刚的剂量应为每日 10 mg。

6）驾驶和机械操作能力的损害：美金刚可能因为对患者的反应能力轻到中度影响驾车或操作机械能力。因此，服用该药物的患者要特别小心。

7）由于本品辅料含一水合乳糖。对有罕见的遗传乳糖不耐受，Lapp 乳糖分解酶缺乏或葡萄糖—半乳糖吸收障碍的患者不应使用该药品。

3．其他治疗药品

（1）药品、常见规格、用法用量及不良反应见表 12-4。

表 12-4　药品、常见规格、用法用量及不良反应

药品	常见规格	常见用法用量	常见不良反应
银杏叶提取物片	40 mg	口服，每日 2~3 次，每次 1~2 片	罕有胃肠道不适、头痛、过敏反应等现象发生，一般无须特殊处理，可自行缓解等
银杏叶提取物滴剂	30 ml：1.2 g	滴剂：口服，每日 2~3 次，每次 1~2 ml（每毫升 20 滴）；可滴入少许温水中服用	同上

续表

药品	常见规格	常见用法用量	常见不良反应
奥拉西坦胶囊	0.4 g	每日 2~3 次，每次 0.8 g	少数患者出现精神兴奋和睡眠异常；个别出现恶心和胃部不适等
甘露特纳胶囊	150 mg	每日 2 次，每次 450 mg，空腹或与食物同服	心律失常、口干、血尿、肝功能异常、血脂升高等

（2）药物作用机制：银杏叶提取物具有自由基的清除作用，抑制细胞膜的脂质发生过氧化反应，保护细胞膜，防止自由基对机体造成伤害。同时，还具有对循环系统调整作用、改善血液动力学、保护组织的作用。多个临床试验研究显示，银杏叶提取物对阿尔茨海默病、血管性痴呆和轻度认知障碍有效。奥拉西坦为吡拉西坦的类似物，机制研究结果提示：本品可促进磷酰胆碱和磷酰乙醇胺合成，提高大脑中 ATP/ADP 的比值，使大脑中蛋白质和核酸的合成增加。可改善痴呆和记忆障碍患者的记忆和学习功能。

（3）用药指导

1）银杏叶提取物片不影响糖代谢，因此适用于糖尿病患者。

2）奥拉西坦肾功能不全时慎用，必须使用时应降低服用剂量。

3）当患者出现精神兴奋和睡眠异常表现时，应该减少奥拉西坦用量。

第三节　老年阿尔茨海默病保健知识

一、老年阿尔茨海默病的预防

目前没有任何能有效治疗阿尔茨海默病的方式，有关预防及推迟阿尔茨海默病进程的跨国研究结果经常不一致。流行病学研究推测阿尔茨海默病可能与某些饮食、心血管风险、药物等因素相关。某些智力活动及族群发生阿尔茨海默病的机会可能也不同。当老年人出现记忆力减退，丧失兴趣时，应及时到医院进行检查，确定是否患有该病，避免该病的持续发展。日常生活中保持健康的生活习惯，避免高血压、肥胖和吸烟；控制糖尿病；避免抑郁和与年龄相关的听力损失。饮食上注意补充富含卵磷脂、维生素 A、维生素 E 和锌、硒等微量元素的食物；绝经后的女性在医生指导下补充雌激素。老年人多参加电脑、外语、琴棋书画等各种兴趣学习班，坚持运动，社交活动等，这些都可降低阿尔茨海默病的发病概率。除生活方式的改变（改善饮食、坚持锻炼等）外，积极主动的压力管理，减少慢性炎症反应和氧化应激，也可以成为预防和治疗阿尔茨海默病的重点。此外，CAIDE 风险量表能够评估 20 年内罹患阿尔茨海默病的机会，该量表考量了年龄、教育水平、性别、血压、BMI、总胆固醇及日常活动等因素，评分高者更需尽早给予预防阿尔茨海默病的干预措施。

二、饮食指导

阿尔茨海默病患者的胃肠功能减退，易出现便秘，因此应为患者制订合理的饮食计划，多食用纤维多、易消化的食物，多饮水，可适当添加蜂蜜，避免食用油炸、辛辣等食物，避免便秘发生。

一旦患上阿尔茨海默病，多数老人变得邋遢、肮脏、不讲卫生，这可能引起严重感染；有的会嗜烟、酗酒、失去控制，这会加重脑损伤；有的会饮食无度、暴饮暴食，这可能会导致胃扩张、胃肠功能紊乱，甚至猝死。对于这些恶习，要设法帮其戒除。

三、心理指导

患者记忆力减退，在和患者进行交流时，多采取简单易懂的话语并重复多次，并用肢体语言进行表达，对患者出现的反常不要嘲笑，给予患者正常的交流态度。该病患者容易出现焦虑、恐惧等不良情绪，在交流困难时多采取自我防卫，护理人员应鼓励患者多进行交流，增强患者的记忆力和思维能力，掌握沟通技巧，用亲切、温和的言语对患者进行指导和提示，加倍关心患者，取得患者的信任，减少患者不良情绪，减轻心理负担，保持良好的精神状态。

近年来，阿尔茨海默病老人的自伤、自杀事件屡见不鲜，究其原因，不外是病态表现或是细腻脆弱，寻求一死了之。不论是哪一种，都需要家人在耐心做心理工作的同时，进行全面照顾，严密观察，及时排除各种危险因素，如保管好利器、电源开关、剧毒药品等。

四、疾病护理

1. 防跌伤骨折

阿尔茨海默病老年患者的站立、行走都很困难，为防止患者走路不稳、跌倒，应特别注意患者居室环境：床头、居室内、卫生间安装扶手，地面保持干燥，用防滑地板；室内照明充足，床头备有照明设备，便于患者夜间活动。

2. 防药物中毒

阿尔茨海默病老年患者伴有多种疾病，用药较多，如使用不当最容易引起中毒，尤其是一些心脏疾病用药，过量会导致猝死，有生命危险。所以应有专人掌握患者用药，按时安排服药，药品放在固定地方并贴上标明药品用法、用量的标签，以防中毒发生。

3. 防患者走失

阿尔茨海默病老年患者会出现时间、地点、人物的定向力障碍，失去认家记路的能力，又难以说明自己的身份住址，容易走失。所以，患者外出应有照顾者陪伴且患者身边应放置卡片，写清姓名、疾病、家庭住址、联系电话等。

4. 肺部护理

阿尔茨海默病患者发生肺炎的概率很高，患者出现肺炎则加快病情发展。有多数死亡原因为肺炎。由于阿尔茨海默病患者的免疫力较弱，易发生呼吸道感染引起肺炎，部分患者甚至出现吞咽困难等。因此，应控制室内的温湿度，注意空气流通，保持呼吸道通畅，长期卧床患者应定时采取半坐卧位，减少坠积性肺炎的发生。

除以上几类防护外，针对阿尔茨海默病患者还需要照顾者耐心、温和的态度，通俗易懂的语言与患者交流，对患者主动热情，耐心地倾听他们诉说，帮助他们消除不必要的思想顾虑，以促进疾病的稳定和缓解。对患者的起居、饮食、卫生等进行护理，对于尚能够自理的患者，指导和协助患者进行生活自理，鼓励患者进行简单的活动；对于自理能力很差的患者，应帮助患者进行剪指甲、洗澡等，保持良好的卫生，搀扶患者多行走；对于完全不能自理卧床患者，定时进行翻身，更换床单等。长期便秘时应给予患者药物治疗，促进排泄。由于患者卧床时间较长，甚至长期卧床，常出现大小便失禁，发生压疮的概率很高。对患者应定时翻身，抬高患者的腰部，或将物品垫在腰下，保持床单整洁、卫生，注意观察患者皮肤颜色，定期用温水进行擦拭，减少压疮发生。

百善孝为先，尊老爱幼是中华民族的优良传统。我们应该做到：不回避，不忌讳，及早到医院就诊；细心观察老人言谈举止和心理。防止潜在危险行为发生；保持同老人的语言和亲情交流，减少老人孤独、寂寞及无助感；创造一个舒适的起居环境，建立合理的生活模式；不让老人接触火柴、烟、刀具等，口袋放入安全卡防止走失；鼓励做简单家务劳动，锻炼基本生活技能；鼓励身体锻炼：散步、游戏、保健操等；定期到医院进行医疗和护理咨询。

第十三章　老年糖尿病与用药保健指导

糖尿病（diabetes mellitus，DM）是常见的内分泌疾病，是一组以高血糖为特征的代谢性综合征，也是一种慢性的、进行性的、至今不能根治的终身疾病，其并发症多，致残、致死率高，严重影响人们的生命和生活质量。老年糖尿病是指65岁及以后发病或者65岁以前发病但延续到65岁以后的糖尿病，以2型糖尿病居多，且老年糖尿病患者有其自身独特的表现，如合并疾病较多，由此带来的共同用药较多。一般糖尿病症状不典型或者被其他疾病症状掩盖。老年糖尿病人群中同时合并高血压、向心性肥胖、高三酰甘油（代谢综合征）的占比较多；高血压和血脂紊乱是老年人心脑血管死亡的主要危害，约72%的老年糖尿病患者合并高血压和血脂紊乱，三者并存使心脑血管死亡风险增加3倍。

正确认识老年人糖尿病和用药保健，合理控制血糖和相关代谢异常及并发症，对老年人健康和生活质量的提高有重要意义。

第一节　老年糖尿病概论

一、概述

糖尿病是一种在遗传和环境因素长期共同作用下，由于胰岛素分泌相对或绝对不足引起的渐进性糖、蛋白质、脂肪、水和电解质代谢紊乱的综合征，其中以高血糖为主要标志。胰岛素使血糖的葡萄糖来源减少，而去路增加。胰岛素不足时，会引起血糖的增加；当高于肾阈值（10 mmol/L）时，就会发生尿糖。随着病情的不断发展，不仅会引起糖、脂肪、蛋白质代谢紊乱，还会导致一系列心、肾、眼底微血管病变、神经病变、糖尿病足、感染、结核等。

187

二、病因及发病机制

老年糖尿病患病的主要因素为遗传因素、环境因素、年龄因素、诱发因素和应激因素等。糖尿病遗传方式以多基因遗传为主；环境因素（包括不良生活方式、饮食失衡、缺乏运动等）导致肥胖，同时合并高血压、高血脂、高尿酸血症等代谢紊乱会对胰岛素 B 细胞造成损伤。随着年龄不断增加，人体机能的老化，基础代谢能力下降，使胰岛内胰岛淀粉素增加和沉积可促使胰岛 B 细胞功能减退或衰竭。诱发因素包括应用某些升高血糖的药物（如 β 受体阻滞剂、糖皮质激素、噻嗪类利尿剂等、蛋白质抑制剂或非典型抗精神病药物等）。应激状态如精神紧张、感染、大手术等影响自主神经及下丘脑功能而促使糖代谢调节紊乱等。

三、流行病学

我国老年糖尿病流行病学调查包括 65 岁及以后患病或 65 岁之前发病而延续到 65 岁以后的老年人。老年人群是糖尿病高发群体，老年糖尿病患病率随增龄而增加，70 岁后趋于平缓；而且患病率有城市高于农村、女性高于男性的趋向。老年糖尿病中 95% 以上是 2 型糖尿病，少数为 1 型和其他类型糖尿病，分类标准与中青年相同。

四、老年糖尿病的分类

1. 1 型糖尿病（胰岛素依赖型糖尿病）

由于自身免疫反应引起胰岛炎，胰岛 B 细胞损伤和破坏，引起绝对的胰岛素缺乏或分泌不足，血液中可测到自身抗体，这一类型糖尿病一般需要依赖胰岛素治疗。

2. 2 型糖尿病（非胰岛素依赖型糖尿病）

在胰岛素抵抗的基础上进行性的胰岛素缺乏所致，约占糖尿病患者总数的95%，老年糖尿病绝大多数为 2 型糖尿病，分为肥胖型和非肥胖型两种类型。主要有以下 5 方面异常而致高血糖：

（1）胰岛素分泌相对不足。

（2）胰岛素释放延迟。

（3）周围（肝、肌肉、脂肪）组织胰岛素作用损害。

（4）肝糖原产生增加、肥胖（游离脂肪酸）引起某种程度的胰岛素抵抗。

（5）高热量饮食、精神紧张、缺乏运动、营养不良等。

3. 特殊类型糖尿病

如胰岛细胞功能遗传性缺陷、胰岛素作用遗传性缺陷、药物或化学作用、某些特殊感染（如风疹、巨细胞病毒）、僵人综合征等，但在老年人中均较为少见。

五、临床表现

1. 起病隐匿，缺乏典型的"三多一少"症状

新诊断的老年糖尿病患者约 2/3 无典型"三多一少"（多尿、多饮、多食、体重减少）症状，老年人常因健康体检、感染、出现相关并发症（糖尿病肾病、糖尿病性视网膜病变、动脉粥样硬化疾病、中枢神经和周围神经以及自主神经病变、糖尿病足、牙周炎和皮肤病变等）和各种疾病就诊化验才被发现患有糖尿病。

2. 并发症相关表现广泛多样

老年糖尿病患者亦可出现多汗、腹泻、便秘、尿潴留、肢体麻木等，并发白内障和视网膜病变高发且失明率高；动脉粥样硬化疾病患病率高，发病更早，进展更快。

3. 严重者并发感染、高渗高血糖综合征（HHS）、糖尿病酮症酸中毒（DKA）

常并发各种感染，特别是呼吸道、泌尿系统、胆囊炎和皮肤感染，老年患者常因感染相关症状就诊而发现糖尿病。此外，老年糖尿病应激时易出现急性代谢紊乱，主要是 HHS，老年 DKA 不常见，但死亡率高。

HHS 是糖尿病的严重急性并发症，临床以严重高血糖而无明显酮症酸中毒、血浆渗透压显著升高、脱水和意识障碍为特征。

DKA 是糖尿病另一个急性并发症，由于胰岛素严重缺乏和（或）各种原因导致拮抗胰岛素的激素明显升高，引起血糖升高，脂肪分解、酮体生成增加，最终导致严重脱水和酸中毒。

4. 老年糖尿病与多种慢性疾病共存，多重用药风险高

老年糖尿病常伴随多种老人慢性疾病，所以常出现多种疾病重叠的表现，如高血压、高血脂、肥胖症、冠心病、心率失常、心绞痛、肾衰竭等。患者通常同时服用多种药物，药物间相互作用导致多重用药风险增高，影响疗效和增加不良反应风险。

5. 容易出现低血糖，较难得到及时诊治，后果较严重

老年糖尿病患者易出现低血糖（低血糖症诊断标准为血浆血糖≤3.9 mmol/L），其为最常见和严重不良反应，症状如震颤、出汗、潮热、心悸、头晕，视物模糊等；严重时出现低血糖休克，大脑皮质功能明显失调，表现为惊厥、昏迷甚至死亡；尤其是饮食控制过严、活动量突然增加、肝肾功能不全、衰弱和痴呆时，但药物过量往往是主要原因。由于对低血糖认知不足，如果无法及时得到诊治，容易引起不良事件，如跌倒和骨折，甚至引起心脑血管事件。

第二节　老年糖尿病用药指导

目前我国临床上使用的抗糖尿病药物包括三大类 9 小类（表 13-1）。

表 13-1　抗糖尿病药物分类

抗糖尿病药物种类	抗糖尿病药物具体分类
非胰岛素促泌剂	双胍类、α- 糖苷酶抑制剂、噻唑烷二酮类、肾小管钠糖转运蛋白 -2（SGLT-2）抑制剂
胰岛素促泌剂	磺脲类、格列奈类 胰高糖素样肽 -1 受体（GLP-1R）激动剂 二肽基肽酶 -4（DDP-4）抑制剂
胰岛素制剂	基础胰岛素、餐时胰岛素、预混胰岛素

另外，还有些复方制剂，如二甲双胍格列齐特片、二甲双胍格列吡嗪片、二甲双胍恩格列净片、二甲双胍维格列汀片等；国际上还有葡萄糖激酶（GK）激动剂和 G 蛋白偶联受体 40（GPR40）激动剂等药物。

1. 双胍类药物

（1）药品、常见规格、用法用量及不良反应见表 13-2。

表 13-2　双胍类药品、常见规格、用法用量及不良反应

药品	常见规格	常见用法用量	常见不良反应
盐酸二甲双胍片	250 mg；500 mg	随餐或餐后服用，每日 2 次，每次 500 mg；每日最大剂量不宜超过 2000 mg	腹泻、恶心、呕吐、胃胀等

药品	常见规格	常见用法用量	常见不良反应
盐酸二甲双胍肠溶片（缓释片、控释片、肠溶胶囊）	500 mg；850 mg	随餐或餐后服用，每日2次，每次500 mg；或每日1次，每次850 mg；控释片每日最大剂量不宜超过2550 mg	同上

（2）药物作用机制：糖尿病防治指南或专家共识均推荐二甲双胍作为2型糖尿病患者控制高血糖的一线用药。双胍类药物是通过抑制肝糖输出、改善靶组织对胰岛素的敏感性，增加对葡萄糖的摄取和利用而降低血糖，可使糖化血红蛋白（HbA1c）降低1%~2%；其降糖以外还可引起体重减轻、胃肠反应、延缓老年痴呆的症状等，单药较少引起低血糖风险，对老年患者更有益。

（3）用药指导

1）常见的不良反应是胃肠道反应、体重减轻等，对瘦弱的老年患者可能不利，小剂量开始，逐渐加大到每日1000 mg，可以缓解大部分患者的胃肠道不适。老年患者耐受最大剂量是每日2000 mg，二甲双胍缓释制剂能明显减轻胃肠道副作用。此外，二甲双胍作用与进餐时间无关，为减少胃肠道不良反应，可随餐服用或餐后服用。

2）双胍类药物本身没有肝肾毒性，以原型从肾排出，如果肾小球滤过率（eGFR）在45~60 ml/min，则二甲双胍应该减量；如果eGFR<45 ml/min，不推荐使用；eGFR<35 ml/min，应停用。但中国2017年版糖尿病防治指南中对肾小球滤过率有更严格的要求，提出eGFR<45 ml/min即禁用，故出现肾功能减退的老年患者应用此药时，应定期检查肾功能来调整二甲双胍的剂量。

3）二甲双胍可用于轻中度肝功能不全和心力衰竭的老年患者，但不用于缺氧或接受大手术患者，以避免乳酸性酸中毒。

4）影像学检查使用碘化造影剂时，一般情况尚可和涉及中小手术的患者，仅需在造影当天停用二甲双胍。大手术、有心肾功能不全者需在造影前48小时停用二甲双胍。造影结束48小时后，复查肝肾功能正常可继续服用二甲双胍，期间多饮水促进造影剂排出。

5）长期使用二甲双胍会导致维生素B_{12}缺乏，尤其在伴有贫血或周围神经病变的老人患者，应定期监测维生素B_{12}水平。如缺乏应适当补充维生素B_{12}。

6）禁用于有严重心、肝、肾疾病的患者；休克、胃肠道疾病、肺部感染、发热、手术、外伤等；合并有视网膜病变、神经病变而出现坏疽；易发生或伴有糖尿病酮症酸中毒、乳酸中毒及高渗昏迷者。

7）患者应继续合理安排碳水化合物的饮食摄入。超重者应继续热量限制性饮食。应定期进行常规实验室检查以监测糖尿病。二甲双胍单药不会引起低血糖，但是与胰岛素或其他口服降糖药（如磺脲类和格列奈类）联合使用时应谨慎。

（4）基因检测和血药浓度监测：二甲双胍的疗效和不良反应存在个体差异，这种差异与多种因素有关，包括药物剂型、药物之前相互作用还有自身因素，尤其是遗传因素；老年糖尿病属于特殊人群，可通过基因检测和血药浓度监测指导临床合理用药，以增加疗效、减少不良反应。

1）二甲双胍与有机阳离子转运蛋白（OCTs）有关，OCTs介导包括二甲双胍在内的许多亲水性有机阳离子的跨膜转运。OCTs中有三个亚型，即OCT1-3，分别由SLC22 A1-3基因编码，共同参与其转运。

2）OCT1主要分布于肝细胞基底外膜，负责把二甲双胍转入肝，其在肾、肠道、肾上腺等都有分布。OCT1发生突变时，使肝细胞不能或减少摄取二甲双胍发挥降糖作用，故疗效显著降低。OCT1的基因多态性可使葡萄糖耐量试验显著降低。

3）OCT2主要分布在肾近区小管基底外侧膜，负责把二甲双胍转运入肾。OCT2发生突变时，使二甲双胍清除率降低，体内药物浓度升高，降糖效应增加，减少给药剂量。

4）OCT3的组织分布范围广泛，主要在肾上腺、前列腺、肝、肾、平滑肌及心脏等。其是否影响二甲双胍的药效学，还需进一步活体内研究。

5）二甲双胍稳态血浆浓度可以预测最佳给药剂量，特别是在老年、肾功能损伤或者在特殊状况下如肥胖患者。二甲双胍的蓄积不仅表明与其血糖反应相关的显著的药代动力学变异性，而且被证明是致命性乳酸性酸中毒的因素之一。因此，可进行二甲双胍的治疗药物监测，以确保二甲双胍的浓度在推荐的治疗范围内。推荐浓度有效范围：1~2 μg/ml，为避免乳酸中毒，二甲双胍浓度上限不应大于5 μg/ml。

2. α- 糖苷酶抑制剂

（1）药品、常见规格、用法用量及不良反应见表 13-3。

表 13-3　α- 糖苷酶抑制剂类药品、常见规格、用法用量及不良反应

药品	常见规格	常见用法用量	常见不良反应
阿卡波糖片（胶囊、咀嚼片）	50 mg；100 mg	餐前或餐中服用，起始剂量：每日 3 次，每次 50 mg，以后逐渐增加至每次 100 mg，最大剂量每次 200 mg	胃肠胀气和肠鸣音，偶有腹泻和腹胀等
伏格列波糖片	0.2 mg；0.3 mg	餐前口服，每日 3 次，每次 0.1~0.3 mg；老年患者应从小剂量开始每次 0.1 mg	低血糖、腹胀、胃肠胀气或胃肠排气增加等
米格列醇片	50 mg	餐前口服，每日 3 次，每次 25~50 mg，最大剂量每次 100 mg	胃肠道症状、腹痛、泻泄、胃肠气等

（2）药物作用机制：α- 糖苷酶抑制剂通过竞争性抑制小肠绒毛刷状缘的 α- 葡萄糖苷酶，阻止淀粉、糊精和双糖等碳水化合物在肠道的分解，延迟吸收，主要降低餐后血糖，使 HbA1c 降低 0.5%~0.8%。对以糖类食物为主要能量来源的老年糖尿病患者更适用。

（3）用药指导

1）常见的不良反应是腹胀、排气增多或腹泻，其中伏格列波糖胃肠道反应较轻。一般不引起低血糖、体重增加等不良反应，老年患者使用相对安全。

2）采用从小剂量开始，逐渐加量可有效减少不良反应，都可在进食第一口主食后立即服用。

3）单独服用本药不引起低血糖，但与促胰岛素分泌剂或胰岛素联合使用时需注意发生低血糖反应，一旦发生应直接给予葡萄糖口服或静脉注射，也可口服蜂蜜，进食蔗糖或淀粉类无效。

4）阿卡波糖、米格列醇有不同程度吸收入血，大部分在肠道水解后排出，eGFR＜30 ml/min 患者不宜应用。伏格列波糖不吸收入血，不增加肝肾代谢负担，在肾衰竭透析患者降糖治疗中有效且安全性好。

5）禁用于有明显消化和吸收障碍的慢性胃肠功能紊乱患者、有因肠胀气可能恶化的疾病（如严重疝气、肠梗阻和肠溃疡）者、对该药过敏者。

6）米格列醇治疗开始阶段及剂量增加时，以餐后1小时血糖作为米格列醇疗效指标来确定患者的最小有效量，其后3个月左右检测1次糖化血红蛋白。

3. 噻唑烷二酮类

（1）药品、常见规格、用法用量及不良反应见表13-4。

表13-4　噻唑烷二酮类药品、常见规格、用法用量及不良反应

药品	常见规格	常见用法用量	常见不良反应
盐酸吡格列酮片	15 mg；30 mg	每日1次，每次15~30 mg，最大剂量每次45 mg；老年生理机能减退，推荐每次15 mg开始	水肿、加重心力衰竭、低血糖、肝功能异常等
盐酸罗格列酮片	2 mg；4 mg	空腹或进餐时口服，每日1~2次，每次4 mg	水肿、低血糖、血清转氨酶升高等

（2）药物作用机制：噻唑烷二酮类抗糖尿病作用机制主要是胰岛素增敏和保护β细胞两方面。胰岛素增敏主要通过激活过氧化物酶体增殖激活受体γ（PPARγ）起作用，增加靶组织对胰岛素的敏感性而降血糖，使HbA1c降低1.0%~1.5%。可改善血脂和高凝状态，单用不引发低血糖，但有增加体重、水肿、加重心力衰竭、加重骨质疏松（骨折）的风险，除老年早期或有特殊需求者外，一般较少推荐在老年糖尿病患者中使用。

（3）用药指导

1）常见不良反应有增加体重、水肿、加重心力衰竭、加重骨质疏松（骨折）的风险，在老年人患者中应用有一定的负面影响。

2）罗格列酮会增加糖尿病患者心血管事件风险，应严格限制使用。

3）单独使用不导致低血糖，但与磺脲类或胰岛素联用有增加低血糖的风险。

4）禁用于有心力衰竭（分级在2级以上）、活动性肝病、转氨酶升高大于正常上限的2.5倍，以及严重骨质疏松和骨折病史的患者。

（4）基因检测：可进行药效相关PPARγ基因多态性检测。PPARG（C>G），GG基因型，罗格列酮治疗应答较好，吡格列酮应答较差。CC基因型，罗格列酮治疗应答较差，吡格列酮应答较好。

4. 肾小管钠糖转运蛋白 -2（SGLT-2）抑制剂

（1）药品、常见规格、用法用量及不良反应见表 13-5。

表 13-5　SGLT-2 抑制剂类药品、常见规格、用法用量及不良反应

药品	常见规格	常见用法用量	常见不良反应
恩格列净片	10 mg；25 mg	空腹或进食时给药，每日 1 次，每次 10~25 mg	低血压、酮症酸中毒、急性肾损伤及肾功能损伤、女性生殖泌尿道感染等
达格列净片	5 mg；10 mg	晨服，不受进食限制，每日 1 次，每次 5~10 mg	低血压、酮症酸中毒、急性肾损伤及肾功能损伤、女性生殖泌尿道感染等
卡格列净片	100 mg；300 mg	早餐前口服，每日 1 次，每次 100~300 mg	低血压、直立性头晕、脱水、酮症酸中毒、急性肾损伤及肾功能损伤、女性生殖泌尿道感染等

（2）药物作用机制：SGLT-2 抑制剂通过抑制肾近曲小管重吸收葡萄糖的 SGLT-2 活性，增加尿液中葡萄糖的排泄，达到降低血中葡萄糖水平的作用。在具有心血管高危风险的 2 型糖尿病患者中应用 SGLT-2 抑制剂的临床研究结果显示，该类药物可使主要心血管不良事件和肾事件复合终点发生发展的风险显著下降，心力衰竭住院率显著下降。但该类药物在老年糖尿病人群应用还需进行长期的临床观察性研究。

（3）用药指导

1）常见的不良反应为生殖泌尿道感染，特别是女性。罕见的不良反应有急性肾损伤和骨折风险，老年患者需注意。

2）初次用药时应注意避免直立性低血压和脱水。

3）SGLT-2 抑制剂单独使用时不增加低血糖的风险，联合胰岛素或磺脲类药物可增加低血糖的风险。

4）具有心血管风险的 2 型糖尿病患者中，应用 SGLT-2 抑制剂恩格列净或卡格列净，可使主要心血管不良反应和肾的风险降低。

5）SGLT-2 抑制剂在肾功能不全的老年患者中需要调整剂量。eGFR 高于或等于 45 ml/（min·1.73 m^2）的患者不需要调整剂量；如果 eGFR 持续低于

$45 \, \text{ml}/(\text{min} \cdot 1.73 \, \text{m}^2)$，应停用本品。

5. 磺脲类药物

（1）药品、常见规格、用法用量及不良反应见表13-6。

表 13-6　磺脲类药品、常见规格、用法用量及不良反应

药品	常见规格	常见用法用量	常见不良反应
格列齐特缓释片	30 mg；60 mg；80 mg	早餐同服，每日 1 次，每次 30~120 mg	低血糖、胃肠道功能障碍、腹痛、恶心、呕吐等
格列吡嗪缓释片	5 mg；10 mg	早餐同服，每日 1 次，每次 5~20 mg	低血糖、便秘、腹泻、胃胀、头晕等
格列本脲片	2.5 mg	餐前口服，每日 3 次，每次 1.25~2.5 mg；最大每日总剂量不超过 15 mg	腹泻、恶心、呕吐、头痛、胃痛或不适等
格列喹酮片	30 mg	餐前口服，每日 1 次，每次 15~120 mg；每日最大总剂量不超过 180 mg	低血糖、发热、皮疹、恶心等
格列美脲片	1 mg；2 mg	早餐前口服，每日 1 次，每次 1~6 mg	低血糖、恶心、头晕、头痛、皮疹等

（2）药物作用机制：磺脲类药物主要通过促进胰岛 β 细胞分泌胰岛素，降糖效果明显，使 HbA1c 降低 1%~2%。如果服药剂量和饮食量不匹配，会引发低血糖反应甚至严重低血糖昏迷，对老年患者来说这类降糖药的风险较大。

（3）用药指导

1）常见的不良反应是低血糖，可单独使用，也可和其他降糖药联合使用，但更易引起严重低血糖反应和体重增加。

2）从低剂量开始逐渐加量，但不联合使用两种磺脲类降糖。

3）新一代长效磺脲类如格列美脲具有血糖依赖性降糖，用量少，给药方便，低血糖风险小，适合老年糖尿病用药；格列本脲的长效机制容易引起严重而持续的低血糖，老年患者避免使用。

4）对肝肾功能正常的老年糖尿病患者可考虑选用每日一次的磺脲类药物，根据血糖的特点选择磺脲类药物。中短效的磺脲类药物有格列喹酮片、格列吡嗪

片；中长效的磺脲类药物有格列本脲片、格列美脲片、格列吡嗪缓释片、格列齐特缓释片。对于患有肝病的老年患者，格列齐特的血浆清除期将延长。由于格列齐特与蛋白质结合牢固，透析对这些患者无用。

5）除格列喹酮不经肾代谢排出外，其余磺脲类药物均是肝代谢肾排出。因此，患者 eGFR<45 ml/min 需停用，可换成格列喹酮。但格列喹酮慎用于eGFR<30 ml/min 的慢性肾病和已行血液透析的患者。

6）禁用于已明确诊断的 1 型糖尿病患者、2 型糖尿病伴酮症酸中毒、感染、外伤、重大手术等应激情况；禁用于对该类药物过敏或有严重不良反应者。

（4）基因检测

1）7 样转录因子 2，药效相关基因 TCF7L2（53341 C>T）：2 型糖尿病患者 CC 基因型，对磺脲类治疗应答最好（包括 HBA1 c 和空腹血糖的降低），其次是 CT 基因型，TT 型应答较差。

2）7 样转录因子 2，药效相关基因 TCF7L2（483+9017 G>T）：TT 纯合子患者对磺脲类治疗应答不好，导致治疗不达标。NO 合成酶 1 调节蛋白，NOS1AP（51105 G>T）：格列本脲，TG 及 GG 基因型，与 TT 型比较，降糖效果较差，死亡率较高；格列美脲，TG 和 GG 基因型，降糖效果较好，死亡率较 TT 型低。

3）ATP 结合盒 C 亚家族成员 8，药物受体 ABCC8（4105 G>T）：格列齐特，GG 型比 TT 型更有效。

6. 格列奈类药物

（1）药品、常见规格、用法用量及不良反应见表 13-7。

表 13-7　格列奈类药品、常见规格、用法用量及不良反应

药品	常见规格	常见用法用量	常见不良反应
瑞格列奈片	0.5 mg；1.0 mg；2.0 mg	餐前口服，每日 3 次，每次 0.5~4.0 mg；每日最大总剂量不超过 16 mg	低血糖、腹泻、头痛、上呼吸道感染等
那格列奈片	60 mg；120 mg	餐前口服，每日 3 次，每次 60~120 mg	低血糖、腹泻、头痛、上呼吸道感染等

（2）药物作用机制：格列奈类药物为非磺脲类，主要通过刺激胰岛素的早时相分泌而降低餐后血糖，具有吸收快、起效快和作用时间短特点，使 HbA1c 降低

0.5%~2%。

（3）用药指导

1）常见的不良反应有低血糖和体重增加，但低血糖不良反应的风险和程度比磺脲类明显减轻。

2）瑞格列奈（从胆汁排出）受肾功能影响更小，慢性肾功能不全的患者可以不用减量，主要用于老人和糖尿病肾病患者。禁用于1型糖尿病患者（胰岛素依赖型，IDDM）、C-肽阴性糖尿病患者和伴随或不伴昏迷的糖尿病酮症酸中毒患者。

7. 胰高糖素样肽-1受体（GLP-1R）激动剂

（1）药品名称、剂型、常见规格、用法用量及不良反应见表13-8。

表 13-8　GLP-1R 激动剂药品名称、剂型、常见规格、用法用量及不良反应

药品	常见规格	常见用法用量	常见不良反应
艾塞那肽注射液	5 µg；10 µg	早晚餐前1小时皮下注射，每日2次，每次5~10 µg	胃肠道不适，恶心、呕吐、腹泻等
注射用艾塞那肽微球	2 mg	每周皮下注射1次，可在一天中的任何时间注射，空腹或进食后均可	同上
利拉鲁肽注射液	3 ml：18 mg	在任意时间皮下注射，每日1次，每次0.6~1.8 mg	胃肠道不适，恶心、腹泻等
贝那鲁肽注射液	2.1 ml：4.2 mg（42000 U）	起始剂量：每日3次，每次0.1 mg（50 µl），餐前5分钟皮下注射，注射部位可选腹部、大腿或者上臂；治疗2周后，每次剂量可增至0.2 mg（100 µl）	中度恶心、低血糖、头晕、乏力、呕吐等
利司那肽注射液	10 µg-绿色；20 µg-深紫红色	起始剂量：每日1次，每次10 µg，应用14天维持剂量：在第15天开始每次20 µg；给药时间可在每日任何1餐前1小时之内	恶心、呕吐、腹泻等

（2）药物作用机制：GLP-1R激动剂主要通过激活体内GLP-1R发挥降糖效应，以葡萄糖浓度依赖的方式增强胰岛素分泌，抑制胰高糖素分泌，并能延缓胃排空，通过抑制食欲中枢减少进食量；并有降低体重、血压和三酰甘油的作用，

在老年人胰岛素抵抗、腹型肥胖的糖尿病患者也有较好的疗效和安全性，在伴有心血管病史或心血管危险因素的 2 型糖尿病患者中应用可能有获益，但还要长期的临床观察性研究。

（3）用药指导

1）常见不良反应有恶心、厌食等胃肠道反应及体重减轻，对比较瘦弱的老年患者不适合，单独使用 GLP-1R 激动剂极少增加低血糖风险。

2）因有延迟胃排空的作用，存在胃肠功能异常的老年患者也不宜选用该类药物。

3）肾功能不全时药物需减量；禁用于 1 型糖尿病、胰腺炎。

4）本类药品储存与养护需原包装盒中避光、置于 2~8℃冷藏保存。开始使用后，在不高于 25℃的室温条件下可保存 30 天。本品不得冷冻，冷冻后不可使用。注射笔从首次使用至 30 天后，即使注射笔内尚余药液，也应丢弃。

8. 二肽基肽酶 -4（DPP-4）抑制剂

（1）药品、常见规格、用法用量及不良反应见表 13-9。

表 13-9　DPP-4 抑制剂类药品、常见规格、用法用量及不良反应

药品	常见规格	常见用法用量	常见不良反应
西格列汀片	25 mg- 粉红色；50 mg- 微褐色；100 mg- 浅褐色	每日 1 次，每次 100 mg	低血糖、头痛、上呼吸道感染、胰腺炎、皮炎等
维格列汀片	50 mg	每日 1~2 次，每次 50 mg	头痛、眩晕、关节痛等
阿格列汀片	12.5 mg；25 mg	每日 1 次，每次 25 mg，	头痛、上呼吸道感染、鼻咽炎等
利格列汀片	5 mg	每日 1 次，每次 5 mg	低血糖、鼻咽炎、胰腺炎、过敏反应等
沙格列汀片	2.5 mg；5 mg	每日 1 次，每次 5 mg	低血糖、头痛、尿路感染、上呼吸道感染等

（2）药物作用机制：DPP-4 抑制剂主要是选择性抑制 DPP-4 活性，阻止内源性活性 GLP-1 的降解，提高其血浆水平而发挥其降糖作用。GLP-1 以葡萄糖依赖的方式增强胰岛素分泌，抑制胰高糖素分泌。单独应用可降低 HbA1c 0.4%~0.9%。用于老年患者，甚至伴有轻度认知障碍的老年患者。

（3）用药指导

1）单独应用不增加低血糖风险，对体重影响小，耐受性和安全性比较好。

2）西格列汀经肾排泄，eGFR<45 ml/min 需减量或停用。

3）本类药物需要根据肾功能来调整剂量，并定期复查。

9. 胰岛素制剂

（1）药品、常见规格、用法用量及不良反应见表 13-10，按治疗分类的药品及作用特点见表 13-11。

胰岛素按作用时间分为：速效胰岛素类似物、短效胰岛素、中效胰岛素、长效胰岛素、长效胰岛素类似物、预混胰岛素和预混胰岛素类似物。

胰岛素按治疗分类分为：基础胰岛素（包括中效人胰岛素和长效胰岛素类似物）、餐时胰岛素（一般为超短效胰岛素类似物、短效胰岛素）、持续胰岛素皮下输注 CSII（只能使用速效胰岛素类似物、短效胰岛素）。

表 13-10　胰岛素制剂按作用时间特点分类药品、常见规格、用法用量及不良反应

药品	常见药品	常见规格	常见不良反应
速效胰岛素类似物	门冬胰岛素注射液	3 ml：300 U	低血糖、水肿、过敏反应等
	赖脯胰岛素注射液	3 ml：300 U	
短效胰岛素	胰岛素注射液	10 ml：400 U	低血糖、过敏反应、
	生物合成人胰岛素注射液	10 ml：400 U	注射部位脂肪代谢障碍等
	重组人胰岛素注射液	3 ml：300 U	低血糖、过敏反应等
中效胰岛素（预混胰岛素）	低精蛋白锌胰岛素注射液	10 ml：400 U	低血糖、注射部位红斑、硬结、过敏反应等
	精蛋白生物合成胰岛素注射液（30 R）	10 ml：400 U	
中效胰岛素（预混胰岛素类似物）	精蛋白锌重组人胰岛素注射液（70/30）	3 ml：300 U	
	门冬胰岛素 30 注射液	3 ml：300 U	
	赖脯胰岛素 25 注射液	3 ml：300 U	
长效胰岛素	精蛋白锌胰岛素注射液	3 ml：300 U	低血糖、过敏反应等
长效胰岛素类似物（超长效）	地特胰岛素注射液	3 ml：300 U	低血糖、代谢和营养异常、过敏反应、注射部位异常等
	甘精胰岛素注射液	3 ml：300 U	

表 13-11 胰岛素制剂按治疗分类的药品及作用特点

治疗分类	药品	作用特点
基础胰岛素（中效胰岛素）（长效胰岛素）（长效胰岛素类似物）	中性鱼精蛋白锌胰岛素 精蛋白锌胰岛素 地特胰岛素注射液 甘精胰岛素注射液	24 小时胰岛细胞持续脉冲式分泌胰岛素 0.5~1 U/h
餐时胰岛素（短效胰岛素）（速效胰岛素类似物）	胰岛素注射液 门冬胰岛素注射液 赖辅胰岛素注射液	伴随进餐分泌的胰岛素，以控制餐后血糖
预混胰岛素（预混胰岛素）（预混胰岛素类似物）	精蛋白锌重组人胰岛素混合注射液（70/30） 预混门冬胰岛素 30 注射液 赖辅胰岛素 25 注射液	胰岛素类似物不同比例混合，达到既包含基础胰岛素又能控制餐后血糖的混合胰岛素
持续皮下胰岛素输注（CSII）	通过人工智能控制，以可调节的脉冲式皮下输注方式，模拟体内基础胰岛素分泌；在进餐时，根据食物种类和总量设定餐前胰岛素及输注模式，以控制餐后血糖	

（2）胰岛素制剂的用法用量

1）起始治疗方案：在生活方式调整联合口服降糖药治疗 3 个月后，血糖仍未达到目标者，应及时开始胰岛素治疗，起始每日 1~2 次。

① 基础胰岛素起始，睡前用中效、长效胰岛素类似物 0.1~0.3 U/kg/d。

基础胰岛素联合口服降糖药中，需根据药物特点，注意监测血糖及可能出现的不良反应，特别是磺脲类和格列奈类，注意低血糖的发生，噻唑烷二酮类可能导致水钠潴留，增加心力衰竭风险，需要密切监测。

② 预混胰岛素起始，每日 1 次方案，晚餐前注射，起始剂量 0.2 U/kg/d；每日 2 次方案，起始剂量 0.2~0.4 U/kg/d，按 1∶1 的比例分配到早餐前和晚餐前，都是根据空腹血糖调整用量。

预混胰岛素联合口服降糖药中，每日 1 次预混胰岛素注射时，可以继续服用磺脲类降糖药，但服药时间不能与预混胰岛素注射时间相同；每日 2 次注射预混胰岛素时，应停用磺脲类降糖药；二甲双胍应一直坚持使用，除非不能耐受或禁忌（如肾功能不全）；α-糖苷酶抑制剂可以继续联合使用；噻唑烷二酮类联用可加重水肿。

2）多次注射治疗方案：在胰岛素起始治疗基础上，经充分剂量调整，若血糖水平仍未达标或反复出现低血糖，可采用胰岛素多次治疗。

① 餐时 + 基础胰岛素（每日 2~4 次），可在基础胰岛素的基础上采用仅在一餐（如主餐）前，加用餐时胰岛素；之后根据血糖情况决定是否在其他餐前加用餐时胰岛素。

② 预混胰岛素（每日 2~3 次），当每日 2 次方案时血糖仍控制不佳时，可以考虑每日 3 次的治疗方案，根据睡前和三餐调整胰岛素剂量。

③ 持续皮下胰岛素输注（CSII）：CSII 是胰岛素强化治疗的一种形式，需要使用胰岛素泵来实施治疗。经 CSII 输入的胰岛素在体内的药代动力学特征更接近生理性胰岛素分泌模式。在胰岛素泵中只能使用速效胰岛素类似物或短效胰岛素。但因治疗时需随身佩戴针头埋入皮下的胰岛素泵，对生活质量影响较大，通常不作为 2 型糖尿病患者的常规降糖手段，一般仅应用于需短期进行严格血糖控制（如手术前后）、需进行胰岛素强化治疗的 2 型糖尿病患者。

（3）用药指导

1）胰岛素的常见不良反应是低血糖、水肿、注射部位局部红肿、脂肪营养不良、皮下肌萎缩和过敏反应，因此需注意监测血糖。

2）选用模拟生理性胰岛素分泌模式的制剂，餐时胰岛素用短效胰岛类似物，基础胰岛素用长效胰岛类似物，减少低血糖的发生。

3）注射时间一般建议餐前 30 分钟，注射毕即进食，基础胰岛素常在睡前注射，注射部位要经常轮换，避免一个月内重复使用同一个注射点。

4）对胰岛素过敏者或低血糖患者禁用。精蛋白锌胰岛素和低精蛋白锌胰岛素含有鱼精蛋白，对鱼精蛋白过敏者禁用。

5）老年患者肝肾功能损伤可能导致胰岛素的需要量降低，需监测，必要时要调整剂量。

6）未开封的胰岛素制剂需存放在 2~8℃冰箱的冷藏室内储存。已开封启用的胰岛素制剂应注明开启时间，可放在 2~8℃冰箱，注射前先从冰箱取出放室内 20 分钟；也可放在室温（25℃左右）条件下，但必须避光；已开封后放置时间都不应超过 4 周。

7）推荐老年人使用易看清数字和听见声音的胰岛素笔型注射器。

（4）基因检测：检测基因 IRS1（C>T）：T 等位基因者，为胰岛素抵抗。

10. 复方制剂类药物

常见的复方制剂药物有二甲双胍格列本脲片、二甲双胍格列齐特片、二甲双胍格列吡嗪片、二甲双胍恩格列净片、二甲双胍维格列汀片、吡格列酮二甲双胍片、瑞格列奈二甲双胍片、西格列汀二甲双胍片、利格列汀二甲双胍片、沙格列汀二甲双胍缓释片等。复方制剂药物是联合治疗中一种更为科学的应用形式，较两种单药联合相比，患者依从性高，治疗费用低。

如吡格列酮二甲双胍片是 2 型糖尿病治疗中应用较广泛的降糖药，二甲双胍和吡格列酮都能有效控制血糖，减少心血管并发症，由两种组成的单片复方制剂"吡格列酮二甲双胍片"具有相同的生物等效性。两个作用机制互补，改善肝和外周组织的胰岛素抵抗，增加这些部位对葡萄糖的摄取能力来降低血糖。老年人使用时，低血糖风险小，但仍建议从小剂量开始。

第三节　老年糖尿病保健知识

一、疾病教育

对所有老年糖尿病患者都应提供教育，让其充分认识糖尿病并掌握自我管理技能。对于功能依赖患者，糖尿病教育还应提供给家属和看护者，尤其是痴呆患者。临终关怀患者应特别关注让其安心，阻止糖尿病急性并发症。具体教育内容有：

（1）老年糖尿病的概念和并发症。

（2）高血糖的表现（尿频、进行性口渴、体重减轻、乏力、明显不易控制的反复感染）。

（3）低血糖的表现（饥饿、焦虑、心悸、头晕、视物模糊、多汗）及对症处理。

（4）酮症酸中毒的表现（糖尿病症状加重、食欲下降、恶心、呕吐、呼吸中有类似烂苹果气味的酮臭味、脱水及休克症状、头晕、昏迷）。

（5）高血糖高渗性状态（糖尿病症状加重、皮肤干燥脱水严重、精神萎靡不振、昏睡以至昏迷，常伴抽搐、偏瘫、失语等障碍）。

（6）抗糖尿病药物的种类、用法用量；特别是胰岛素制剂的类型、使用、储存条件。

（7）适当运动和饮食结构调整；注意心血管病危险因素，如吸烟饮酒、高血压、高血脂。

（8）定期眼部和脚部护理检查；定期到医院检测 HbA1c 指标，控制不佳者每季度测 1 次，控制稳定者每半年测 1 次。

二、医学营养管理

医学营养管理是糖尿病的基础治疗。糖尿病医学营养管理的目标是：

（1）维持健康体重。

（2）供给营养均衡的合理膳食。

（3）达到并维持理想的血糖水平，降低 HbA1c 水平。

（4）减少心血管疾病的危险因素，包括控制血脂异常和高血压。

（5）控制添加糖的摄入，不喝含糖饮料。

合理膳食模式是以谷类食物为主，高膳食纤维、低盐、低糖、低脂肪摄入的多样化膳食。建议主食定量，粗细搭配，减少精制碳水化合物、乙醇和含糖饮料的摄入。控制热量后仍感饥饿时，可食用含糖少的蔬菜，凉拌或水煮即可，由于蔬菜所含膳食纤维多、水分多，热能低、具有饱腹作用，是糖尿病患者不可少的食物，少量多餐，定时定量进餐，控制进餐速度，养成先吃蔬菜、最后吃主食进餐顺序的习惯。

老年糖尿病患者还应注意限制能量摄入时缺乏蛋白质和微量元素，应及时补充。营养管理应重视考虑肥胖患者可能只获益大约 5% 的体重减轻，营养不良的风险和肥胖风险一样大，体重快速减轻会增加老年糖尿病患者的并发症，严重者还会有死亡风险。不推荐老年糖尿病患者长期接受极低热量（每日 < 800 kcal）的营养方案。

1. 宜食食品

（1）控制碳水化合物的摄入，主食一般以米、面为主，但宜多选粗杂粮如荞麦、燕麦、玉米面、莜麦等，含碳水化合物较多的土豆、山药、芋头、藕等食用后按交换量减少主食。尽量选择糖分低的水果，富含维生素、纤维素等（表 13-12）。

表 13-12　糖尿病患者的水果种类

食用 （糖量＜10%）	慎用 （糖量 10%~20%）	不宜用 （糖量＞20%）	禁用 （糖量＞50%）
青瓜、无花果、橘子、草莓、苹果、猕猴桃	香蕉、大枣、荔枝、葡萄	哈密瓜、葡萄、黄桃	果脯、蜜枣、柿饼、桂圆

（2）保证蛋白质的摄入，每天 1 个鸡蛋。动物性食物首选鱼虾类，其次禽类、畜类。它们都是优质蛋白质的主要来源。动物内脏如肝、脑、肾等含胆固醇相当高，应尽量少用或不用；大豆制品含有丰富的蛋白质，质量较好，并且不含胆固醇，具有降脂作用。适当食用海鲜、肉类与其他营养丰富的食品，新鲜虾、海鱼、鸡蛋等，特别注意高尿酸血症的老年患者对海鲜的控制。

（3）坚持食用坚果如杏仁、腰果、开心果、芝麻、核桃仁等，在午晚餐之间可作为加餐食品。猪油、牛油、奶油、黄油等富含饱和脂肪酸，最好不用；可用植物油代替部分动物油；花生、核桃、芝麻、瓜子中含脂肪也相当多，少量适当摄入。

（4）为避免夜间发生低血糖，可考虑在睡前补充一杯低 / 脱脂的牛奶。

2. 各功能分类患者的饮食要点

（1）功能独立老年患者，应鼓励和协助其达到并保持正常体重，每餐提供足量的碳水化合物，避免过量的糖、软饮料和果汁。

（2）功能依赖的老年患者，先对其评估确认是否营养不足，采取合适的营养计划，提供高蛋白和适当热能摄入。

（3）临终关怀的老年患者，综合考虑患者和家属意愿，决定是否采取管饲或肠外营养支持。

三、运动治疗

适当的运动是老年糖尿病管理的一个必要部分。建议在锻炼时采用有氧运动。有氧运动指强度小，节律慢，运动后心脏跳动不过快，呼吸平缓的一般运动，如散步、打太极拳、做自编体操等。最低强度运动（约锻炼 30 分钟）：散步、做修身养性的家务、打太极拳、开车、购物。低强度运动（约锻炼 20 分钟）：跳交谊舞、下楼梯运动、平地骑车。中强度运动（约锻炼 10 分钟）：平地慢跑、做广播体操、上楼梯。注意当空腹血糖＞16.7 mmol/L、反复低血糖或血糖波动较大、有严重急慢性并发症等情况时，应禁忌运动，病情控制稳定后可逐渐恢复运动。

对各功能分类患者的运动要点总结如下：

（1）功能独立老年患者，其运动目标和成人糖尿病目标一致，根据自身条件选择如上合适的运动类型、运动时间。

（2）功能依赖的老年患者，鼓励低强度的室内运动，维持日常生活的活动或移动能力，卧床或坐轮椅的患者可以雇用物理理疗师进行训练，改善下肢力量。

（3）临终关怀的老年患者，鼓励其结合自身状况，接受适当的训练。

四、血糖监测

对血糖等指标进行自我监测，是缓解和预防多种糖尿病并发症的有效措施。包括空腹血糖，餐后血糖和 HbA1c，通过简单、便携的血糖仪。血糖监测次数因人而异，对血糖不易控制的 1 型糖尿病及胰岛素功能差的 2 型糖尿病患者，一天可 4~8 次，一般选三餐前及三餐后 2 小时，睡前或夜间 1~2 时，病情稳定后逐渐减少测定次数。使用胰岛素治疗者可根据胰岛素治疗方案进行相应的血糖监测：使用基础胰岛素的患者应监测空腹血糖；使用预混胰岛素者应监测空腹和晚餐前血糖，根据空腹血糖调整晚餐前胰岛素剂量，根据晚餐前血糖调整早餐前胰岛素剂量。HbA1c 用于评价长期血糖控制情况，开始治疗时每 3 个月监测 1 次，血糖达标后每年监测 2 次。

五、老年糖尿病护理

老年糖尿病患者有常见的老年综合征如抑郁、跌打损伤、尿失禁、认知障碍、慢性疼痛和多药治疗，并可能显著影响生活质量，要积极采取护理干预措施。包括血糖、血脂和血压的控制，阿司匹林的使用，戒烟限酒，适当的眼部和足部护理，如安排每年 1 次的眼底检查、足部检查，如检查皮肤的完整性，并确定是否有骨畸形、感觉丧失等以及肾病的预防和管理。定期接受身体活动水平、饮食和营养状况、疼痛、抑郁等评估，同时接受关于足部溃疡和截肢危险因素的教育。

第十四章　老年甲状腺功能亢进症与用药保健指导

甲状腺功能亢进症是因甲状腺激素分泌过多而致患者甲状腺功能增强，从而表现为神经兴奋性增强及代谢增高的综合征。甲状腺功能亢进症的病因较为复杂，结节内血流丰富、微钙化、肿瘤等因素均会导致甲状腺分泌反馈调节机制的失调，但最为常见的诱发因素为遗传与免疫因素。

老年甲状腺功能亢进症发病率比较高，且临床表现不明显，起病较为隐匿，有时症状甚至与典型甲状腺功能亢进症相反，极易导致漏诊或误诊。有研究指出，甲状腺功能亢进症患者的发病进程受社会心理影响较大，患病后出现情绪障碍的风险也比较高。这些因素综合影响了老年甲状腺功能亢进症患者的生存质量。

第一节　老年甲状腺功能亢进症概论

一、概述

老年甲状腺功能亢进症（hyperthyroidism，简称老年甲亢）系指由多种病因导致血液循环中甲状腺激素过多，引起以神经、循环、消化等多个系统兴奋性增高和代谢亢进等为主要表现的一组临床综合征。根据甲状腺功能是否亢进，可分为两种不同的情况，一种是由甲状腺腺体本身产生的甲状腺激素过多引起的；另一种是因为甲状腺滤泡被炎症破坏后，滤泡内储存的甲状腺激素释放入血引起的。

二、病因及分类

引起甲亢的原因有多种，临床上按其病因可分类如下：

1. 甲状腺性甲亢

（1）弥漫性毒性甲状腺肿（Graves 病）：是一种自身免疫性疾病，临床表现并不限于甲状腺，而是一种多系统的综合征，包括高代谢症候群、弥漫性甲状腺肿、眼征、皮损和甲状腺肢端病。

（2）多结节性毒性甲状腺肿：本病多见于老年患者。

（3）毒性甲状腺腺瘤（Plummer 病）：该病多见于非老年患者，发病年龄较多见于老年前期。

（4）自主性高功能甲状腺结节。

（5）多发性自身免疫性内分泌综合征伴甲亢。

（6）滤泡状甲状腺癌。

（7）遗传性毒性甲状腺增生症（遗传性毒性甲状腺肿）。

（8）碘甲亢：碘甲亢可见于地方性甲状腺肿地区接受添加碘后，一般不超过 1%。

2. 垂体性甲亢

（1）垂体促甲状腺激素（TSH）瘤。

（2）垂体甲状腺激素不敏感综合征（垂体性甲状腺激素抵抗综合征）。

3. 伴瘤综合征

（1）肺、胃、肠、胰等部位恶性肿瘤伴甲亢（分泌 TSH 或 TSH 类似物）。

（2）绒毛促性腺激素（HCG）相关性甲亢（绒毛膜癌、葡萄胎、侵蚀性葡萄胎等）。

4. 卵巢甲状腺肿伴甲亢

5. 医源性甲亢

摄入过多的甲状腺激素。

6. 暂时性甲亢

（1）亚急性甲状腺炎（subacute thyroiditis，SAT）：① 亚急性甲状腺肉芽肿性甲状腺炎（DeQuervian 甲状腺炎）；② 亚急性淋巴细胞性甲状腺炎（产后甲状腺炎、无痛性甲状腺炎，干扰素 -a、白细胞介素 -2、锂盐等所致）；③ 亚急性损伤性甲状腺炎（手术、活检、药物等所致）；④ 亚急性放射性甲状腺炎。

（2）慢性淋巴细胞性甲状腺炎：在老年人中，最常见自身免疫性甲状腺疾病引起的甲亢，其次为毒性结节性甲状腺肿，老年人中甲状腺结节十分多见，伴有甲亢时不一定都是毒性结节性甲状腺肿。碘诱发甲亢在老年人中也常遇到。其他类型甲亢较为少见。

三、流行病学

甲亢可发生于任何年龄，男女均可发病，但以中青年女性多见，大多数年龄在 20~40 岁。我国一组流行病学调查表明：甲亢总发病率约为 3%，男性为 1.6%，女性为 4.1%。不同地区甲亢发病率也有差异，在碘营养充足地区的甲亢患病率较碘缺乏地区高。老年甲亢的患病率低于中青年人，为 0.5%~2.3%；老年甲亢占全年龄组甲亢的构成比为 10%~37%；老年甲亢的性别差异与非老年相同，女性高于男性。老年甲亢的年发病率近年有增加趋势，推测至少部分与甲亢诊断技术的提高有关。

四、临床表现

甲亢的典型特征性表现为兴奋、多动、怕热、多汗、心悸、静息时心率加快、多食而消瘦、大便次数增多、双目凝视、突眼、甲状腺肿大、甲状腺动脉有连续性血管杂音及手足颤抖等，常涉及多个系统，较易被诊断；弥漫性毒性甲状腺肿（Graves 病）患者既有高代谢症状，又有弥漫性甲状腺肿大和突眼的典型症状，更不易被误诊和漏诊。在老年甲亢患者中，甲状腺肿大Ⅲ度或更大者少见，而结节性肿大远比青年人多见；突眼比中青年少见，其中浸润性突眼更少见；在不典型甲亢患者中缺乏特征性表现，或症状隐匿，不易引起注意，而常以某一系统为突出临床表现，易导致误诊。老年甲亢有典型表现者仅占 25%~30%，与其他人群的差异十分突出，这些差异涉及多个系统。

（1）甲状腺激素分泌过多症候群轻微或不典型：老年甲亢表现为怕热、多汗较少，疲乏、无力等较多；食欲亢进较少，厌食、消瘦较多；明显腹泻较少，轻微腹泻或大便习惯发生改变较多；多言好动较少，淡漠、抑郁较多；周期性瘫痪较少，骨质疏松较多。

（2）甲亢性心脏病表现不同：心血管系统表现可为老年甲亢主要的、甚至是唯一表现。老年甲亢较易诱发或加重心绞痛；较易出现房性、室性期前收缩和心房扑动、心房颤动，老年人不明原因的心房颤动 10% 由甲亢所致；较易发生充血性心力衰竭；较易加重并存的其他性质的心脏病。老年人快速心律失常及难治性心力衰竭一定要考虑存在甲亢性心脏病的可能性。

（3）弥漫性甲状腺肿少见：绝大多数的非老年甲亢患者有程度不等的弥漫性、对称性甲状腺肿大，其表面可闻及血管杂音，但老年甲亢患者中有1/3~2/3无甲状腺肿大，即使肿大也仅为轻度或以结节性甲状腺肿为多见，仅有1/4可听到甲状腺表面血管杂音。这种差异主要与老年甲亢的主要病因并非Graves病有关。

（4）眼征甚少且轻微：Graves病患者中，有25%~50%伴有眼征，其中突眼为重要而较特异的体征之一。老年甲亢表现为突眼却甚少且轻微，仅占10%左右，浸润性突眼在老年患者中甚为罕见。老年人出现眼裂增宽和凝视，除要排除甲亢外，还要注意是否为帕金森综合征的表现。

（5）淡漠型甲亢多见：淡漠型甲亢是甲亢的特殊表现类型，也是老年甲亢最重要的临床特征。主要发生于老年人群，尤其是高龄老人，非老年人少见。主要表现为神志淡漠、抑郁、迟钝、乏力、嗜睡、体重剧减，可有厌食，甚至恶病质状态，心搏往往无力，或表现为心房颤动和心力衰竭。

第二节　老年甲状腺功能亢进症用药指导

抗甲状腺药物包括两大类，一类是硫氧嘧啶类，代表药物丙硫氧嘧啶；另一类是咪唑类，代表药物甲巯咪唑。

一、硫氧嘧啶类药品

（1）药品、常见规格、用法用量及不良反应见表14-1。

表 14-1　硫氧嘧啶类药品、常见规格、用法用量及不良反应

药品	常见规格	常见用法用量	常见不良反应
甲硫氧嘧啶片	0.1 g	开始剂量为每日总量300 mg，分次口服；一日最大量为600 mg；病情控制后逐渐减量，维持量每日总量50~150 mg	头痛、眩晕、关节痛、唾液腺和淋巴结肿大以及胃肠道反应；皮疹、药热等过敏反应，最严重的不良反应为粒细胞缺乏症等

药品	常见规格	常见用法用量	常见不良反应
丙硫氧嘧啶片（肠溶片、肠溶胶囊）	50 mg；100 mg	治疗阶段：一日 300~400 mg，分 3~4 次服用；极量一日 600 mg，症状控制之后逐渐减量； 减量阶段：根据病情、血压及血 TSH 水平酌情减量，每次可减量 50~100 mg，3~4 周减量 1 次； 维持量阶段：每日 25~150 mg，需服药 6~12 个月甚至更长	头痛、眩晕、关节痛、唾液腺和淋巴结肿大以及胃肠道反应皮疹或皮肤瘙痒、粒细胞减少等

（2）药物作用机制：硫氧嘧啶类抗甲状腺药物主要抑制甲状腺素的合成，其作用机制是抑制甲状腺内过氧化物酶，阻止甲状腺内酪氨酸碘化及碘化酪氨酸的缩合，从而抑制甲状腺素的合成。同时，抑制在外周组织中的甲状腺素（T_4）变为三碘甲状腺原氨酸（T_3），使血清中活性较强的 T_3 含量较快降低。

（3）用药指导

1）常见的不良反应有恶心、呕吐、腹痛、头痛、眩晕、关节痛、唾液腺和淋巴结肿大等，也有皮疹、药物热等过敏反应，有的皮疹可发展为剥脱性皮炎。最严重的不良反应为白细胞减少症和粒细胞缺乏症。

2）治疗初期，标示的剂量应分开在一天中"等时服用"，维持剂量可在早餐前一次服用。

3）甲状腺激素可抑制本类药物的吸收并可抑制自身激素的合成。所以，如同时服用甲状腺激素，需要加大药物剂量。含碘药物和 X 线造影剂会降低本类药物的甲状腺抑制作用，明显延迟甲状腺功能的恢复。

4）慢性过量用药会导致甲状腺肿和甲状腺功能减退及伴随症状，此时要停止用药。如果甲状腺功能减退程度严重或甲状腺肿明显，必须补充甲状腺素。

5）在开始接受本类药物治疗前，应对肝肾功能进行详细的检查。因药物的消除可增加肝肾的损伤，故在肝肾功能减退、肾功能不全及需要透析的情况下，有必要改变剂量。轻微至中度肾损伤，剂量应减少 25%；重度肾损伤，剂量应减少 50%。肝损伤患者也应相应减少剂量，对相关的禁忌必须考虑。

6）曾使用硫氧嘧啶类药物治疗产生严重的副作用，特别是出现粒细胞缺乏以及肝功能损伤者禁用。出现血象变化、转氨酶和胆固醇升高的患者，必须在临床监测下使用该药物。如对丙硫氧嘧啶或其他成分过敏者，不宜使用本类药物。

二、咪唑类药品

（1）药品、常见规格、用法用量及不良反应见表14-2。

表 14-2　咪唑类药品、常见规格、用法用量及不良反应

药品	常见规格	常见用法用量	常见不良反应
甲巯咪唑片（肠溶片）	5 mg；10 mg；20 mg	开始剂量为每日总量 30 mg，一日最大量 60 mg，分次口服；维持量 5~15 mg	白细胞减少、皮疹、瘙痒等
卡比马唑片	5 mg	开始剂量为每日总量 30 mg，一日最大量 60 mg，分次口服；维持量 5~15 mg	皮疹、皮肤瘙痒、白细胞减少等

（2）药物作用机制：咪唑类抗甲状腺药物能抑制甲状腺素的合成，其作用机制是抑制甲状腺内的过氧化物酶，从而阻碍吸聚到甲状腺内碘化物的氧化及酪氨酸的偶联，阻碍 T_4 和 T_3 的合成。卡比马唑作为甲巯咪唑的"前药"，在体内逐渐水解成甲巯咪唑而发挥作用。

（3）用药指导

1）常见的不良反应为白细胞减少、肝损伤、皮疹和瘙痒、胃肠道不适等。

2）服药期间应避免摄入高碘食物和含碘药物。

3）老年人尤其肾功能减退者，用药量应减少。用药剂量需个体化，应根据病情、治疗反应及甲状腺功能检查结果及时调整剂量，用药过程中若出现甲状腺功能减退表现及血 TSH 水平升高，应减量或暂停用药，同时辅以甲状腺激素制剂。

4）服药期间宜定期检查血常规、肝功能和甲状腺功能。

5）肝功能异常、粒细胞减少者慎用。对药物衍生物或药品中任何辅料过敏者禁用。在接受药物治疗后，曾出现粒细胞缺乏或严重骨髓抑制者禁用。

第三节　老年甲状腺功能亢进症保健知识

一、疾病教育

对所有老年甲状腺亢进症患者都应提供健康教育，让其充分认识甲亢并掌握自我管理技能。具体教育内容有：

（1）老年甲状腺功能亢进症的概念和并发症。

（2）甲亢的表现（情绪躁动或者淡漠、体重减轻、乏力、高代谢、突眼、甲状腺肿大）。

（3）甲状腺危象的表现（也称甲亢危象，表现为所有甲亢症状的急骤加重和恶化，多发生于较重甲亢未予治疗或治疗不充分的患者。临床表现有高热或者过高热、大汗，心动过速140次/分以上，烦躁、焦虑不安、谵妄、恶心、呕吐，腹泻，严重者可有心力衰竭、休克及昏迷）。

（4）抗甲亢药物的种类、用法用量；特别是可能出现的药物不良反应。

（5）适当运动和饮食结构调整；注意心血管病危险因素，如吸烟、饮酒、高血压、高血脂。

（6）定期到医院检测甲状腺功能指标。

二、心理指导

焦虑为甲亢患者最常见、最突出的心理反应。缺乏疾病的相关知识、担忧预后及长期负担等原因更加重患者的心理负担。做好心理护理对甲亢的预后有良好的促进作用，详细讲解甲亢的病因、表现、治疗手段及预后、安慰、劝解患者，鼓励其树立战胜疾病的信心。指导患者训练自我调控情绪的方法，以减少应激反应。

三、饮食管理

甲亢患者处于高代谢状态，营养物质消耗增加，指导患者进行高热量、高蛋白质饮食。宜少量多餐，不可暴饮暴食。鼓励家属携带患者爱吃的食物，禁食含碘量高的食品尤其是海带、紫菜，有条件患者可食用无碘盐或代盐，禁饮兴奋性饮料。

生活方面：饮食起居要有规律，注意防寒保暖和个人卫生，充分休息和高质量的睡眠有利于甲亢症状的控制，指导患者采用一些放松方法如深呼吸、听音乐等缓解紧张情绪，必要时遵医嘱服用安眠药以助睡眠。甲亢患者不宜从事重体力和剧烈运动，以减少心脏负担和氧的消耗，重症患者或合并心脏病者应卧床休息。避免精神刺激、劳累感染、暴饮暴食等诱因加重病情或诱发甲状腺危象。

四、长期抗甲状腺药物治疗指导

抗甲状腺药物治疗的疗程较长，复发率高，让患者了解治疗目的，说明药物治疗的优势，使其积极配合治疗。医师、药师、护师向患者详细讲解药物的药理作用、服药方法、副作用及注意事项，强调长期有规律服药的目的、意义和重要性；告诫患者不可擅自停药换药或随意减量，某些患者在甲亢症状控制后误认为甲亢已治愈或听信某些宣传而中断治疗，导致病情加重或复发；指导患者观察甲亢好转的指征，如体温、脉搏是否正常，体重是否增加，血清 T_3、T_4 水平是否下降等；讲解服抗甲亢药可能发生的副作用，服药期间密切观察病情控制情况及不良反应，定期复查甲状腺功能及血象、肝功能，发现异常如咽痛、发热、乏力等及时就诊。

五、预防

一级预防：在一般人群中开展健康教育，提高人们对甲亢的预防意识，保持合理生活方式和戒烟，控制食物中碘的摄入量在合理水平、避免碘过量。

二级预防：将甲亢高危人群纳入管理，做到定期随访。疑似甲亢或已确诊患者，应按照甲亢分级诊疗流程进行处置。对于符合转诊条件的患者，应及时转诊上级医院。重症患者应积极抢救、稳定病情后实施转诊，以预防不良后果发生。

三级预防：加强甲亢的综合管理，注意监测药物疗效和安全性。减少诱发甲状腺危象的危险因素，预防甲状腺危象发生。患有甲亢性心脏病、Graves 眼病的患者，应动态评估病情变化，预防心力衰竭、心律失常、视力急剧减退等严重并发症发生。

第十五章　老年甲状腺功能减退症与用药保健指导

甲状腺功能减退综合征是一类甲状腺分泌失调的疾病，一般是由甲状腺病变所导致的，此病会影响患者全身的代谢。该病临床表现虽然很多，但是没有明显的症状，一般以乏力、嗜睡以及记忆力衰减为主，严重影响患者的生命质量。其病因是甲状腺激素合成与分泌不足，生物效应降低，易导致多种并发症。药物治疗是常规疗法。

第一节　老年甲状腺功能减退症概论

一、概述

老年甲状腺功能减退症（hypothyroidism，简称老年甲减），是由于甲状腺激素合成和分泌减少或生物效应不足导致的全身代谢减低综合征。

二、病因及发病机制

甲状腺功能减退症的病因较复杂，根据病变发生的部位分为原发性甲减、中枢性甲减、甲状腺激素抵抗综合征；其中以原发性甲减最为多见，其次为中枢性甲减，其他均属少见。原发性甲减中以慢性淋巴细胞性甲状腺炎（桥本甲状腺炎）最常见，发病机制随病因和类型不同而异。

1. 原发性甲减

原发性甲减发病机制可能是甲状腺破坏性损害、甲状腺激素合成障碍、先天性疾病等。

2. 中枢性甲减

发病机制主要是下丘脑和垂体病变：垂体肿瘤；垂体手术或放射性治疗后；席汉综合征；先天性促甲状腺激素分泌异常；促甲状腺激素释放激素受体基因突变。

3. 甲状腺激素抵抗综合征

发病机制是甲状腺激素实现生物效应障碍：全身型甲状腺激素抵抗综合征，垂体选择型甲状腺激素抵抗综合征，外围组织选择型甲状腺激素抵抗综合征。

三、流行病学

甲减的患病率差异较大，与促甲状腺激素（TSH）诊断切点值、性别、年龄、种族等因素有关。TSH 诊断切点值越低，患病率越高。成年甲减患病率女性高于男性，随着年龄的增长而升高。亚临床甲减患病率高于临床甲减。美国亚临床甲减的患病率为 4.3%，临床甲减患病率为 0.3%。根据我国 10 个城市甲状腺疾病患病率调查显示，我国亚临床甲减患病率为 16.7%，临床甲减患病率为 1.1%。目前我国尚无老年人大规模的甲减普查数据，一些局部地区的调查患病率相差甚大，可能与各地区在种族、食物中含碘量的不同有关。

四、临床表现

1. 临床表现

老年人甲减常隐匿发病，进展缓慢，早期症状缺乏特异性。典型症状经常在几个月甚至几年后才显现出来，主要为代谢率减低和交感神经兴奋性下降的表现。

（1）低代谢症候群：畏寒、少汗、乏力、体重增加、行动迟缓、言语缓慢、音调低哑。因血循环差和产热减少，体温可低于正常。

（2）精神神经系统：轻者有记忆力、注意力、理解力和计算能力减退、嗜睡、反应迟钝。重者可表现为痴呆、幻想、木僵，可出现黏液性水肿昏迷。

（3）心血管系统：心率减慢，每搏量减少，静息时心输出量降低，外周血管阻力增加，脉压减小。患者可伴有血压增高，久病者易并发动脉粥样硬化症及冠心病。在应用甲状腺激素治疗期间会诱发或者加重心绞痛。原发性甲减出现心脏扩大，心包积液，称之为甲减性心脏病。

（4）消化系统：食欲减退、腹胀、便秘，偶尔会导致黏液水肿性巨结肠或麻痹性肠梗阻。

（5）内分泌系统：长期甲减可引起腺垂体增大、高催乳素血症、女性溢乳、男性乳房发育。

（6）血液系统：需氧量减少、促红细胞生成素生成不足、吸收不良、摄入不足、月经量多而致失血及胃酸缺乏导致铁吸收减少，上述原因都可以导致贫血。血浆凝血因子Ⅷ和Ⅸ浓度下降、毛细血管脆性增加以及血小板黏附功能下降，均易导致出血倾向。

（7）呼吸系统：可有胸腔积液，只在极少情况下才引起呼吸困难。阻塞性睡眠呼吸暂停比较常见，在甲状腺功能恢复正常后可逆转。

（8）生殖系统：成年女性重度甲减可伴性欲减退和排卵障碍、月经周期紊乱和月经量增多、不孕。男性甲减可致性欲减退、阳痿和精子减少。

（9）肌肉与骨关节系统：肌肉无力，可有肌萎缩。部分患者伴关节疼痛和关节腔积液。

（10）黏液性水肿昏迷：为甲减最严重的并发症。临床表现为嗜睡、低体温（<35℃）、呼吸减慢、心动过缓、血压下降、四肢肌肉松弛、反射减弱或消失，甚至昏迷、休克，危及生命。

2. 体征

（1）甲减面容：称为"面具脸"，颜面虚肿、表情呆板、淡漠、面色苍白、眼睑水肿、唇厚舌大、舌体边缘可见齿痕，眉毛外 1/3 稀疏脱落，男性胡须稀疏。

（2）皮肤：干燥粗糙，皮温降低，由于高胡萝卜素血症，手脚掌皮肤可呈姜黄色。毛发干燥稀疏，双下肢胫骨前方黏液性水肿，压之无凹陷。

（3）神经系统：跟腱反射时间延长，膝反射多正常。

（4）心血管系统：心动过缓、心音减弱、心界扩大。心包积液表现为心界向双侧增大，随体位而变化，坐位心浊音界呈烧瓶样，卧位心底部浊音界增大。

（5）消化系统：肠鸣音减弱，部分患者可出现麻痹性肠梗阻。

第二节　老年甲状腺功能减退症用药指导

甲状腺激素类药品

（1）药品、常见规格、用法用量及不良反应见表15-1。

表 15-1　甲状腺激素类药品、常见规格、用法用量及不良反应

药品	常见规格	常见用法用量	常见不良反应
左甲状腺素钠片	25 μg；50 μg；100 μg	较低剂量起始，每日总量12.5 μg，缓慢增量	心律不齐、心动过速、失眠、烦躁、多汗等甲亢症状等

（2）药物作用机制：左甲状腺素钠片中含有的合成甲状腺素与甲状腺自然分泌的甲状腺素相同。它与内源性激素一样，在外周器官被转化为 T_3，然后通过与 T_3 受体结合发挥特定作用。人体不能够区分内源性或外源性的左甲状腺素。

（3）用药指导

1）如用量适当，服用本药不良反应少见。使用过量或长期大剂量用药会引起类似甲亢的症状，引起心悸、手震颤、多汗、体重减轻、骨质疏松、神经兴奋性升高和失眠等。

2）老年患者对本品较敏感，应从小剂量开始，缓慢增加服用剂量，并定期监测血甲状腺素水平，包括血 T_3、T_4、FT_3、FT_4，老年患者应每 3 个月监测 1 次。

3）用药应高度个体化，正确掌握剂量，每日按时用药，甲状腺功能减退者一般要终身替代治疗，治疗期间应根据临床反应结果和实验室检查结果调整剂量。

4）药物过量时会发生中至重度的代谢率增加，可停止药物治疗数日，并进行必要的检查。

5）糖尿病患者慎用，动脉粥样硬化、心绞痛、冠心病、高血压、心肌缺血等心脏疾病患者慎用。

6）对本品过敏者禁用；严重的心脏疾病、未经治疗的肾上腺功能不足、垂体功能不足和甲状腺毒症者禁用；非甲状腺功能减退性心力衰竭、快速型心律失常以及近期出现心肌梗死的患者禁用；各种原因引起的甲状腺功能亢进患者禁用。

第三节　老年甲状腺功能减退症保健知识

一、疾病教育

对所有老年甲状腺减退症的患者都应提供教育，让其充分认识甲减并掌握自

我管理技能。具体教育内容有：

（1）老年甲状腺功能减退症的概念和并发症。

（2）甲减的表现（代谢下降，交感神经兴奋性下降、嗜睡、记忆力减退等）。

（3）黏液性水肿昏迷的表现：黏液性水肿昏迷是一种罕见的危及生命的重症，多见于老年患者，通常由并发疾病所诱发。临床表现为嗜睡、精神异常、木僵甚至昏迷、皮肤苍白、低体温、心动过缓、呼吸衰竭和心力衰竭等。本病预后差，病死率达 20%。

（4）抗甲减药物的种类、用法用量、不良反应等。

（5）适当运动和饮食结构调整，避免长期高碘饮食习惯；注意心血管病危险因素，如吸烟饮酒、高血压、高血脂。

（6）定期到医院检测甲状腺功能指标。

二、饮食教育

1. 供给足量的蛋白质

甲减时因小肠黏膜的更新速度减慢，消化液分泌腺体也受到影响而导致酶活性下降，从而导致白蛋白下降。氨基酸是组成蛋白质的基本成分，应补充以氨基酸，供给足量的蛋白质，每天的摄入量应不低于 60 g，维持人体的蛋白质平衡，改善病情。

2. 限制脂肪和富含胆固醇的饮食

甲减患者往往伴有高脂血症，因此应限制脂肪摄入每天脆防的供热量在 20% 左右，并限制富含胆固醇的食物。

3. 纠正贫血、供给丰富的维生素

有贫血者应补充富含铁质的饮食，同时补充维生素 B_{12}，例如摄入动物肝等，必要时还应供给富含叶酸的食物或药物等。

三、运动管理

理解本病是可治可控的，需要保持心情舒畅，杜绝不良的精神刺激，以避免情绪波动和产生悲观心理。患者需要适当参加体育锻炼，注意保暖，预防感冒，提高机体的抵抗力。

四、自我监测及随访计划

加强安全防范措施：甲减患者活动能力可下降，注意力不集中，容易发生碰伤、烫伤等事故，所以需要加强日常生活中的安全意识。

补充甲状腺激素治疗的初期每间隔 4~6 周测定相关的激素指标。然后根据检查结果调整左甲状腺素钠片的剂量，直至达到治疗目标。治疗达标后，需要每6~12 个月复查 1 次相关的激素指标。当出现以下症状加重时，应及时就诊：① 怕冷少汗、乏力嗜睡；② 少言懒语、表情淡漠，反应迟钝、记忆力减退；③ 心动过缓、血压偏低；④ 胃酸缺乏、食欲缺乏、腹胀便秘；⑤ 性欲减退、男性勃起功能障碍、女性月经紊乱或不孕；⑥ 体重增加；⑦ 关节或肌肉疼痛。

五、老年甲减高危人群筛查

（1）有自身免疫病者或一级亲属有自身免疫性甲状腺疾病者。

（2）有颈部及甲状腺的放射治疗史，包括甲亢的放射性碘治疗及头颈部恶性肿瘤的外放射治疗者。

（3）既往有甲状腺手术或功能异常史者。

（4）甲状腺检查异常者。

（5）患有精神性疾病者。

（6）服用胺碘酮、锂制剂、酪氨酸激酶抑制剂等药物者。

（7）有恶性贫血或高催乳素血症者。

（8）有心包积液或血脂异常、肥胖症者（BMI＞ 40 kg/m^2）。

六、老年甲减的分级预防

1. 一级预防

（1）宣传甲减的防治知识，发放甲状腺疾病健康教育科普手册或健康教育处方等，提高全社会对甲减的认识。

（2）在地方性甲状腺肿流行区推广加碘食盐。食盐加碘是消除碘缺乏病导致的甲减和克汀病最有效的方法。

（3）避免碘过量，碘过量能够导致 TSH 升高，进而导致亚临床甲减。

（4）应避免长期大量食用致甲状腺肿作用的食物，例如卷心菜、芜菁、甘蓝、木薯等。

（5）碳酸锂、硫脲类、磺胺类、对氨基水杨酸钠、过氯酸钾、保泰松、硫氢酸盐、酪氨酸激酶抑制剂等、白介素 -2、γ- 干扰素等可能导致甲减，应用时应该监测甲状腺功能。

（6）甲状腺功能正常、甲状腺自身抗体阳性的患者是甲减的高危人群，建议保持碘营养适量。

（7）新生儿 TSH 检测，可以早期发现先天性甲减患儿。

2. 二级预防

甲减患者的早发现、早诊断、早治疗。在高危人群中一旦筛查出甲减患者，即给予规范化管理，控制病情，使甲状腺激素水平和 TSH 达标，减缓并发症的发生。

3. 三级预防

加强甲减患者康复及护理，减少诱发甲减急性并发症的因素，防止甲减病情加重，避免发生黏液性水肿昏迷。对于老年人，要尽量减少发生药物性甲亢，减少因为甲减或甲亢导致的心血管死亡和全因死亡风险。

第十六章　老年类风湿关节炎与用药保健指导

类风湿关节炎（rheumatoid arthritis，RA）是一种慢性、系统性自身免疫病，可发生于任何年龄。除关节及周围组织受累外，也可出现皮下结节、贫血、肺间质病变和血管炎等关节外表现。基本病理表现为滑膜炎、血管翳形成，并逐渐出现关节软骨和骨破坏，最终导致关节畸形和功能丧失，可并发肺部疾病、心血管疾病、恶性肿瘤及抑郁症等。随着病程的延长，残疾及功能受限发生率升高。RA不仅造成患者身体机能、生活质量和社会参与度下降，也给患者家庭和社会带来巨大的经济负担。所以正确认识老年人类风湿性关节炎和用药保健，合理控制并发症，对老年人的健康和生活质量的提高有重要意义。

第一节　老年类风湿关节炎概论

一、概述

老年类风湿关节炎（RA）是一种发生在滑膜关节及其他器官系统的慢性、全身性、炎症性疾病，也是一种慢性进行性自身免疫性疾病，以关节滑膜炎及对称性、破坏性的关节病变为主要特征，病变可累及全身的大小关节。

二、病因及发病机制

（1）遗传易感性：流行病学调查显示，RA的发病与遗传因素密切相关，大量研究发现 HLA-DRB1 等位基因突变与 RA 发病相关。

（2）环境因素：未证实有导致本病的直接感染因子，但目前认为一些感染如细菌、支原体和病毒等可能通过被感染激活的 T、B 等淋巴细胞，影响 RA 的发病和病情进展。吸烟能够显著增加 RA 发生的风险。

（3）免疫紊乱：免疫紊乱是 RA 主要的发病机制。

三、流行病学

据流行病学调查显示，国内 RA 发病率为 0.42%，现症患者 500 余万人，是最常见的弥漫性结缔组织病之一。RA 多发生于女性，男女比例为 1 :（2~4）。国内对 RA 患者的调查结果显示，女性患者发病年龄高峰在 35~44 岁，男性患者在 55~64 岁。随着人们年龄的增高，RA 的发病率也在增长，且老年人群患病率约占 2%。

四、临床表现

RA 的临床表现个体差异大，多为慢性起病，以对称性双手、腕、足等多关节肿痛为首发表现，常伴有晨僵，可伴有乏力、低热、肌肉酸痛、体重下降等全身症状。少数则急性起病，在数天内出现典型的关节症状。

第二节 老年类风湿关节炎用药指导

治疗 RA 的常用药物分为五大类（表 16-1），即非甾体抗炎药（NSAIDs）、改善病情抗风湿药 DMARDs、生物制剂 DMARDs、糖皮质激素（GC）及植物药。初始治疗必须应用一种 DMARDs。

表 16-1 抗类风湿关节炎药物分类

抗类风湿关节炎药物种类	抗类风湿关节炎具体药物
非甾体抗炎药（NSAIDs）	① 非选择性 COX 抑制剂：布洛芬、双氯芬酸等
	② 选择性 COX-2 抑制剂：塞来昔布、罗非昔布等
改善病情抗风湿药（DMARDs）	甲氨蝶呤、来氟米特、羟氯喹和氯喹、柳氮磺吡啶、艾拉莫德及其他 DMARDs：① 金制剂；② 青霉胺；③ 硫唑嘌呤；④ 环孢素
生物制剂	① 肿瘤坏死因子拮抗剂（TNF-α）：依那西普、英夫利昔单抗、阿达木单抗等
	② IL-6 受体拮抗剂：托珠单抗等

续表

抗类风湿关节炎药物种类	抗类风湿关节炎具体药物
生物制剂	③ 抗 CD20 单抗：利妥昔单抗
	④ IL-1 受体拮抗剂
	⑤ CTLA-4 抗体
糖皮质激素（GC）	① 短效：可的松、氢化可的松等
	② 中效：甲泼尼龙、泼尼松龙等
	③ 长效：地塞米松、倍他米松等
植物药	雷公藤多苷、白芍总苷、青藤碱等

1. 非甾体抗炎药

（1）药品、常见规格、用法用量及不良反应见表 16-2。

表 16-2　非甾体抗炎药类药品、常见规格、用法用量及不良反应

药品	常见规格	常见用法用量	常见不良反应
布洛芬片（泡腾片、分散片、颗粒剂、胶囊、咀嚼片、口崩片）	100 mg；200 mg	泡腾片溶解于开水或温水后口服；颗粒剂温开水冲服；随餐或餐后服用，用于类风湿关节炎，每日总量 1200~3200 mg，分 3~4 次口服；避免服药超过 10 日	恶心、呕吐、胃烧灼感或轻度消化不良、胃肠道溃疡及出血、头痛、头晕等
布洛芬缓释片（缓释胶囊）	300 mg	每日 2 次（早晚各 1 次），每次 300 mg	同上
双氯芬酸钠肠溶片	25 mg；75 mg	药片需完整吞服，以液体送下，不可分割或咀嚼，宜饭前服用；口服每日总量 100~150 mg，分 2~3 次给药	过敏性或非过敏性皮炎，如丘疹、皮肤发红、水肿、瘙痒、小水疱、大水疱或鳞屑等
双氯芬酸钠缓释片	75 mg	缓释片剂：饭后口服，每日 1 次，每次 75 mg；若反应不佳，可增加至最大剂量每日 1 次，每次 150 mg	同上

续表

药品	常见规格	常见用法用量	常见不良反应
吲哚美辛栓剂	25 mg；50 mg；100 mg	直肠给药；取塑料指套1只，套在示指上，取出栓剂，持栓剂下端，轻轻塞入肛门约2 cm处，每次50~100 mg每日1次，每次1枚，每日剂量不宜超过200 mg	消化不良、胃痛、胃烧灼感、恶心、反酸、头痛、头晕、焦虑及失眠等，外用涂药部分偶有皮疹、发红、发热等
吡罗昔康（片剂、肠溶片）	10 mg；20 mg	饭后口服，每日总量20 mg，单次或分2次服用	恶心、胃痛，纳减及消化不良等
萘丁美酮（分散片、片剂、胶囊）	250 mg；500 mg	餐后或晚间服用，每日1次，每次1.0 g；一日最大量为2 g，分2次服；体重不足50 kg可每日以0.5 g起始逐渐上调至有效剂量	恶心、呕吐、消化不良、腹泻、腹痛和便秘、头痛、头晕、皮疹和瘙痒等
舒林酸（片剂、胶囊）	100 mg	饭后口服，每日2次，每次0.2 g，镇痛时可8小时后重复	腹胀、腹痛、恶心、食欲减退、便秘、腹泻、头痛、嗜睡等，偶见皮疹、瘙痒等
塞来昔布胶囊	100 mg；200 mg	饭后口服，每日2次，每次100~200 mg	恶心、呕吐、便秘、腹痛、腹泻、胃食管反流以及高血压等
罗非昔布片（胶囊）	12.5 mg；25 mg	饭后口服，骨关节炎：推荐起始剂量为每日1次，每次12.5 mg，每日最大总量25 mg；缓解急性疼痛：推荐第1次剂量为每日1次，每次50 mg，随后剂量为每日1次，每次25~50 mg，老年患者根据情况调整剂量	偶见有上呼吸道感染、恶心、腹泻、消化不良、腹痛、头痛、眩晕、水肿、高血压、哮喘、皮疹等

（2）药物作用机制：通过抑制花生四烯酸代谢过程中环氧化酶（COX）的活性，减少局部组织前列腺素（PG）的生物合成而具有抗炎、止痛、退热作用。据其对COX作用的选择性可分为非选择性COX抑制药和选择性COX-2抑制药。

NSAIDs起效迅速，可快速缓解患者的关节肿痛并改善功能，但对炎性疾病过程本身几乎无作用，不能使疾病真正缓解，停药后很快出现反跳或症状再现。

（3）用药指导

1）非甾类抗炎药（NSAIDs）有抗炎、止痛作用，作为DMARDs起效前的"桥梁"作用，改善关节炎症状，但不能延缓关节结构损伤，需与DMARDs同服。应注意胃肠道、肝肾损伤，避免两种NSAIDs同时服用。选择性COX-2抑制剂可以减少胃肠道不良反应。肾功能不全、高血压、心功能不全、消化性溃疡、血友病或其他出血性疾病（包括凝血或血小板功能异常）的患者，使用前必须咨询医师或药师。服药期间如出现胃肠道出血，肝、肾功能损伤，视力、听力障碍，血象异常等，应立即停止用药。

2）最常见的不良反应主要为胃肠道反应，可表现为上腹部不适、恶心、呕吐、胃十二指肠溃疡、出血甚至穿孔等。合用糖皮质激素口服、阿司匹林、抗凝药、选择性5-羟色胺再摄取抑制剂（SSRIs）、吸烟或饮酒、老年人及一般状况较差的患者、凝血障碍或晚期肝病等均可使风险增加。在最短的疗程内使用最低有效剂量进行治疗，同一时间内不要使用两种及以上NSAIDs，尽量避免用于高危患者。推荐对患者进行监测一般健康状况：一般健康状况差的患者其胃肠道损害的风险更大。其次为皮肤反应，包括皮疹、荨麻疹、剥脱性皮炎、光敏反应等，以舒林酸、萘普生、吡罗昔康为多见。在皮肤感染后使用该类药物应同时使用适当的抗生素和抗真菌药物，外用制剂不可用于破损皮肤。

3）NSAIDs可增加心血管事件的发生，因而应谨慎选择药物并以个体化为原则。在有心血管疾病及其危险因素的患者中这种风险可能增加，应慎用。接受冠状动脉旁路移植术（GABG）者禁用。有研究表明，非甾体抗炎药可导致新发高血压或使已有的高血压症状加重，其中的任何一种都可导致心血管事件的发生率增加。在开始本品治疗和整个治疗过程中应密切监测血压。

4）布洛芬联合应用ACEI抑制剂、噻嗪类利尿剂或袢利尿剂时会增加肾毒性和肾功能损伤的风险。联合糖皮质激素口服时增加严重胃肠道事件的风险。合并吸烟或者摄入乙醇可使潜在致命性胃肠道出血、溃疡形成或穿孔的风险增加，它们可能在无预警情况下出现。

5）双氯芬酸类药物老年人用药时需谨慎，最低有效剂量开始给药，特别是对身体虚弱和体重过低的患者。肝衰竭患者禁用双氯芬酸钠。

6）在决定使用吡罗昔康之前，请仔细考虑吡罗昔康和其他治疗方案的潜在疗效和风险。按照患者个人的治疗目标，在最短的时间内使用最低有效剂量。老年患者从最低有效剂量使用本品，肾功能损伤不需要调整剂量。

7）重度肾功能损伤不推荐使用塞来昔布，中度肝功能损伤（Child-Pugh B级）：剂量减少50%。重度肝功能损伤（Child-Pugh C级）：不推荐使用塞来昔布。老年患者体重若小于50 kg，起始治疗时采用推荐的最低剂量。已知或怀疑CYP2C9代谢酶缺乏者起始治疗时采用推荐的最低剂量。

（4）药物基因检测：对于长期使用NSAIDs的患者，相关药物基因如CYP2C8*3（7225G＞A）AA型、CYP2C8*3（35506T＞C）CC型、CYP2C9*3（1075A＞C）CC型的患者，代谢酶活性减弱，药物蓄积导致不良反应的发生，尤其是消化道出血的风险高，应根据基因检测的结果进行药物剂量的调整。

2. 缓解病情抗风湿药（DMARDs）

（1）药品、常见规格、用法用量及不良反应见表16-3。

表 16-3　DMARDs 药品、常见规格、用法用量及不良反应

药品	常见规格	常用用法用量	常见不良反应
甲氨蝶呤片	2.5 mg	口服，每日1次，每次5~10 mg，每周1~2次，一疗程安全量50~100 mg	胃肠道反应、口腔炎、皮疹、头疼、脱发、骨髓抑制、肝毒性，偶有肺间质病变等
柳氮磺吡啶（肠溶片、肠溶胶囊）	250 mg	餐后服药，初始剂量为一日总量2~3 g，分3~4次口服；无明显不适，可增至一日总量4~6 g，待症状缓解后逐渐减量	皮疹、胃肠道反应、头痛、眩晕，偶有骨髓抑制等
来氟米特片	5 mg；10 mg；20 mg	口服；类风湿关节炎：半衰期较长，可每日1次给药；开始治疗的最初3天给予负荷剂量一日50 mg，之后根据病情给予维持剂量一日10 mg或20 mg	皮疹、瘙痒、腹泻、转氨酶升高、白细胞减少、高血压等

药品	常见规格	常用用法用量	常见不良反应
羟氯喹片	100 mg； 200 mg	餐时口服，第一次剂量为每日 400 mg，分次服用；当疗效不再进一步改善时，剂量可减至 200 mg 维持；维持时，若治疗反应有所减弱，维持剂量应增加至每日 400 mg；应使用最小有效剂量维持，不应超过 6.5 mg/kg/d（自理想体重而非实际体重算得）或每日总量 400 mg，甚至更小量。如果风湿性疾病治疗 6 个月没有改善，应终止治疗	视网膜毒性、心脏毒性、腹泻，偶有皮疹等
青霉胺片	125 mg	饭后口服，类风湿关节炎：起始剂量每日总量 125~250 mg；分次服用；以后每 1~2 个月增加 125~250 mg；常用剂量为每日 4 次，每次 250 mg；一日最大总量一般不超过 1500 mg	皮疹、口腔炎、味觉障碍、蛋白尿等
金诺芬片	3 mg	饭后口服，每日 1~2 次，每次 3 mg	口腔炎、皮疹、腹泻、骨髓抑制，偶有蛋白尿等
硫唑嘌呤	50 mg； 100 mg	类风湿关节炎：每日总量 50~150 mg，每日可按单剂量给药或分两次口服	胃肠道症状、肝功能异常、骨髓抑制等
艾拉莫德	25 mg	饭后服用，每日 2 次，早晚各 1 次，每次 25mg	上腹部不适、转氨酶升高、恶心、纳差、皮疹、头晕等

（2）药物作用机制

1）甲氨蝶呤是二氢叶酸还原酶抑制剂，抑制细胞增生和复制，同时具有抗炎作用。

2）柳氮磺吡啶可以抑制白细胞趋化，降低蛋白溶解酶活性，抑制多种细胞因子如 IL-1、IL-6、TNF 等。

3）来氟米特主要抑制合成嘧啶的二氢乳酸脱氢酶的活性，从而使活化淋巴细胞的生长受抑制。

4）羟氯喹抑制由植物血凝素（PHA）反应诱导的 TNF-α、IFN-γ 合成，减少自身抗体形成和淋巴细胞增殖。

5）青霉胺可使类风湿因子（RF）所含的二硫键解聚，抑制中性粒细胞及 T 淋巴细胞功能。

6）金诺芬抑制淋巴细胞的 DNA 合成以及单核和中性粒细胞的趋化反应，降低免疫球蛋白的产生。

7）硫唑嘌呤是嘌呤类似物，可抑制腺嘌呤和鸟嘌呤的合成，最终影响 DNA 的合成。

8）艾拉莫德作用于 B 细胞，减少免疫球蛋白的生成，同时它也能抑制炎症因子 TNF、IL-1 和 IL-6R 的表达。

（3）用药指导

1）改善病情抗风湿药（DMARDs）可以延缓关节结构损伤，临床上一旦确诊 RA，就应加用 DMARDs。除非有禁忌，否则应首选甲氨蝶呤作为 RA 治疗中的基础用药，可以单用或联合羟氯喹、柳氮磺吡啶、来氟米特等。新型小分子药物艾拉莫德也逐渐在临床上推广使用。

2）金制剂、青霉胺、硫唑嘌呤也可用于治疗 RA，但目前少用。

3）羟氯喹对 RA 患者的代谢可能有益，并可能减少心血管事件的发生，故一般情况下，建议将其与其他 DMARDs 联合使用。

4）一些长期大剂量服用羟氯喹的 RA 患者中出现了不可逆的视网膜损害。用药前和治疗期间需检查眼底，以监测该药可能导致的视网膜损害。视网膜病变与剂量相关，在每日最大剂量不超过 6.5 mg/kg 体重情况下，发生视网膜损害的风险低；但超过推荐的每日剂量将会增加风险。需长期使用本品时，应开始基线并定期（每 3 个月）进行眼部检查（包括视觉灵敏度、裂隙灯检查、眼底镜以及视野检查），在治疗 RA 时，如果在 6 个月内仍无客观的病情改善（如关节肿胀减轻，活动度增加），应停用该药。

5）小剂量甲氨蝶呤（每周≤10 mg）的不良反应轻、长期耐受性较好。甲氨蝶呤治疗期间补充叶酸（建议每周 5 mg）可减少胃肠道副作用、肝功能损伤等不良反应。对于从口服甲氨蝶呤转换为注射用甲氨蝶呤的患者，需考虑两者之间生物利用度的差异。一旦达到最佳的临床作用，就应将剂量减少和尽可能长的休息时间。

6）甲氨蝶呤的主要不良反应为头痛、厌食、呕吐、腹泻、口腔炎、脱发等，但一般都不严重。服药期间需注意是否有感染或出血的症状，应避免到人群拥挤的地方或接触感染的患者，避免受伤流血，若出现感染（发热＞38.5℃）或出血的症状，应立即就医。若出现尿量减少、下肢水肿、呼吸短促、皮肤溃疡或持续性恶心、呕吐，必要时需就医处置。

7）甲氨蝶呤服用时请遵医嘱，不可自行调整剂量或增加服药次数。若不慎忘记服药，请立即补服，若已接近下一次服药时间，在下次用药时间服药即可，不可为了补服而服用双倍剂量。

8）甲氨蝶呤治疗期间需要定期监测肝肾功能、血常规。未经医师同意请勿施打疫苗。服药期间请避免过度曝晒，引起过敏产生红疹，并注意防晒措施（遮阳帽/伞、防晒乳）。同时，服药期间请勿饮酒，乙醇会增加肝的负担与伤害。本药还可能会让人晕眩、疲倦，请勿开车或操作危险器械。

9）诊疗时请告诉医师或药师是否有药物过敏或其他疾病，特别是显著的肺部疾病、严重感染、严重消化道溃疡、免疫性疾病、血液性疾病（如白血病或贫血）或肝肾功能不全，以及是否在服用其他药物，特别是抗生素、西林或磺胺类药、消炎止痛药、含叶酸的维他命、其他化疗药物或正进行放射线治疗等。

10）柳氮磺吡啶对缺乏葡萄糖-6-磷酸脱氢酶、肝功能损伤、肾功能损伤、血卟啉症、血小板、粒细胞减少、肠道或尿路阻塞患者应慎用。

11）应用磺胺药期间多饮水，保持高尿流量，以防结晶尿的发生，必要时亦可服碱化尿液的药物，如应用本品疗程长、剂量大时宜同服碳酸氢钠并多饮水，以防不良反应。治疗中至少每周检查尿常规 2~3 次，如发现结晶尿或血尿时给予碳酸氢钠及饮用大量水，直至结晶尿和血尿消失。还需监测肝肾功能，对长疗程的患者全血象检查尤为重要。

12）失水、休克和老年患者应用柳氮磺吡啶易致肾损伤，应慎用或避免应用本品。对呋塞米、砜类、噻嗪类利尿药、磺脲类、碳酸酐酶抑制药及其他磺胺类药物呈现过敏的患者，对本品也会过敏。

13）柳氮磺吡啶有胃肠道刺激症状，需餐后服药，也可分成小量多次服用，甚至每小时 1 次，使症状减轻。

3. 生物制剂类

（1）药品、常见规格、用法用量及不良反应见表 16-4。

表 16-4　常用生物制剂类药品、常见规格、用法用量及不良反应

药品	常见规格	常用用法用量	常见不良反应
依那西普注射液	0.47 ml：25 mg 0.94 ml：50 mg	类风湿关节炎、强直性脊柱炎：皮下注射，推荐剂量为每周 2 次（间隔 72~96 小时），每次 25 mg，或每周 1 次，每次 50 mg；不推荐使用更高剂量	注射部位反应（如疼痛、肿胀、瘙痒、红斑和出血），感染（如上呼吸道感染、支气管炎、膀胱感染和皮肤感染），变态反应，自身抗体形成，瘙痒和发热等
阿达木单抗注射液	0.8 ml：40 mg	类风湿关节炎：每 2 周 1 次，每次 40 mg，皮下注射	感染（如鼻咽炎、上呼吸道感染和鼻窦炎）、注射部位反应（红斑、瘙痒、出血、疼痛或肿胀）、头痛和骨骼肌肉疼痛等
英夫利昔单抗注射液	100 mg	类风湿关节炎：第 1 次给予本品 3 mg/kg，然后在首次给药后的第 2 周和第 6 周及以后每隔 8 周各给予 1 次相同剂量；对于疗效不佳的患者，可考虑将剂量调整至 10 mg/kg 和（或）将用药间隔调整为 4 周	输液反应，增加机会性感染或感染加重的风险，并可促使潜伏性结核复发或播散，使乙肝或丙肝复活等
利妥昔单抗注射液	10 ml：100 mg 50 ml：500 mg	类风湿关节炎：推荐剂量为每次 100 mg，静脉滴注，前后两次用药间隔 2 周，24 周为 1 个疗程	输液相关不良反应、感染机会增多、心脏不良反应、腹泻、消化不良、神经系统不良反应等
托珠单抗注射液	4 ml：80 mg 10 ml：200 mg 20 ml：400 mg	类风湿关节炎：8 mg/kg，每 4 周静脉滴注 1 次，可与 MTX 或其他 DMARDs 药物联用；出现肝酶异常、中性粒细胞计数降低、血小板计数降低时，可将托珠单抗的剂量减至 4 mg/kg；对于体重大于 100 kg 的患者，每次推荐的滴注剂量不得超过 800 mg	严重感染、活动性感染、胃肠道穿孔、血象异常等

（2）药物作用机制

1）依那西普是细胞表面肿瘤坏死因子（TNF）受体的竞争性抑制剂，可以抑制 TNF 的生物活性，从而阻断 TNF 介导的细胞反应。

2）阿达木单抗可以与 TNF 特异性结合，通过阻断 TNF 与 p55 和 p75 细胞表面 TNF 受体的相互作用从而消除其生物学功能。

3）英夫利昔单抗为人 - 鼠嵌合单克隆抗体，可与 TNF-α 的可溶形式和跨膜形式以高亲和力结合，抑制 TNF-α 与受体结合，从而使 TNF 失去生物活性。

4）利妥昔单抗是一种人鼠嵌合性单克隆抗体，能特异性地与跨膜抗原 CD20 结合。CD20 抗原位于前 B 和成熟 B 淋巴细胞表面，利妥昔单抗与 B 细胞上的 CD20 抗原结合后，启动免疫反应介导 B 细胞溶解。

5）托珠单抗是免疫球蛋白 lgG1 亚型的重组人源化抗人白介素 6（IL-6）受体单克隆抗体。托珠单抗特异性结合可溶性及膜结合的 IL-6 受体（sIL-6R 和 mIL-6R），并抑制 sIL-6R 和 mIL-6R 介导的信号传导。

（3）用药指导

1）患者避免在治疗期间进行活疫苗注射，因药物可引起免疫抑制。

2）使用前应该报告乳胶过敏性，因为药物预充式注射器和自动注射器上的针帽含有干燥天然橡胶（乳胶衍生物）。

3）在治疗期间或治疗以后，患者若出现结核病（如持续性咳嗽、体重减轻和低热）的体征 / 症状，均应寻求医学指导。曾有乙型肝炎病毒（HBV）的携带者接受包括依那西普在内的 TNF 抑制剂治疗时出现乙型肝炎复发的报告。有 HBV 感染风险的患者在开始抗 TNF 治疗前，必须对先前 HBV 感染情况进行评价。 对曾感染 HBV 的患者使用依那西普时应谨慎，需检测患者 HBV 感染激活的征兆和症状。

4）老年群体接受阿达木单抗，65 岁以上患者发生严重感染的频率高于 65 岁以下的患者，其中一些还会出现致命的后果。因此，在治疗期间应该特别注意有关感染的风险。

5）当出现狼疮样综合征（关节痛、肌痛、乏力、皮疹）或血清病样反应（皮疹、荨麻疹、关节痛、发热、不适、淋巴结肿大）的体征 / 症状时，及时告知医生。

（4）药物基因检测：炎症性疾病采用抗肿瘤坏死因子治疗，对此类药物可通过检测 TNF-α 基因多态性指导个体化用药。TNF-α（308 G＞A）AA 和

AG 基因型的患者，症状改善不明显；GG 基因型的患者症状改善明显。TNF-α（857 C>T）的 CC 基因型患者症状改善明显，而 CT 和 TT 型均无 CC 型明显。对于 TNF-α（238 G>A）的 GA 型患者，采用英夫利昔单抗治疗无应答，TNFRSF1B（676 T>G）的 GG 和 GA 型患者，英夫利昔单抗治疗效应差。

4. 糖皮质激素

（1）药品、常见规格、用法用量及不良反应见表 16-5。

表 16-5　糖皮质激素类药品、常见规格、用法用量及不良反应

药品	常见规格	常用用法用量	常见不良反应
注射用氢化可的松琥珀酸钠	50 mg 100 mg	关节腔内注射，每次 1~2 ml（25 mg/ml）；鞘内注射每次 1 ml	骨质疏松症、精神障碍、肥胖、高血压、低血钾、多毛、水肿等。在注射部位可能出现滞后性皮肤发白、轻度肌萎缩。少数病例在用药部位发痒、发红等
醋酸泼尼松龙片（注射液）	5 mg； 1 ml：25 mg； 2 ml：50 mg； 5 ml：0.125 g	根据病情每日 15~40 mg，需要时可用到 60 mg，发热患者分 3 次服用，体温正常者每日晨起一次顿服；维持量 5~10 mg，视病情而定 肌注或关节腔注射：每日 10~40 mg，必要时可加量	同上
甲泼尼龙片	4 mg；16 mg	初始剂量：每日总量 4~48 mg，症状较轻给予低剂量即可，根据病情调整	同上
醋酸曲安奈德注射液	5 ml：50 mg 1 ml：40 mg 2 ml：80 mg	肌注：每周 1 次，每次 20~100 mg，关节腔或皮下注射：一般每次 2.5~5 mg	同上
地塞米松磷酸钠注射液	1 ml：2 mg 1 ml：5 mg	关节腔内注射一般每次 0.8~4 mg，按关节腔大小而定	同上
复方倍他米松注射液	1 ml：5 mg 2 mg	关节内注射本品 0.5~2 ml	同上

（2）药物作用机制：糖皮质激素是一类具有多种生物活性的化合物，除免疫抑制作用外，临床上还有强大的抗炎、抗休克等广泛的生理活性，是最有效的抗炎和免疫抑制药物，在风湿性疾病的治疗中发挥重要作用。主要通过以下机制：

1）抑制炎症反应：改变该细胞合成的蛋白性能，减少致炎症细胞因子形成。

2）抑制免疫反应：主要通过抑制细胞免疫发挥抗免疫作用，抑制巨噬细胞的吞噬及抗原呈递作用，减少大量炎症细胞的活化、增殖、分化和存活；同时抑制一些炎症相关细胞因子的生成和分泌。

（3）用药指导

1）糖皮质激素具有强大的抗炎作用，可迅速缓解 RA 的关节症状和全身病变，但是目前没有证据支持激素作为治疗 RA 的常规药物。在下述四种情况可选用激素：① 伴发类风湿血管炎：包括多发性单神经炎、类风湿肺、浆膜炎及虹膜炎等。② 过渡治疗：在重症 RA 患者，可用小量激素快速缓解病情。③ 经正规改善病情抗风湿药治疗无效的患者。④ 局部应用：如关节腔内注射可有效缓解关节的炎症。总原则为短期小剂量（10 mg/d 以下）应用，一旦病情允许，应尽快减少直至停用。

2）不推荐单用或长期大剂量使用糖皮质激素。糖皮质激素具有高效抗炎和免疫抑制作用，但由于其副作用较大，因此在较长时间内临床医师很少将糖皮质激素用于治疗 RA。

3）应注意补充钙剂和维生素 D，避免骨质疏松，保护胃黏膜。

5. 植物药制剂

（1）药品、常见规格、用法用量及不良反应见表 16-6。

表 16-6　植物药类药品、常见规格、用法用量及不良反应

药品	常见规格	用法用量	常见不良反应
雷公藤多苷片	10 mg	每日总量按体重 1~1.5 mg/（kg·d），分 3 次饭后服用	口干、恶心、呕吐等胃肠道反应，心悸、胸闷、心律失常、血压上升、头晕、偶见皮疹、瘙痒、脱发、面部色素沉着，泌尿系统可见少尿或多尿、水肿，偶可影响血液系统等

（2）药物作用机制：雷公藤多苷有抑制淋巴、单核细胞及抗炎作用，对缓解关节肿痛有效。

（3）用药指导

1）老年患者慎用。

2）用药期间应注意定期随诊并检查血、尿常规及心电图和肝肾功能，必要时停药并给予相应处理。用药初期从最小剂量开始，严格控制用药剂量和疗程，一般连续用药不宜超过 3 个月。

第三节　老年类风湿关节炎保健知识

一、疾病教育

类风湿关节炎引起关节发炎，这会导致早上疼痛和僵硬，持续 30 多分钟。其他症状包括关节发红、发热和肿胀。类风湿关节炎通过引起滑膜发炎影响关节。如果不治疗，炎症可能会损害软骨和骨骼。常受影响的关节是手和脚的小关节，其他关节如肩膀、肘部、膝盖和脚踝也可能受影响。建议 RA 患者注意生活方式的调整，包括禁烟、控制体重、合理饮食和适当运动。提醒患者定期监测与随访。

类风湿关节炎是一种慢性病，药物见效较慢，各人对药物反应也不一样，医生需了解患者对药物的疗效和副作用等，并对药物进行调整。有些患者服用一段时间药物后关节不再疼痛，以为根治了，不再服药及复诊，最终复发，需重新开始治疗。这样反复复发，病情得不到有效控制，就会失去治疗的最好时机。所以规范治疗，定期监测尤为重要。

二、饮食指导

老年人消化器官可出现一系列的解剖学和生理学改变，表现在吸收、代谢和排泄功能逐渐减弱等。指导患者进易消化食物如粥类、面汤类，多吃蔬菜，减少红肉类食品；由于使用糖皮质激素治疗，患者的食欲增强，指导患者防止血糖升高和肥胖而注意控制饮食；同时为了减少体内钙的流失，多吃含钙食物如牛奶等；又由于类风湿关节炎患者怕冷惧寒，指导患者尽量不吃生冷寒食，进食前检查食物是否为温热状态，需要时及时加热。

三、心理保健

老年类风湿关节炎患者由于病程较长，且反复发作，导致患者出现焦虑、恼怒、悲观、抑郁等症状。除在平时关心、尊重患者外，通过交谈了解患者的负面心理程度，采取开导、劝慰、鼓励等交流技巧，使患者及时调整不良心理情绪，正确乐观地对待自身疾病。

四、运动指导

老年类风湿关节炎患者关节有不同程度的关节畸形，为防止关节畸形加重或挛缩，适宜的功能锻炼十分重要。急性期需要卧床休息，减少关节活动，以免加重关节负担，使病情加重；缓解期（恢复期）逐渐增加关节活动量，除日常生活活动外，每日做四肢各关节的伸、屈、旋转活动，每日 3 次，每次以不感疲劳为宜；鼓励患者做一些有兴趣的手工活动，如编织、绘绣等。

五、疾病护理

由于严重的类风湿，导致关节畸形患者活动受限，加之老年体力下降，造成患者日常生活不同程度的困难。指导患者做力所能及的活动，满足其自理需求；对力所不能及的日常活动，护理及陪护人员给予协助和帮助；由于风寒会加重类风湿关节炎患者的关节肿胀、疼痛的症状，指导患者避免风吹受寒，尽量不使用空调冷风，室内保持温暖适宜。

老年人骨质疏松，关节粗糙变形，软骨脂肪化和骨质化，易引起站立不稳及活动困难而发生跌倒，又因为老年类风湿关节炎关节变形更加严重，跌倒的危险性增大，预防跌倒是护、患共同关注的问题。向患者强调导致跌倒的因素及跌倒会引起的严重后果，引起患者思想上的重视；对于病情严重行走困难者，需要 24小时陪护，卧床休息或睡觉时加固床档，防止坠床；告诫患者不要自己倒开水、洗衣服等，以避免烫伤、滑倒。

六、关节保护指导

关节保护的目的是让患者在对患关节损伤最小的情况下参与日常活动。这些原则可以帮助减少关节过度压力引起的疼痛、炎症和损伤。

1. 将载荷分布在更强的关节和（或）更大的表面积上

手的小关节在过度使用时很容易产生疼痛和炎症，导致韧带过度拉伸，以及不稳定，如果可能，将负荷分散到几个关节或一个更大的关节。

2. 避免长时间保持同一关节位置

关节长时间保持一个姿势容易僵硬。关节固定数日或数周会导致肌萎缩和关节挛缩。频繁地移动身体、伸展或变换姿势可以减轻疼痛和僵硬。

3. 良好的姿势符合人体力学

每个关节都应该在其解剖上最稳定和最具功能的平面上使用。良好的人体力学和姿势对减少肌肉骨骼劳损很重要，从而预防或减少疼痛。虽然一开始会消耗更多的精力，一旦养成习惯，就不需要那么多精力来保持一个好的姿势。

4. 用最少的力量完成工作

避免挤压和挤压活动，容易加重软组织损伤和手部畸形。用更少的力气握住一个物体，休息一下，使用特殊的辅助工具可以减少关节的压力。

5. 使用效率原则来简化工作：计划、组织、平衡工作和休息

计划、组织和平衡工作与休息是有用的原则，可用于减少关节的压力。

6. 保持力量和活动范围

保持活动以保持/增加力量和活动范围。运动对控制体重、预防冠心病具有重要作用。当对关节炎患者进行个体化治疗时，运动有望改善而不是加重关节疼痛和功能。

第十七章　老年痛风与用药保健指导

痛风（gout）是一种单钠尿酸盐沉积所致的晶体性关节炎，与嘌呤代谢障碍所致的高尿酸血症直接相关；高尿酸血症（hyperuricemia，HUA）是嘌呤代谢障碍引起的代谢性疾病；痛风和高尿酸血症是同一疾病的不同状态。痛风是一组以血尿酸升高、反复发作性急性关节炎、痛风石为特征的代谢性风湿病，也是一种慢性的、进行性的疾病，其并发症多，致残率高，严重影响人们的生命和生活质量。高尿酸血症是指正常饮食状态下，不同时间两次检测空腹血尿酸水平，男性>420 μmol/L（7 mg/dl），女性>360 μmol/L（6 mg/dl）。有相当一部分高尿酸血症患者可终身不出现关节炎等明显症状，称为无症状高尿酸血症。老年痛风患者常伴发高脂血症、高血压、糖尿病、动脉粥样硬化及冠心病。

正确认识老年人痛风和用药保健，合理控制饮食和血尿酸代谢异常及并发症，对老年人的健康和生活质量的提高有重要意义。

第一节　老年痛风概论

一、概述

老年痛风是一种常见且复杂的关节炎类型，男性发病率高于女性。痛风患者经常会在夜晚出现突然性的关节痛，发病急，关节部位出现严重的疼痛、水肿、红肿和炎症，疼痛感慢慢减轻直至消失，持续几天或几周不等。当疼痛发作时，患者会在半夜熟睡中痛醒，有患者描述疼痛感类似于拇趾被火烧一样。最常发病的关节是拇趾（医学术语：第一跖骨），但发病的关节不限于此，还常见于手部的关节、膝盖、肘部等。

二、病因及发病机制

痛风的病因及具体发病机制尚不明确，但尿酸结晶是痛风的基本成因，此结晶常与血液中高尿酸浓度有关，包括饮食习惯、遗传因素，以及肾对于尿酸盐的清除率下降都可能造成高尿酸血症。据统计，高尿酸血症大部分（约90%）都是肾对尿酸盐清除率下降造成的，而仅有不到10%的高尿酸血症患者是因体内产生过多的尿酸。

1. 生活型态

根据研究，饮食习惯因素占痛风成因的12%，与乙醇、添加果糖的饮料、肉类和海鲜类摄取有很强的关联性，外伤和外科手术等也和痛风有一定关系。

2. 基因型

痛风也与基因有一定的关系，60%的血尿酸浓度变化与基因有关。SLC2A9、SLC22A12以及ABCG2三个基因被发现与痛风存在关联性，而这三个基因的变异可将发病概率大致提高1倍。SLC2A9和SLC22A12两对等位基因的功能丧失型突变，会通过尿酸盐吸收量的减少及失控的尿酸盐分泌而造成先天性高尿酸血症。ABCG2的基因与痛风有关，其变异会导致肾处理尿酸的功能异常，从而增加患上高尿酸血症的风险。

3. 健康状况

痛风患者经常同时患上其他疾病。在约75%的病例中，腹部肥胖、高血压、胰岛素抵抗、血脂异常与痛风同时发生。痛风是红细胞增多症、铅中毒、肾衰竭、溶血性贫血、银屑病及器官移植等疾病的常见并发症。

4. 用药状况

利尿剂的使用与痛风发作有关，但是低剂量的氢氯噻嗪的使用并没有增加患病风险的倾向。烟碱、阿司匹林、环孢素和他克莫司等药物的使用会增加痛风的患病概率。

三、流行病学

根据最新研究结果，中国高尿酸血症的总体患病率为13.3%，约1/3的高尿酸血症患者发展为痛风；40岁以上的中年人高尿酸血症与痛风较为多发，而且其患病率通常随年龄的增加而升高，而随着人口老龄化越趋严重，高尿酸血症与痛风已成为一种十分常见的高发疾病，男性患者的发病率较女性更高，男性高发年龄为40~49 岁，女性多在绝经期（48~55 岁）之后，国外发达地区患病年龄较国内早。

四、老年痛风的分类

痛风及高尿酸血症根据病因主要分为原发性、继发性两大类。

1. 原发性高尿酸血症

（1）特发性尿酸增多症：绝大多数发病原因不明，10%~20% 的患者有阳性家族史，仅 1% 左右患者由先天性酶缺陷引起。

（2）尿酸产生过多：与高嘌呤饮食、乙醇过多摄入、高糖饮食、嘌呤代谢增强相关，常合并代谢综合征相关的临床表现或疾病。

2. 继发性高尿酸血症

（1）血液系统疾病：如急慢性白血病、红细胞增多症、淋巴瘤以及多种实体肿瘤化疗时，由于细胞内核酸大量分解而致尿酸产生过多。

（2）各类肾病：由于肾功能不全、肾小管疾病造成尿酸排泄减少。

（3）服用某些药物：常见为呋塞米等利尿剂、抗结核病药物、抗帕金森病药物、细胞毒性化疗药物、免疫抑制剂等。

（4）有机酸产生过多，抑制尿酸排泄：如乳酸酸中毒、糖尿病酮症酸中毒、过度运动、饥饿、乙醇等。

五、临床表现

痛风及高尿酸血症的临床病程经典分期常分为以下四个阶段。

1. 无症状的高尿酸血症

无症状的高尿酸血症指血尿酸水平升高，而临床尚未出现急性痛风性关节炎或尿酸性肾结石。

2. 急性痛风性关节炎

急性痛风性关节炎好发于下肢单关节，典型发作起病急骤，数小时内症状发展至高峰，关节及周围软组织出现明显的红肿热痛，疼痛剧烈。大关节受累时可有关节渗液，并可伴有头痛、发热、白细胞计数增高等全身症状。半数以上患者首发于足第一跖趾关节，而在整个病程中约 90% 患者该关节被累及，病程常小于2 周，治疗及时者症状可于数小时内缓解。

3. 间歇期

间歇期指两次急性痛风性关节炎发作之间的阶段。

4. 慢性痛风石及慢性痛风性关节炎

绝大多数患者因未长期坚持控制高尿酸血症，更多关节受累，痛风发作变得频繁，对药物治疗的反应变差，发作时间可能持续更长，逐渐进展为慢性、双侧受累、多发性关节炎，最终出现关节畸形，在关节附近肌腱腱鞘及皮肤结缔组织中形成痛风结节或痛风石，并出现并发症如痛风性肾病等。

第二节　老年痛风用药指导

目前我国临床上使用的痛风治疗药物包括抑制尿酸合成、促进尿酸排泄和镇痛消炎药物等（表 17-1）。

表 17-1　抗痛风药物分类

抗痛风药物种类	抗痛风药物具体代表药物
非甾体抗炎药	双氯芬酸钠、依托考昔
抑制尿酸合成	别嘌醇、非布司他
促进尿酸排泄	苯溴马隆
抑制粒细胞浸润	秋水仙碱
糖皮质激素	泼尼松

1. 非甾体抗炎（NSAIDs）药品

（1）药品、常见规格、用法用量及不良反应见表 17-2。

表 17-2　NSAIDs 药品、常见规格、用法用量及不良反应

药品	常见规格	常见用法用量	常见不良反应
非选择性 NSAIDs			
吲哚美辛片（胶囊、肠溶片）	25 mg	随餐或餐后服用，初始剂量每日 2~3 次，每次 25~50 mg；每日最大量不应超过 150 mg	消化不良、胃痛、胃烧灼感、恶心反酸、头痛、头晕、焦虑、失眠、血尿、水肿、肾功能不全和各型皮疹等

续表

药品	常见规格	常见用法用量	常见不良反应
吲哚美辛缓释片（缓释胶囊）	25 mg；75 mg	随餐或餐后服用，急性病情，痛风性关节炎，开始时服用每日1次，每次100 mg；以后为每日2次，每次75 mg，以控制疼痛，然后迅速减量并停止服药	同上
双氯芬酸钠肠溶片（肠溶胶囊）	25 mg；50 mg	最初每日总量为100~150 mg；对轻度患者或需长期治疗的患者，每日剂量为75~100 mg；通常将每日剂量分2~3次服用，老年人应根据基础病情谨慎用药，应给予最低有效剂量	胃不适、烧灼感、反酸、纳差、恶心、头痛、眩晕、嗜睡、兴奋、水肿、少尿、皮疹、电解质紊乱等
双氯芬酸钠缓释片（缓释胶囊、肠溶缓释胶囊）	50 mg；75 mg；100 mg	药片须整片吞服，宜与食物同服；本品推荐剂量为每日1次，每次75 mg；最大总量为150 mg，分两次服用或遵医嘱 对于轻度及长期治疗患者，每日服用75 mg；对夜间及清晨症状较重的患者，应在傍晚服用75 mg；老年人应根据基础病情谨慎用药，应给予最低有效剂量	同上
洛索洛芬钠片（胶囊、分散片、颗粒）	60 mg	每日3次，每次60 mg，空腹时不宜服药	胃部不适感、腹痛、恶心及呕吐、厌食及水肿等
选择性环氧化酶-2（COX-2）抑制剂			
塞来昔布胶囊	100 mg；200 mg	每日1~2次，每次100~200 mg	便秘、吞咽困难、嗳气、食管炎、胃炎等

药品	常见规格	常见用法用量	常见不良反应
依托考昔片	30 mg; 60 mg; 90 mg; 120 mg	可与食物同服或单独服用; 关节炎:推荐剂量为每日 1 次 每次 30 mg,对于症状不能充分 缓解的患者,可以增加至每日 1 次,每次 60 mg;在使用本品每日 1 次,每次 60 mg,4 周后疗效仍 然不明显,应考虑其他治疗手段; 最大剂量为每天不超过 60 mg; 急性痛风性关节炎:推荐剂量 为每日 1 次,每次 120 mg;本品 120 mg 只适用于症状急性发作期, 最长使用 8 天;最大推荐剂量为 每日不超过 120 mg	消化不良、恶心、感染和 侵染等

（2）药物作用机制：前列腺素（prostaglandin，PG）是广泛存在于人的各种重要组织和体液中的不饱和脂肪酸，其前体为花生四烯酸（arachidonic acid，AA），它们参与炎症反应、发热、疼痛等多种生理和病理过程。非选择性非甾体抗炎药的作用机制是抑制环氧化酶（COX）活性，减少 PG 合成；选择性 COX-2 抑制剂可选择性抑制 COX-2 来抑制 PG 的生成，从而发挥抗炎、解热、镇痛作用。该类药物可用于痛风的急性发作。

（3）用药指导

1）常见的不良反应是胃肠道反应、皮疹等，老年人应根据基础病情谨慎用药，尤其是身体虚弱和低体重老年患者，应给予最低有效剂量。

2）不同种类的 NSAIDs 在治疗急性痛风时，疗效无明显差异。但应尽量避免≥ 2 种 NSAIDs 同时服用。

3）非选择性 NSAIDs 如吲哚美辛、双氯芬酸、洛索洛芬等，常见的不良反应是胃肠道症状，也可能加重肾功能不全、影响血小板功能。此类药物活动性消化性溃疡者禁用，伴肾功能不全者慎用。

4）选择性环氧化酶（COX-2）抑制剂如依托考昔，对胃肠道和肾的不良反应较弱。依托考昔用于痛风关节炎的推荐剂量为每次 120 mg，每日 1 次且只适用于症状的急性发作期，最长使用 8 日。与吲哚美辛及双氯芬酸相比，依托考昔的疗效相当，且不良反应发生率较低，耐受性较好。

5）避免与其他任何非甾体抗炎药或者阿司匹林合并用药。当 COX-2 抑制剂、非甾体抗炎药与阿司匹林（即使是低剂量）合用时，发生胃肠道不良事件（胃肠道溃疡或其他胃肠道并发症）的危险性增高。

6）在使用所有非甾体抗炎药治疗过程中的任何时候，都可能出现胃肠道出血、溃疡和穿孔的不良反应，其风险可能是致命的。这些不良反应可能伴有或不伴有警示症状，需进一步关注胃肠道不良反应。

（4）药物基因检测：对于长期使用 NSAIDs 的患者，相关药物基因如 CYP2C8*3（7225 G＞A）AA 型、CYP2C8*3（35506 T＞C）CC 型、CYP2C9*3（1075 A＞C）CC 型的患者，代谢酶活性减弱，药物蓄积导致不良反应的发生，尤其是消化道出血的风险高，应根据基因检测的结果进行药物剂量的调整。

2. 抑制尿酸合成类药品

（1）药品、常见规格、用法用量及不良反应见表 17-3。

表 17-3　抑制尿酸合成类药品、常见规格、用法用量及不良反应

药品	常见规格	常见用法用量	常见不良反应
别嘌醇片	0.1 g	餐后服用；初始剂量每日 1~2 次，每次 50 mg；每周可递增到每次 50~100 mg 至 200~300 mg，分 2~3 次服；每日最大量不得大于 600 mg；老年人应谨慎用药	肝功能异常、皮疹、恶心、呕吐、腹痛、腹泻、白细胞减少等
别嘌醇缓释片（缓释胶囊）	0.25 g	每日 1 次，每次 1 片	同上
非布司他片	20 mg；40 mg；80 mg	初始剂量为每日 1 次，每次 40 mg，如果 2 周后血尿酸水平仍不低于 6 mg/dl（约 360 μmol/L），建议剂量增至每日 1 次，每次 80 mg；给药时无须考虑食物和抗酸剂的影响，每日最大剂量为 80 mg，血尿酸值达标后，维持最低有效剂量	肝功能异常、恶心、关节痛、皮疹等

（2）药物作用机制：通过抑制黄嘌呤氧化酶，从而阻断次黄嘌呤向黄嘌呤、黄嘌呤向尿酸的代谢转化，使尿酸生成减少，降低血中尿酸浓度，减少尿酸盐在骨、关节及肾的沉着，抑制痛风石和肾结石形成，并促进痛风石溶解。常用于间歇期和慢性期治疗。

（3）用药指导

1）常见的不良反应是肝功能异常、皮疹、恶心、呕吐、腹泻等，肝肾功能异常的患者慎用。

2）别嘌醇初始剂量一般为 100 mg（合并慢性肾病 CKD1~2 期），每 2~4 周增加 100 mg/d，最大 800 mg/d。对于 CKD4 期或肾功能更差的患者，起始剂量则应≤50 mg/d，此后每 4 周可以增加 50 mg/d 剂量，最大剂量 200 mg/d，直至血尿酸水平达到预期目标，CKD5 期禁用。

3）使用别嘌醇时，需要严密监测可能出现的不良反应，如严重超敏反应综合征、皮疹、瘙痒、肝功能异常等，肌酐清除率 CCr<15 ml/min 者禁用。

4）非布司他在痛风性关节炎（痛风发作）发作时不建议使用。

5）非布司他主要经肝代谢，而后经多途径排泄，所以轻中度肾功能受损的痛风患者使用时不需要调整药物剂量；对慢性肾病 4 期及以上的患者优先考虑非布司他，最大剂量 40 mg/d。合并心脑血管疾病的老年人应谨慎使用。

6）非布司他对肝药酶的抑制作用会升高硫唑嘌呤、疏嘌呤和茶碱的血药浓度，所以本药禁止用于正在使用这 3 种药物的患者。

7）非布司他是对别嘌醇过敏痛风患者的有效替代品。

（4）药物基因检测：严重超敏反应综合征（allopurinol hypersensitivity syndrome，AHS）是影响别嘌呤醇应用的主要原因，常发生在开始治疗的前几个月。HLA-B*5801 基因阳性与 AHS 发生相关，因此推荐有条件的地区在别嘌呤醇治疗前行快速 PCR 筛查 HLA-B*5801 基因，同时从小剂量开始逐渐加量应用，从而减少 AHS 的发生。其余不良反应还包括胃肠道症状、皮疹、药物热、肝酶升高、骨髓抑制等。

3. 促进尿酸排泄类药物

（1）药品、常见规格、用法用量及不良反应见表 17-4。

表 17-4　促进尿酸排泄类药品、常见规格、用法用量及不良反应

药品	常见规格	常见用法用量	常见不良反应
苯溴马隆片（胶囊）	50 mg	早餐后服用，每日 1 次，每次 50 mg；用药 1~3 周检查血清尿酸浓度，在后续治疗中，成人和 14 岁以上的年轻人每日 50~100 mg	恶心、呕吐、胃内饱胀感和腹泻、皮疹、红斑等
丙磺舒片	0.25 g	口服，每日 2 次，每次 0.25 g；1 周后可增至每日 2 次，每次 0.5 g	恶心、呕吐、消化道溃疡、白细胞减少、促进肾结石形成等

（2）药物作用机制：主要通过抑制近端肾小管对尿酸的重吸收而促进尿酸排泄，从而降低血尿酸水平。适用于肾功能尚好，每日尿液排出尿酸不多的痛风发作间歇期和慢性期的患者。

（3）用药指导

1）常见不良反应有恶心、呕吐、消化道溃疡、促进肾结石等风险，在老年患者中应用有一定的负面影响。

2）一般应慎用于存在尿路结石或慢性尿酸盐肾病的患者，急性尿酸盐肾病者禁用。

3）在应用此类药物治疗前检测尿酸含量，同时规定此类药物禁用于尿路结石和尿酸升高的患者。

4）在治疗过程中需每天大量饮水及口服碳酸氢钠以碱化尿液，保持每天尿量≥2000 ml，以利尿酸排出。

5）苯溴马隆可用于轻、中度肾功能不全患者。禁用于严重肾功能损伤者（肾小球滤过率<20 ml/min）及患有严重肾结石者，慎用于合并慢性肝病者。

6）对磺胺过敏者禁用丙磺舒。

7）为防止尿酸在肾大量排出时引起肾损伤和肾结石，应从小剂量开始，逐渐增加剂量，直至血尿酸降低到理想水平。

（4）药物基因检测：有研究认为 CYP2C9 基因多态性对苯溴马隆的代谢具有显著的影响，CYP2C9（1075 A>C）弱代谢型的患者（CC 型），代谢苯溴马隆的活性是 CA 和 AA 型的 1/3，使用苯溴马隆易蓄积，肝毒性的风险升高。

4. 抑制粒细胞浸润类药物

（1）药品、常见规格、用法用量及不良反应见表 17-5。

表 17-5　抑制粒细胞浸润类药品、常见规格、用法用量及不良反应

药品	常见规格	常见用法用量	常见不良反应
秋水仙碱片	0.5 mg； 1 mg	急性期：常用量为每 1~2 小时服 0.5~1 mg，直至关节症状缓解，或出现腹泻或呕吐；达到治疗量一般为 3~5 mg，24 小时内不宜超过 6 mg，停服 72 小时后每日总量为 0.5~1.5 mg，分次服用，共 7 天；如出现严重不良反应随时停药	腹痛、腹泻、呕吐、厌食、骨髓抑制、休克、肌肉周围神经病变等

（2）药物作用机制：其抗炎作用机制主要是抑制粒细胞浸润和乳酸的生成。传统认为秋水仙碱通过与微管蛋白（tubulin）的结合而阻止微管蛋白构成微管（microtubule），从而阻止中性粒细胞的趋化运动。目前研究认为秋水仙碱可能通过抑制 C5a 及白三烯 B4（LTB4）的生成而减少粒细胞的趋化运动。

（3）用药指导

1）常见的不良反应包括严重的胃肠道反应如恶心、呕吐、腹泻、腹痛等，也可引起骨髓抑制、肝细胞损害、过敏、神经毒性等。

2）对痛风的急性发作有选择性抗炎作用，一般于服药后 6~12 小时关节红、肿、热、痛症状减轻，24~48 小时内约 90% 以上病例得到缓解，48~72 小时症状完全消失。其对一般性疼痛、炎症及慢性痛风均无效，因为不影响尿酸的生成与排泄。

3）秋水仙碱曾因中毒剂量与治疗剂量相近，不良反应较多而被建议谨慎使用。尤其是对老年人应减少剂量。因为本品的中毒量常与其体内蓄积剂量有关，当肾排泄功能下降时容易造成积蓄中毒。本品又需经肠肝循环解毒，肝功能不良时解毒能力下降，易促使毒性加重。

4）推荐使用小剂量的秋水仙碱谨慎用于痛风急性期的治疗。

5. 糖皮质激素类药品

（1）药品、常见规格、用法用量及不良反应见表 17-6。

表 17-6　糖皮质激素类药品、常见规格、用法用量及不良反应

药品	常见规格	常见用法用量	常见不良反应
醋酸泼尼松龙片	5 mg	餐后服用，每日总量按 0.5 mg/（kg·d）；连续使用 2~5 日后逐渐减量，7~10 日停药	糖尿病、消化道溃疡和类库欣综合征症状，对下丘脑 - 垂体 - 肾上腺轴抑制、并发感染等

（2）药物作用机制：本品治疗急性痛风主要应用口服制剂，适用于急性发作期，具有强大的抗炎作用，其抗炎机制为：

1）通过抑制花生四烯酸释放，稳定肥大细胞使前列腺素、白三烯、组胺、缓激肽等致炎物质的产生与激活减少。

2）稳定溶酶体膜。

3）抑制肉芽组织形成。

（3）用药指导

1）常见的不良反应是易引起糖尿病、消化道溃疡和类库欣综合征症状，对下丘脑 - 垂体 - 肾上腺轴抑制、并发感染等。

2）对于单关节或少关节的急性发作，可行关节腔抽液和注射长效糖皮质激素治疗；对于多关节或严重的急性发作，可使用中小剂量的糖皮质激素，症状好转后逐渐减量停药。

3）糖皮质激素只在秋水仙碱、非甾体抗炎药无效或有禁忌时使用，可迅速缓解急性发作，但停药后易出现"反跳"现象，加用秋水仙碱可防止"反跳"，此类药不宜长期使用。

4）老年患者应用糖皮质激素易发生高血压及糖尿病，尤其是更年期后的女性应用糖皮质激素易加重骨质疏松。

（4）药物基因检测：长期或大剂量使用糖皮质激素有较多不良反应，包括感染、高血压、高血糖、向心性肥胖、消化性溃疡、精神兴奋、骨质疏松、股骨头无菌性坏死等。个别患者应用糖皮质激素发生股骨头坏死的风险较高，部分患者应用糖皮质激素发生股骨头坏死的风险小。研究发现 PAI-1 基因的 4G/5G 基因型患者，发生股骨头坏死的风险最高，5G 风险最低。ABCB1 基因型的 3435C 比 3435T 发生股骨头坏死的风险高 2~3 倍。PAI-1 和 ABCB1 均为高风险的患者，

需高度关注骨骼反应，同时配伍使用双膦酸盐，降低激素剂量并换用其他药物；PAI-1 和 ABCB1 均为低风险的患者，仍需关注骨骼反应，一旦有不良反应征象，配伍使用双膦酸盐。

因此，建议长期使用糖皮质激素或接受大剂量糖皮质激素冲击治疗的患者，通过完善糖皮质激素基因检测来预测糖皮质激素诱导股骨头坏死的风险，从而减少药物不良反应的发生。

6. 碱化尿液类

（1）药品、常见规格、用法用量及不良反应见表 17-7。

表 17-7　碱化尿液类药品、常见规格、用法用量及不良反应

药品	常见规格	常见用法用量	常见不良反应
碳酸氢钠片	0.3 g；0.5 g	每日 3 次，每次 0.25~2 g	嗳气、继发性胃酸分泌增加等

（2）作用机制：尿酸在碱性环境中可转化为溶解度更高的尿酸盐，有利于从肾排泄。

（3）用药指导：在降尿酸治疗的同时应服用碱性药物（如碳酸氢钠片）碱化尿液，监测尿 pH（保持在 6.5 左右），同时保持尿量每日大于 1500 ml。

第三节　老年痛风保健知识

一、疾病教育

痛风常伴有高血压、糖尿病、血脂异常，入院后向患者及家属宣教，单用药物治疗不能取得满意效果，应严格戒烟、戒酒。只有结合健康教育、饮食结构的调整、生活方式的改变，才能有效控制痛风的发作，尽早向患者和家属介绍疾病的病因、症状、预防措施，给患者饮食、运动指导、药物治疗及病情监测，定期复查血尿酸，利用传媒和健康教育处方、宣传手册、报纸、录像介绍老年痛风的发病特点和注意事项。

重视药物知识的指导，根据病情需要严格按医嘱给药，认真观察不良反应，特别是大剂量服用秋水仙碱时，除胃肠道反应外还容易引起肝损伤及白细胞下降，提醒患者定期检查肝功能及白细胞，避免使用抑制尿酸排泄的药物，如呋塞米、

氢氯噻嗪等。 痛风的治疗原则是使用不良反应少的药物，尽快终止痛风的急性发作，预防复发及逆转，预防尿酸钠结晶在关节、肾和其他部位沉积而引起并发症。

二、饮食治疗

控制饮食一直是预防和治疗老年痛风的主要手段，多数老年痛风患者通过控制饮食即可达到治疗目标。

老年人痛风饮食治疗的目的和原则是：通过选择食物及调节食物结构，控制嘌呤和蛋白质摄入，供应足够的能量、维生素、矿物质、微量元素和水等，维持理想的体重，尽可能使血液中尿酸维持在正常水平，预防和治疗痛风急、慢性并发症的发生、发展，提高生活质量，保障健康长寿。

1. 老年人痛风饮食治疗的方案

饮食治疗方案的制订首先要了解食物的嘌呤含量，控制嘌呤摄入；根据患者的饮食习惯、活动量结合血液化验报告、有无合并疾病及痛风相关并发症等确定。注意限制总热量，八大营养素合理搭配和个体化，还要取得患者家人或照料人员的配合与执行。老年痛风患者每天总热卡按每公斤体重 30 千卡（kcal）计算，肥胖是痛风的易患因素，故肥胖的痛风患者应采取低热量饮食（每天总热卡按每公斤体重约 25 千卡），但切忌避免产生饥饿性酮症，诱发痛风急性发作。

低嘌呤食物（每 100 g 食物含嘌呤小于 50 mg）：有蛋类（鸡蛋、鸭蛋、皮蛋），奶类（牛奶、羊奶），饮料类（汽水、巧克力、可可、蜂蜜等），水果、蔬菜和油脂，不必禁忌。

中嘌呤食物（每 100 g 食物含嘌呤 50~100 mg）：有肉类、鱼、虾、螃蟹、豆类、笋干、金针菇、银耳、花生、腰果、芝麻等。

高嘌呤食物（每 100 g 食物含嘌呤 150~500 mg：有豆苗、黄豆芽、芦笋、花菜、紫菜、香菇、乌鱼、鲨鱼、鳕鱼、海鳗、动物的肝肾肠等、干贝、带鱼、沙丁鱼、蛤蜊、鲢鱼、鸡汤、肉汤等。

超高嘌呤食物（每 100 g 食物含嘌呤 500 mg 以上）：有小鱼干、乌鱼皮、酵母粉等。

2. 日常膳食（营养）比例分配

（1）碳水化合物：作为主食，在总热量不变的前提下，提倡高碳水化合物饮食，一般以占总热量的 50%~60% 为宜。因为粮食中的嘌呤主要在麸皮中，所以推荐食用低嘌呤的细粮为主，如细加工的大米、小麦精粉、五谷类、玉米、马铃薯、甘薯、通心粉等，每日总量控制在 200~250 g。合并有糖尿病者也应如此。

（2）蛋白质：老年人生理机能减退及限制性进食，蛋白质代谢呈负氮平衡。为弥补老年人体内蛋白质不足，每天蛋白质摄入量一般不低于成年人，蛋白摄入量以占总热卡的 10%~20% 为宜。推荐多食用嘌呤较低的植物蛋白和优质动物蛋白，如牛奶、鸡蛋等。亦可将嘌呤较高的鱼和肉加水浸泡后弃汤食用，可使食品中的嘌呤减少 50%。

（3）脂肪：老年人痛风如合并有血脂异常和肥胖者，应控制膳食脂肪量。饱和脂肪与多不饱和脂肪分别提供的能量不超过 10%，剩余 10%~15% 的能量由单不饱和脂肪提供，同时应注意每天胆固醇摄入不超过 0.3 g。推荐食用植物油，如菜籽油、茶油、橄榄油等。

（4）膳食纤维：老年痛风患者膳食纤维中多选用富有纤维的蔬菜和水果为宜。因为水果和蔬菜属碱性食物。酸性环境中尿酸易沉积，碱性环境中有利于尿酸的溶解与排泄。

（5）矿物质：老年痛风患者应以低盐、高钾、少刺激性食物为宜。因为食盐可使体内水分潴留，妨碍尿酸排出。食盐每日一般以 3~5 g 为宜，如合并有高血压和肾病水肿者每日应低于 2 g。大蒜、辣椒、生姜、咖喱粉等均增加机体的敏感性，故应少用或禁用。提倡推荐多食用奶制品、香蕉、西芹等补钙、补钾。

（6）维生素、微量元素与水：老年痛风患者应选择性补充维生素和微量元素，多饮水（每日饮水 1500~2500 ml），促进尿酸排泄。因为过量的维生素 C 和维生素 D 都会促使尿路结石，对于痛风患者，尤其是已有痛风性肾病者十分不利。维生素 B_1 和维生素 B_2 更应慎重。同时，要注意多吃一些含锌、镁、硒等微量元素的食物。

总之，老年人痛风饮食防治应从多个环节入手，除上述外还应注意合理安排进食的时间及食品的烹调方法，如急性发作期，严格低嘌呤饮食。慢性缓解期，每 3 天低嘌呤饮食，4 天中嘌呤饮食，忌高嘌呤饮食。注意少食油炸食物。避免饮浓茶、咖啡、酒和含乙醇的饮料。乙醇摄入呈剂量依赖性地增加痛风发作频率，啤酒和烈性酒均可增加痛风发作频率，饮用少量红酒是否增加痛风发作频率目前有争议。长期大量饮酒可导致血乳酸增高进一步影响尿酸排泄；可造成嘌呤摄入增多；饮酒时常进食高嘌呤食物，酒能加快嘌呤的代谢，导致体内血尿酸水平，从而增高并诱发痛风性关节炎的急性发作。

痛风急性发作期和慢性痛风石性关节炎的患者应避免饮酒。痛风间歇期血尿酸水平达标后仍应控制乙醇的摄入：男性不宜超过每日 2 个乙醇单位，女性不宜超过每日 1 个乙醇单位（1 个乙醇单位 ≈ 14 g 纯乙醇，即乙醇度数 12% 的红葡萄酒 145 ml、乙醇度数 3.5% 的啤酒 497 ml 或 40% 的蒸馏酒 43 ml）。

三、心理保健

过度身心疲劳和精神紧张、焦虑、抑郁等不良情绪，均可使血尿酸骤然升高而诱发痛风急性发作或加重。因此，始终要注意有针对性的心理干预和调适，去影响患者的感知和认识，改变其异常的心理状态和行为，帮助他们建立有利于康复治疗的最佳心理状态，提高患者的心理健康水平。

由于痛风患者反复发作的关节肿痛，急性期生活不能自理，活动受限，易产生急躁、焦虑情绪，故在护理时应加强心理疏导，消除其紧张情绪，避免剧烈运动。让患者穿舒适鞋子，多与朋友交流，适当参加文体活动，自我调节，劳逸结合，保持足够的睡眠。

四、运动指导

适当运动可预防痛风发作，减少内脏脂肪，减轻胰岛素抵抗性。可以散步、慢跑、跳舞（慢节奏）、打太极拳、舞剑等，最好在饭后 1 小时后进行，每日至少 1 小时，每周 5 次。以中等运动量为宜，避免剧烈运动，根据心率判断运动量，运动时的适宜心率为最大心率的 60%~80%，最大心率 =220 − 年龄。还可以根据运动反应来判断，如果运动中出现身体发热出汗、轻度疲乏、肌肉有酸胀感，但休息后次日能恢复，且精神愉快、精力充沛、食欲和睡眠正常表明运动量适宜。控制体重，尽量使体重指数（BMI）保持在 18~24 kg/ m^2。

第十八章 老年贫血与用药保健指导

贫血（anemia）是常见的血液系统疾病，指人体外周血红细胞容量减少，低于正常范围下限的一种常见的临床症状。贫血会影响正常生活、劳动能力及疾病治疗的预后，增加死亡率及患病率。老年人群是贫血高发人群，老年贫血患者比例将越来越高。同时，老年人生理功能均出现不同程度的衰退，又多合并糖尿病、心脑血管疾病、肿瘤等多种慢性病及共病，其贫血无疑会使机体衰退表现更明显，引起严重的后果，包括住院、残疾、死亡，直接威胁患者的身体健康，影响患者病情。所以正确认识老年人贫血和用药保健，积极防治贫血，对降低老年人贫血的患病率及死亡率有重要意义。

第一节 老年贫血概论

一、概述

老年贫血是指人体外周血红蛋白浓度、红细胞计数或血细胞比容低于正常范围下限，不能运输足够的氧至组织而产生的综合征。由于贫血导致血液携氧能力下降，对呼吸系统、循环系统、消化系统等全身多个系统均产生影响。

二、病因及发病机制

老年贫血多以继发性贫血为主，常见的病因主要有：

（1）营养不良性贫血：老年患者机体代谢能力降低，骨质退化，牙齿处于松动的状态、咀嚼功能减退，无法摄取充足的铁元素、叶酸、维生素 B_{12} 等，发生造血原料摄取不足导致贫血。

（2）血液系统恶性肿瘤贫血：老年患者缺乏机体锻炼，加上免疫力降低，易产生血液系统病症，增加恶性肿瘤发生的可能性，诱发血液系统恶性肿瘤贫血。

（3）由于感染、骨髓增生异常综合征、肾病、不明原因等病因所导致的贫血。

三、流行病学

中国营养与健康状况调查数据显示，城乡 60 岁及以上老年人贫血的患病率为 21.5%，贫血是老年人群中患病率很高的一种疾病。贫血的发生率随年龄增长而增加，尤以 80 岁以上高龄者发生率最高，且营养状况随着年龄增长而逐渐恶化。女性贫血患病率高于男性，随着年龄的增长差异逐渐缩小。老年贫血更容易虚弱，血红蛋白浓度每增加 10 g/L，虚弱的概率就会降低 4%。

四、老年贫血的分类

1. 营养不良性贫血

因机体生血所必须的营养物质，如铁、叶酸、维生素 B_{12} 等物质相对或绝对的减少，使血红蛋白的形成或红细胞的生成不足，以致造血功能低下的一种疾病。营养不良性贫血占老年贫血大部分，又以缺铁性贫血、巨幼细胞贫血为主。

2. 慢性病性 / 慢性炎性贫血

该类贫血是指继发于感染、肿瘤、炎症或创伤等慢性疾病的贫血。这一类也是老年人常见的贫血，其患病率仅次于缺铁性贫血，其治疗主要以治疗原发病为主，随着原发病缓解，贫血可被纠正。

3. 肾性贫血

由于肾衰竭、肾分泌和滤过功能受损而造成的贫血。促红细胞生成素（EPO）大多由肾产生，肾衰竭导致 EPO 数量减少、骨髓红系受抑制。肾性贫血约占老年贫血的 4%。

4. 骨髓增生异常综合征

骨髓增生异常综合征（MDS）是老年性疾病，平均发病年龄在 60~70 岁，随年龄增加发病率也增加，约占老年贫血的 6%。MDS 属于血液系统恶性肿瘤，红系无效造血和恶性克隆是贫血的主要原因。

5. 不明原因贫血

尽管进行详细的检查，仍不能确定贫血的原因。这类贫血在老年人中所占比例很高，占 30%~40%。

五、临床表现

（1）老年贫血除一般贫血症状外（如苍白、乏力），还有自身的一些特点，其发生较为缓慢、隐匿，容易被其他系统疾病所掩盖。

老年人常患有呼吸系统、消化系统和心血管系统病症，往往因此掩盖了贫血的症状。如头晕、耳鸣、心悸、活动时气促、呼吸困难等表现，常可是贫血或心肺系统疾病的临床症状；恶心、呕吐、腹胀、腹泻等，也常是贫血或消化系统的临床表现。老年人的贫血诊断多依靠血常规。

（2）老年贫血临床表现不明显，易伴发精神神经症状或代谢异常等其他表现。如头晕、晕厥、淡漠、兴奋、反应迟钝甚至精神错乱、幻觉、妄想、失眠、感觉异常、大小便失禁、脱水、电解质异常等，还常有食欲减退、消化不良、便秘或腹泻、舌炎、味觉异常。由于血氧含量下降，常有心绞痛；心排出量减少，表现为心悸、气短；心肌营养障碍、心脏扩大，出现收缩期杂音，经适当治疗可消失。

第二节　老年贫血用药指导

目前我国临床上使用的抗老年贫血药物主要有以下几种（表 18-1）。

表 18-1　抗老年贫血药物分类

抗老年贫血药物种类	适用类型
铁剂	缺铁性贫血
维生素 B_{12}	巨幼细胞贫血
叶酸	巨幼细胞贫血
促红细胞生成素类药物	肿瘤相关性贫血、肾性贫血
维生素 C	临床常用辅助用药

另外，还有些复方制剂，如维铁缓释片、复方硫酸亚铁叶酸片、富马酸亚铁多库酯钠胶囊、枸橼酸铁铵维 B_1 糖浆、二维亚铁颗粒、复方三维亚铁口服溶液和复方锌铁钙颗粒等。

1. 铁剂类药品

（1）药品、常见规格、用法用量及不良反应见表 18-2。

表 18-2　铁剂类药品、常见规格、用法用量及不良反应

药品	常见规格	常见用法用量	常见不良反应
琥珀酸亚铁片（咀嚼片、颗粒）	0.03 g；0.1 g；0.2 g	用于预防：每日 1 次，每次 0.1 g 或隔日 1 次，每次 0.2 g；用于治疗：每日 2~4 次，每次 0.1~0.2 g 或每日 1 次，每次 0.2~0.4 g	恶心、呕吐、上腹疼痛、便秘、黑便、食欲减退、腹泻等
琥珀酸亚铁缓释片	0.2 g	成人预防量隔日服 1 次，每次 0.2 g；成人治疗量每日 1 次，每次 0.2~0.4 g；血红蛋白正常后仍需继续服用 1~2 个月	同上
硫酸亚铁片（糖浆）	0.3 g；100 ml：4 g	用于预防：每日 1 次，每次 0.3 g；用于治疗：每日 3 次，每次 0.3 g；糖浆：每日 3 次，每次 4~8 ml	恶心、呕吐、上腹疼痛、便秘、黑便等
硫酸亚铁缓释片	0.45 g	每日 2 次，每次 0.45 g	同上
乳酸亚铁片（胶囊）	0.1 g；0.15 g	每日 3 次，每次 0.15~0.3 g	恶心、呕吐、上腹疼痛、便秘、黑便等
富马酸亚铁片（颗粒、咀嚼片、胶囊、混悬液）	0.1 g；0.2 g；10 ml：0.14 g	用于预防：每日 1 次，每次 0.2 g；用于治疗：每日 3 次，每次 0.2~0.4 g；咀嚼片：饭后嚼服；混悬液：每日 2~4 次，每次 20 ml	恶心、呕吐、上腹疼痛、便秘、黑便等
葡萄糖酸亚铁片（胶囊、糖浆）	0.3 g；0.4 g；10 ml：0.25 g；10 ml：0.3 g	每日 3 次，每次 0.3~0.6 g；糖浆：每日 2~3 次，每次 0.3~0.6 g（10~20 ml）	恶心、呕吐、上腹疼痛、便秘、黑便等
多糖铁复合物胶囊	0.15 g	每日 1 次，每次 0.15~0.3 g	胃肠刺激、便秘等
右旋糖酐铁片	25 mg；50 mg	每日 1~3 次，每次 50~100 mg	恶心、呕吐、上腹疼痛、便秘、黑便等

（2）药物作用机制：有关缺铁性贫血（IDA）指南或专家共识均推荐口服铁剂作为老年IDA治疗的首选药物，如不能耐受口服铁剂、依从性差或口服铁剂治疗效果不佳，需采用静脉铁剂治疗。铁是红细胞中血红蛋白的组成元素。缺铁时，红细胞合成血红蛋白量减少，致使红细胞体积变小，携氧能力下降，形成缺铁性贫血，口服铁剂或注射铁剂可补充铁元素，纠正缺铁性贫血。

（3）用药指导

1）口服铁剂常见的不良反应主要有胃肠道不良反应，如恶心、呕吐、上腹疼痛、便秘等，一般建议饭后或饭时服用，以减轻胃部刺激。

2）口服铁剂避免与钙镁盐、茶水同服，以免影响铁的吸收。

3）口服液体铁剂时需用吸管，避免牙齿染黑。

4）食用鱼、肉、橘子汁可加强铁吸收。

5）口服铁剂期间，大便可呈黑色，为铁与肠道内硫化氢作用生成黑色的硫化铁所致。

6）抗酸剂（如碳酸铝、氢氧化铝）在服用铁剂3小时后或1小时前服用。

7）酒精中毒、肝炎、急性感染、肠道炎症、胰腺炎、胃与十二指肠溃疡、溃疡性结肠炎者慎用，肝肾功能严重损害，尤其伴有未经治疗的尿路感染、铁负荷过高、血友病、含铁血黄素沉着症者、非缺铁性贫血者禁用。

2. 维生素 B_{12}

（1）药品、常见规格、用法用量及不良反应见表18-3。

表 18-3 维生素 B_{12} 类药品、常见规格、用法用量及不良反应

药品	常见规格	常见用法用量	常见不良反应
维生素 B_{12} 片	25 μg； 50 μg	口服；每日 25~100 μg 或隔日 50~200 μg，分次服用或遵医嘱	低血钾、高尿酸血症等
维生素 B_{12} 注射液	1 ml：0.25 mg； 1 ml：0.5 mg； 1 ml：1 mg	肌注；每日 0.025~0.1 mg 或隔日 0.05~0.2 mg	皮疹、瘙痒、腹泻、过敏性哮喘等

（2）药物作用机制：维生素 B_{12} 在体内转化为甲基钴胺和辅酶 B_{12} 产生活性，甲基钴胺参与叶酸代谢，缺乏时妨碍四氢叶酸的循环利用，从而阻碍胸腺

嘧啶脱氧核苷酸的合成，使 DNA 合成受阻，血细胞的成熟分裂停滞，导致巨幼细胞贫血。口服维生素 B_{12} 或注射维生素 B_{12} 可以补充维生素 B_{12}，纠正巨幼细胞贫血。

（3）用药指导

1）维生素 B_{12} 治疗巨幼细胞贫血，在起始 48 小时，宜查血钾，以便及时发现低血钾。

2）痛风患者如使用本品，由于核酸降解加速，血尿酸升高，可诱发痛风发作，应加以注意。

3）维生素 B_{12} 不能与维生素 B、维生素 C、维生素 K 混合给药。

4）氯霉素、氨基糖苷、苯巴比妥、苯妥英钠、秋水仙碱可抑制维生素 B_{12} 在肠中的吸收。

5）服用维生素 B_{12} 期间避免饮酒。

（4）血药浓度监测：血清维生素 B_{12} 的测定是最直接的鉴定方法。血清维生素 B_{12} 的浓度低于 180 pg/ml，即可诊断为维生素 B_{12} 缺乏（正常值为 180~914 pg/ml）。尿中甲基丙二酸的测定是间接的方法，维生素 B_{12} 缺乏时，由于特殊的代谢障碍，尿中甲基丙二酸的排出量增多，但是叶酸缺乏时并不增加，故可用来区分维生素 B_{12} 缺乏和叶酸缺乏。

3. 叶酸

（1）药品、常见规格、用法用量及不良反应见表 18-4。

表 18-4　叶酸类药品、常见规格、用法用量及不良反应

药品	常见规格	常见用法用量	常见不良反应
叶酸片	5 mg	每日 3 次，每次 5~10 mg，直至血象恢复正常	厌食、恶心、腹胀、尿呈黄色等

（2）药物作用机制：叶酸缺乏时，DNA 合成减慢，但 RNA 合成不受影响，结果在骨髓中生成细胞体积较大而细胞核发育较幼稚的血细胞，尤以红细胞最为明显，及时补充叶酸可有治疗效应。

（3）用药指导

1）叶酸制剂不受进食影响，如发生胃部不适，可与食物同服，大量使用叶

酸时尿液可呈黄色。

2）恶性贫血及疑似有维生素 B_{12} 缺乏的患者，不单独补充叶酸，否则会加重维生素 B_{12} 的负担和神经系统症状。

3）大剂量叶酸能拮抗苯巴比妥、苯妥英钠和扑米酮的抗癫痫作用，可使癫痫发作的临界值明显降低，并使敏感患者的发作次数增多。

4）静脉注射维生素 B_{12} 较易致不良反应，故不宜采用；肌内注射时，不宜与维生素 B_1、维生素 B_2、维生素 C 同管注射。

5）维生素 B_{12} 缺乏引起的巨幼细胞贫血不能单用叶酸治疗。

6）口服大剂量叶酸，可以影响微量元素锌的吸收。

（4）药物基因检测：甲基四氢叶酸还原酶（MTHFR）是叶酸 - 甲硫氨酸代谢途径中的关键酶。MTHFR 677T 等位基因突变引起叶酸代谢障碍，体内 5- 甲基四氢叶酸水平减少，继而引发高 Hcy（同型半胱氨酸）、低 S- 腺苷甲硫氨酸血症（SAM），从而导致出生缺陷、心脑血管等疾病高发。MTHFR 基因突变导致的酶活性异常是叶酸代谢能力出现障碍的主要原因，检测该基因可评估体内叶酸利用能力。

4. 促红细胞生成素类药品

（1）药品、常见规格、用法用量及不良反应见表 18-5。

表 18-5 促红细胞生成素类药品名称、剂型、常见规格、用法用量及不良反应

药品	常见规格（每支含量）	常见用法用量	常见不良反应
重组人促红素注射液（CHO 细胞）	1000 IU；1500 IU；2000 IU；2500 IU；3000 IU；4000 IU；5000 IU；6000 IU；9000 IU；10 000 IU；12 000 IU	皮下注射或静脉注射；治疗期：开始推荐剂量血液透析者每周 100~150 IU/kg，腹膜透析和非透析者每周 75~100 IU/kg；维持期：将剂量调整至治疗期剂量的 2/3，然后每 2~4 周检查红细胞压积以调整剂量；给药剂量需根据患者贫血程度、年龄及相关因素调整，每周分 2~3 次给药	头痛、乏力、肌痛、关节痛、血压升高、恶心、呕吐、厌食、腹泻、血栓等

续表

药品	常见规格（每支含量）	常见用法用量	常见不良反应
重组人红细胞生成素注射液	2000 IU；3000 IU；3500 IU；4000 IU；5000 IU；6000 IU；	皮下注射或静脉注射；治疗期：开始推荐剂量血液透析者每周100~150 IU/kg，腹膜透析和非透析者每周75~100 IU/kg；维持期：将剂量调整至治疗期剂量的2/3，然后每2~4周检查红细胞压积以调整剂量；给药剂量需根据患者贫血程度、年龄及相关因素调整，每周分2~3次给药	头痛、乏力、肌痛、关节痛、血压升高、恶心、呕吐、厌食、腹泻、血栓等
重组人红细胞生成素-β注射液	2000 IU；4000 IU；5000 IU；6000 IU；	皮下注射或静脉注射；纠正期：起始剂量为每周3次，每次20 IU/kg；最大剂量不应该超过每周720 IU/kg；维持期：应先将用药量减至治疗期给药量的一半。随后，每1周或2周调整患者的维持剂量	血压升高、高血压危象、血栓、头痛、流感样症状等

（2）药物作用机制：红细胞生成素（EPO）是由肾分泌的，作用于骨髓中红系造血祖细胞，能促进其增殖、分化。补充红细胞生成素可以纠正肾性贫血。

（3）用药指导

1）血压升高是常见的不良反应，在治疗开始前，患者血压应得到充分控制；在治疗期间，需严格监测和控制老年患者血压。若血压难以控制，应减少剂量或停药。

2）少数患者用药初期可出现头痛、低热、乏力等，个别患者可出现肌痛、关节痛等，绝大多数不良反应经对症处理后可以好转，不影响继续用药，极个别病例上述症状持续存在，应考虑停药。

3）用药期间应定期检查红细胞压积，用药初期每周1次，维持期每两周1次，如发现红细胞过度生长，建议停药。

4）治疗的前90天癫痫发生的风险增加，应密切监测血压和先兆神经症状。

5）未控制的重度高血压、合并感染者禁用，宜控制血压、感染后再使用。

5. 维生素 C 类药品

（1）药品、常见规格、用法用量及不良反应见表 18-6。

表 18-6　维生素 C 类药品、常见规格、用法用量及不良反应

药品	常见规格	常见用法用量	常见不良反应
维生素 C 片	0.1 g	饭后与铁剂同服，每日 3 次，每次 0.1~0.2 g	长期应用大量维生素 C 可引起尿酸盐、半胱氨酸盐或草酸盐结石等

（2）药物作用机制：维生素 C 是一种很强的还原剂，在肠道内三价铁还原为二价铁，可促进铁的吸收。缺铁性贫血老年患者，维生素 C 常与铁剂同时服用，利于铁剂的吸收，治疗效果更好。

（3）用药指导

1）维生素 C 易氧化，应遮光、密封放置干燥处保存。

2）不宜长期过量服用本品，突然停药有可能出现坏血病症状。

3）过量服用（每日用量 1 g 以上）可引起腹泻、皮肤红而亮、头痛、尿频（每日用量 600 mg 以上）、恶心、呕吐、胃痉挛。

4）口服大剂量维生素 C 可干扰抗凝药的抗凝效果。

第三节　老年贫血保健知识

一、疾病教育

老年贫血的特点是症状不典型，早期多无自觉症状和临床表现，加之老年患者缺乏相应的健康知识，不重视已经出现的症状和表现，往往使老年贫血和老年其他疾病未得到及时诊断和治疗，因此做好相关健康教育显得尤为重要。具体的教育内容有：

（1）贫血的概念、大致治疗方式和预后。

（2）合理的膳食指导及其重要性，如缺铁性贫血患者食用富含铁的食物如动物肝等，同时服用弱酸类食物或药物以增加铁吸收；巨幼细胞贫血者增加荤类食物；合并出血及血小板较少者食用流质或半流质食物。

（3）病情的自我监测指导，一旦出现自觉症状加重如静息状态下呼吸、心率加快，不能平卧，下肢水肿加重、牙龈或皮肤黏膜出血、发热多提示病情加重，应及时就医。

（4）疾病的自我护理、药物治疗指导及合理休息。

（5）定期的血常规检查。

二、饮食指导

强调饮食规律，食物多样化，改变不良饮食习惯、科学饮食。① 摄入充足的食物，保证大豆制品、乳制品的摄入。② 适量增加瘦肉、禽、鱼、动物肝、血的摄入。③ 增加蔬菜和水果的摄入。④ 饭前、饭后 1 小时内不宜饮用浓茶、咖啡。⑤ 鼓励膳食摄入不足或者存在营养不良的老年人使用含铁、叶酸、维生素 B_{12} 的营养素补充剂和强化食物。

1. 缺铁性贫血患者宜食食品

（1）富含铁的食物：食物中含铁丰富的有动物肝、肾；其次是瘦肉、蛋黄、鸡、鱼、虾和豆类；绿叶蔬菜中含铁较多的有苜蓿、菠菜、芹菜、油菜、苋菜、荠菜、黄花菜、番茄等；水果中以杏、桃、李、葡萄干、红枣、樱桃等含铁较多，干果有核桃，其他如海带、红糖、芝麻酱也含有铁。动物性食物中的铁较植物性食物易于吸收和利用。动物血中铁的吸收率最高，为 10%~76%；肝、瘦肉中铁的吸收率为 7%；由于蛋黄中存在磷蛋白和卵黄高磷蛋白，与铁结合生成可溶性差的物质，所以蛋黄铁的吸收率不足 3%；菠菜和扁豆虽富含铁质，但由于含有植酸，会阻碍铁的吸收，铁的吸收率很低。

（2）促进铁吸收的食物：维生素 C 可以促进铁的吸收，其是一个强还原剂，能使食物中的铁转变为能吸收的亚铁。大部分水果和蔬菜中都含有维生素 C，只是含量多少不同，蔬菜中含有维生素 C 比较多的是番茄、青椒、菠菜、胡萝卜、辣椒、茼蒿、西兰花等；水果中富含维生素 C 的是猕猴桃、橙子、草莓、葡萄、橘子等。另外，高温加热容易导致维生素 C 破坏，应尽量选择生食的方式。

（3）食用铁强化食品，一些特别添加铁的奶粉、米饭、豆浆等。

（4）饭前饭后不喝茶，喝茶会抑制铁的吸收。

2. 巨幼细胞贫血患者宜食食品

（1）富含维生素 B_{12} 的食物：膳食中维生素 B_{12} 的主要来源是动物性食品，尤其以动物内脏、鱼类和蛋类含量比较高，动物内脏中维生素 B_{12} 含量最丰富；其次，乳类食品也富含维生素 B_{12}；其他富含维生素 B_{12} 的食物还有牛肉、猪肉、鸡肉、虾类、蟹类等；植物性食物基本不含维生素 B_{12}，只有大豆中含有维生素 B_{12}。

（2）富含叶酸的食物：叶酸通常存在于绿叶蔬菜如卷心菜、菠菜、芹菜、黄瓜、花椰菜、青椒、芫荽、莴苣、西葫芦、番茄、玉米、小麦等；新鲜水果如橙子、草莓、樱桃、山楂、葡萄、梨、桃子等；坚果类食品如腰果、核桃、杏仁和谷类等。

三、疗效监测

（1）缺铁性贫血：铁剂治疗后血红蛋白（Hb）至少上升 15 g/L 作为有效标准，治疗至 Hb 恢复正常以后，继续口服 4~6 个月；治愈的标准为完全符合以下四条指标：① 临床症状完全消失；② 血红蛋白恢复正常；③ 诊断缺铁的指标均恢复正常；④ 缺铁的病因消除。

（2）巨幼细胞贫血：一是有效：① 临床中贫血及消化道症状消失；② 血常规中血红蛋白恢复正常，白细胞 $>4 \times 10^9$/L，粒细胞核分叶过多及核肿胀等现象消失，血小板在 100×10^9/L 左右；③ 骨髓象中粒细胞核肿胀、巨型变及红系巨型变消失，巨核细胞形态正常。二是部分有效：① 临床症状明显改善；② 血红蛋白上升 30 g/L；③ 骨髓中粒、红系的巨变消失。三是无效：经充分治疗后，患者的临床症状、血象及骨髓象均无改变。

第十九章 老年慢性阻塞性肺疾病与用药保健指导

慢性阻塞性肺疾病（chronic obstructive pulmonary disease，COPD）简称慢阻肺，是一种常见的以持续呼吸道症状和气流受限为特征的可预防和治疗的疾病，通常与显著暴露于有害颗粒或气体相关，遗传易感性、异常炎症反应以及肺异常发育等众多的宿主因素参与发病过程。COPD 起病缓慢，病程较长，主要症状包括：慢性咳嗽咳痰、气短或呼吸困难、喘息和胸闷等。重症或急性加重时，严重影响患者的生活质量。

第一节 老年慢性阻塞性肺疾病概论

一、概述

老年慢阻肺是一种以气流受限为特征的疾病，其气流受限多呈反复、进行性发展。一般在使用吸入支气管舒张剂后，1 秒用力呼气容积（forced epiratory volume in one second，FEV1）/ 用力肺活量（force vital capacity，FVC）<70% 表明存在持续气流受限。老年人是慢阻肺的高发人群，对慢阻肺的知晓率低，诊断不足等问题严重；老年慢阻肺患者临床症状缺乏特异性，常合并存在多种疾病，同时具有相应的病理生理特点，因此老年人群慢阻肺的诊治面临挑战。

二、病因及发病机制

引起慢阻肺的病因主要分为环境因素（外因）和个体因素（内因），两者相互影响。

1. 环境因素（外因）

（1）吸烟。

（2）职业性粉尘和化学物质。

（3）空气污染：化学气体如氯、氧化氮、二氧化硫等，烹调时产生的大量油烟，燃料产生的烟尘与 COPD 有关。

（4）生物燃料烟雾：柴草、木头、木炭、庄稼和动物粪便等燃烧时产生的烟雾。

（5）呼吸道感染。

2. 个体因素（内因）

（1）遗传因素。

（2）哮喘和气道高反应性。

（3）呼吸道局部防御和免疫功能减低。

（4）自主神经功能失调。

（5）内分泌功能减弱。

（6）低体重指数。

三、流行病学

慢阻肺是严重危害人类健康的常见病、多发病，严重影响老年患者的生命质量，病死率高。根据最新中国成人肺部健康研究调查显示，我国 40 岁及以上人群患病率为 13.7%，以此估算全国患病人数接近 1 亿。慢阻肺在我国患病率和死亡率呈明显上升趋势，为严重影响我国居民健康的主要慢性疾病，已经跃居为城市第四位、农村第三位死亡原因；每年因慢阻肺死亡的人数达 100 万，致残人数达 500 万 ~1000 万。

四、老年慢性阻塞性肺疾病的分类

1. 按临床严重度分级

慢阻肺严重度分级是基于气流受限的程度。气流受限是诊断慢阻肺的主要指标，也反映了病理改变的严重度。由于 FEV1 下降与气流受限有很好的相关性，故 FEV1 的变化是严重度分级的主要依据。此外，还应考虑临床症状及合并症的程度（表 19-1）。

表 19-1　临床严重度分级

级别	分级标准
0 级（高危）	具有患 COPD 的危险因素
	肺功能在正常范围
	有慢性咳嗽、咳痰症状
Ⅰ级（轻度）	FEV1/FVC＜70%
	FEV1≥80% 预计值
	有或无慢性咳嗽、咳痰症状
Ⅱ级（中度）	FEV1/FVC＜70%
	30%≤FEV1＜80% 预计值
	（ⅡA 级：50%≤FEV1＜80% 预计值
	ⅡB 级：30%≤FEV1＜50% 预计值）
	有或无慢性咳嗽、咳痰、呼吸困难症状
Ⅲ级（重度）	FEV1/FVC＜70%
	FEV1＜30% 预计值或 FEV1＜50% 预计值
	伴呼吸衰竭或右心衰竭的临床征象

FEV1：1 秒用力呼气容积；FVC：用力肺活量

2. 按病程分类

慢阻肺按病程可分为急性加重期与稳定期。慢阻肺急性加重期是指在疾病过程中，患者短期内咳嗽、咳痰、气短和（或）喘息加重，痰量增多，呈脓性或黏液脓性，可伴发热等炎症明显加重的表现。稳定期则指患者咳嗽、咳痰、气短等症状稳定或症状轻微。

五、临床表现

1. 症状

起病缓慢，病程较长。一般都有咳嗽、咳痰等慢性支气管炎表现。

（1）慢性咳嗽：常晨起和夜间咳嗽明显，晨起有阵咳或排痰。

（2）咳痰。

（3）气短或呼吸困难。

（4）喘息和胸闷。

（5）其他：如体重下降、食欲减退等。

2. 体征

慢阻肺的早期体征可不明显，随着疾病进展及病情加重，查体可发现桶状胸、双侧触觉语颤减弱、叩诊过清音、双肺呼吸音减弱、呼气相延长，部分患者可闻及湿啰音和（或）干啰音。

第二节　老年慢性阻塞性肺疾病用药指导

目前我国临床上使用的治疗老年慢阻肺药物分类如下（表 19-2）。

表 19-2　抗 COPD 药物分类

抗 COPD 药物种类	抗 COPD 具体药物
支气管舒张剂	β_2 受体激动剂、抗胆碱药及甲基黄嘌呤类
糖皮质激素	吸入用布地奈德混悬液、吸入用丙酸倍氯米松混悬液、醋酸泼尼松龙片、甲泼尼龙片
其他药物	祛痰药、抗氧化剂、免疫调节剂

1. β_2 受体激动剂

（1）药品、常见规格、用法用量及不良反应见表 19-3。

表 19-3　β_2 受体激动剂药品、常见规格、用法用量及不良反应

药品	常见规格	常见用法用量	常见不良反应
短效 β_2 受体激动剂			
沙丁胺醇气雾剂	$100\,\mu g$；$140\,\mu g$	对于气雾剂，每揿 $100\,\mu g$ 作为最小起始剂量，长期治疗的最大剂量为每日给药 4 次，每次 2 揿	震颤、头痛、心动过速、过敏反应等
特布他林气雾剂（雾化液，片）	$0.25\,mg$；$2\,ml$：$5\,mg$；$2.5\,mg$	气雾剂：每日 3~4 次，每次 $0.25~0.5\,mg$，严重患者可每次 $1.5\,mg$，但每日不得超过 $6\,mg$；雾化液：每日 3 次，每次 $5\,mg$；片剂：开始 1~2 周，每日 2~3 次，每次 $1.25\,mg$，以后可加至每日 3 次，每次 $2.5\,mg$	头痛、心悸、心动过速、震颤、肌肉痉挛、低钾血症等

续表

药品	常见规格	常见用法用量	常见不良反应
长效 β_2 受体激动剂			
丙卡特罗片	25 µg	每日 1 次，每次 50 µg，睡前服用或每日 2 次，每次 50 µg，清晨及睡前服用	偶有口干、鼻塞、倦怠、恶心、胃部不适、肌颤、头痛、眩晕或耳鸣，也可发生皮疹、心律失常、心悸、面部潮红等
福莫特罗吸入粉雾剂	4.5 µg；9 µg	每日 1~2 次，每次 4.5~9 µg	心悸、心动过速等
茚达特罗（吸入粉雾剂）	150 µg	每日 1 次，每次 150 µg	鼻咽炎、上呼吸道感染、咳嗽、头痛、肌肉痉挛等
奥达特罗（吸入喷雾剂）	2.5 µg	每日 1 次，每次 2 喷，每喷 2.5 µg	心悸、心动过速、鼻咽炎、头晕、皮疹、高血压、关节痛等

（2）药物作用机制：β_2 受体激动剂通过选择性兴奋 β_2 受体扩张支气管。β_2 受体激动剂可产生多种药理效应。

1）激动支气管平滑肌 β_2 受体，使平滑肌松弛，解除支气管痉挛。

2）激动肺组织肥大细胞 β_2 受体，抑制组胺、白三烯等炎症介质释放，解除炎症介质所致的支气管痉挛。

3）激动纤毛上皮细胞 β_2 受体，促进黏液分泌和纤毛运动，增强黏液纤毛系统的气道清除功能。

4）激动肺泡 II 型细胞 β_2 受体，促进表面活性物质的合成与分泌。这些作用均有利于 COPD 的治疗，其中以松弛支气管平滑肌的作用最为重要。

（3）用药指导

1）本品总体来说，吸入 β_2 受体激动剂的不良反应远低于口服剂型，常见的不良反应是震颤、头痛、心动过速等。

2）应对老年患者吸药方式加以指导，确保吸药与吸气同步进行，以使药物最大程度达到肺部，且老年人用药应从小剂量开始。

3）β_2 受体激动剂有诱发低血钾而造成的心律不齐的可能性，特别是洋地黄

化患者使用 β₂ 受体激动剂后。

4）只有在医生的指导下方可增加用药剂量或用药频率。

5）一般不能将 β₂ 受体激动剂和非选择性 β 受体阻滞剂（如普萘洛尔）合用。

6）本类药可分为短效 β₂ 受体激动剂（short-acting beta2-agonist，SABA），主要有特布他林、沙丁胺醇及左旋沙丁胺醇等，常见剂型为加压定量吸入剂。长效 β₂ 受体激动剂（long-acting beta2-agonist，LABA），作用时间持续 12 小时以上，较 SABA 更好的持续扩张小气道，改善肺功能和呼吸困难症状，可作为有明显气流受限患者的长期维持治疗药物，早期应用于临床的药物包括沙美特罗和福莫特罗等。新型 LABA 起效更快、作用时间更长，包括茚达特罗、奥达特罗等。

7）老年患者使用 LABA 在合并心血管疾患的慢阻肺患者中仍有较好的安全性，合并心血管疾患的稳定期慢阻肺患者无需更改吸入剂类型。

8）应用吸入药物治疗时，考虑到慢阻肺患者存在黏液过度分泌，可能阻塞小气道，影响药物颗粒进入小气道效应部位，建议吸入药物前主动咳嗽，如有痰，需要清除痰液后再吸入药物，避免吸入药物被痰液带出无法发挥药效。

2. 抗胆碱药

（1）药品、常见规格、用法用量及不良反应见表 19-4。

表 19-4　M 胆碱受体阻滞剂药品、常见规格、用法用量及不良反应

药品	常见规格	常见用法用量	常见不良反应
短效抗胆碱药物			
异丙托溴铵气雾剂	20 μg； 40 μg	每日 3~4 次，每次 1~2 揿， 每揿 20 μg	头痛、头晕、咳嗽、口干、 胃肠蠕动紊乱、荨麻疹等
长效抗胆碱药物			
噻托溴铵吸入粉雾剂（粉吸入剂）	18 μg	每日 1 次，每次 18 μg	心动过速、室性期前收缩、 面部潮红等

（2）药物作用机制：迷走神经对于维持呼吸道平滑肌张力具有重要作用。位于气道平滑肌、气管黏膜下血管内皮细胞的 M3 受体被激动，可使气道平滑肌收缩，黏液分泌增加和血管扩张，气道口窄。M 胆碱受体阻滞剂拮抗气道平滑肌 M 受体，在局部发挥松弛气道平滑肌作用。

（3）用药指导

1）常见的不良反应是头痛、头晕、咳嗽、口干、胃肠蠕动紊乱等，少见的不良反应有荨麻疹、闭角型青光眼、心率加快等。

2）如果药物治疗不能产生明显的病情改善或导致病情恶化，应就诊更改治疗计划。若发生急性或迅速恶化的呼吸困难，应立即就诊。可能需要额外增加肾上腺皮质激素、β_2受体激动剂或茶碱的治疗。

3）必须正确使用定量气雾器才能达到良好的治疗效果。应对患者吸药方式加以指导，确保吸药与吸气同步进行，以使药物最大限度达到肺部。

4）定量气雾剂慎用于闭角型青光眼患者，特别应注意确保药物不能接触到眼睛。

5）本类药物也分为短效抗胆碱能药物（short-actin muscarinic antagonist，SAMA），主要品种有异丙托溴铵等；以及长效抗胆碱能药物（long-acting muscarinic antagonist，LAMA），能够持久的结合 M3 受体，快速与 M2 受体分离，从而延长支气管扩张作用时间超过 12 小时，新型 LAMA 作用时间超过 24 小时，常用 LAMA 如噻托溴铵。LAMA 在减少急性加重及住院频率方面优于 LABA。

3. 甲基黄嘌呤类

（1）药品、常见规格、用法用量及不良反应见表 19-5。

表 19-5　甲基黄嘌呤类药品、常见规格、用法用量及不良反应

药品	常见规格	常见用法用量	常见不良反应
茶碱片（缓释片）	0.1 g；0.2 g	对于缓释片不可压碎或咀嚼，每日 2 次，每次 0.1~0.2 g	恶心、呕吐、易激动、失眠等
氨茶碱片（缓释片）	0.1 g；0.2 g	对缓释片不可压碎或咀嚼，每日 2 次，每次 0.1~0.2 g	同上
多索茶碱片（颗粒）	0.2 g；0.3 g	每日 2 次，每次 0.2~0.4 g	同上

（2）药物作用机制：茶碱类药物对气道平滑肌有较强的舒张作用，并有抗气道炎症作用。其作用机制涉及多个环节。

1）茶碱为非特异性磷酸二酯酶（PDE）抑制剂，主要通过抑制 PDE3、PDE4

和 PDE5，使细胞内环磷酸腺苷（cAMP）和环磷酸鸟苷（cGMP）水平升高，是松弛支气管平滑肌的主要机制。

2）短期应用能促进肾上腺髓质释放肾上腺素，间接发挥松弛支气管平滑肌的作用。

3）治疗浓度的茶碱能拮抗腺苷受体，拮抗腺苷诱发的气道平滑肌痉挛。

4）抑制气道平滑肌细胞外钙内流和内钙释放，干扰钙离子转运，松弛气道平滑肌。

5）增强膈肌收缩力，减轻膈肌疲劳，有利于改善呼吸肌功能。

（3）用药指导

1）常见不良反应为恶心、呕吐、易激动、失眠等。

2）缓释型或控释型茶碱口服每日 1~2 次可以达到稳定的血浆药物浓度，但由于茶碱的有效治疗窗小，必要时监测其血药浓度，当血液中茶碱浓度 > 5 mg/L 即有治疗作用，> 15 mg/L 时不良反应明显增加；需要保证最大的疗效而又不发生血药浓度过高的危险。

3）老年人因血浆清除率降低，尤其对于肾功能不全的老年人，潜在毒性增加，应慎用本类药品。应酌情调整用药剂量或延长用药间隔时间。

4）茶碱制剂可致心律失常和使原有的心率加快，患者心率和节律的任何改变均应进行监测。

5）高血压或者非活动性消化道溃疡病史的患者慎用本类药品。

6）茶碱联合 LABA 对肺功能及呼吸困难症状的改善效果优于单独使用LABA。

7）茶碱与多种药物联用时要警惕药物相互作用。

（4）血药浓度监测：茶碱类药物是比较常用的治疗哮喘的药物，其有效浓度与中毒浓度接近，且影响血药浓度的因素多，药物代谢个体差异性大，容易出现不良反应。因此，长期口服茶碱类药物和急性发作时静脉使用茶碱类药物的患者，应定期监测血药浓度，及时调整用药剂量和滴注速度，使血药浓度维持在安全而有效的范围内。茶碱有效血药浓度范围为 10~20 μg/ml。

4. 糖皮质激素类药品

（1）药品、常见规格、用法用量及不良反应见表19-6。

表 19-6　糖皮质激素类药品、常见规格、用法用量及不良反应

药品	常见规格	常见用法用量	常见不良反应
吸入糖皮质激素			
吸入用布地奈德混悬液	0.5 mg：2 ml 1 mg：2 ml	每日 2 次，每次 1~2 mg	呼吸道感染等
吸入用丙酸倍氯米松混悬液	0.8 mg：2 ml	每日 1~2 次，每次 0.8 mg	口腔和咽喉部念珠菌病、声音嘶哑、咽喉刺激等
口服糖皮质激素			
醋酸泼尼松片	5 mg	一日总量 15~40 mg（根据病情），确有需要时可用到 60 mg，病情稳定后减量	库欣综合征面容和体态、体重增加、下肢水肿、易出血倾向、骨质疏松、消化道溃疡等
甲泼尼龙片	4 mg	开始时每日 2 次，每次 4~8 mg，维持量为每日总量 4~8 mg	消化道出血、咳嗽、满月脸等

（2）药物作用机制：糖皮质激素对支气管平滑肌收缩没有直接的抑制作用，可通过多环节产生抗炎平喘作用，作用机制包括：

1）抗炎作用：这是发挥平喘最重要的机制，可抑制气道黏膜中各种炎症细胞的趋化、聚集、活化及多种炎症介质、致炎细胞因子的生成及释放，促进嗜酸性粒细胞凋亡，减少渗出，减轻气道黏膜的充血水肿和局部炎症反应，抑制黏液腺分泌，使破坏的支气管上皮愈合，控制气道的高反应性而改善肺功能。

2）抗过敏作用：抑制过敏介质释放。

3）阻止 β 受体下调，增强气道平滑肌 β_2 受体的反应性。

（3）用药指导

1）吸入性糖皮质激素（ICS）的不良反应发生率低，但 ICS 有增加肺炎发病率的风险，其他常见的不良反应有口腔念珠菌感染、喉部刺激、咳嗽、声嘶及皮肤挫伤等。

2）对拟交感胺类药物有异常反应的患者慎用，已患有心血管疾病的患者、有低血钾倾向的患者应慎用本品，有糖尿病史的患者应慎用。

3）需要警惕患者中出现的嗜酸性粒细胞增多症、血管炎、肺部症状恶化、心脏并发症和（或）神经病变。

4）长期使用吸入性糖皮质激素，包括丙酸氟替卡松治疗哮喘及慢性阻塞性肺疾病后出现青光眼、眼内压增加和白内障，因此应考虑定期进行眼科检查。

5）已有报道显示，接受吸入性糖皮质激素后出现肺炎等下呼吸道感染。医生应对 COPD 患者可能发生肺炎的情况保持警惕，尤其对于老年人，必要时行胸部 CT 检查。

5. 复方吸入性药物

（1）药品、常见规格、用法用量及不良反应见表 19-7、表 19-8、表 19-9。

1）双联制剂 ICS/LABA

表 19-7 双联制剂 ICS/LABA 药品、常见规格、用法用量及不良反应

药品	常见规格	常见用法用量	常见不良反应
沙美特罗替卡松粉吸入剂	50 μg	每日 2 次，每次 1~2 吸	头痛、口咽部念珠菌病、发音困难、肌肉痉挛、关节痛等
布地奈德福莫特罗粉雾剂	160 μg；320 μg	每日 2 次，每次 1~2 吸	头痛、震颤、口咽部念珠菌病、咳嗽、心悸等

2）双联支气管扩张剂 LABA/LAMA

表 19-8 双联支气管扩张剂 LABA/LAMA 药品、常见规格、用法用量及不良反应

药品	常见规格	常见用法用量	常见不良反应
福莫特罗 / 格隆溴铵	格隆铵 7.2 μg/ 富马酸福莫特罗 5.0 μg	每日 2 次，每次 2 吸	焦虑、头痛、头晕、咳嗽、口咽疼痛、口干、恶心、尿路感染、肌肉痉挛、胸痛、关节痛等
茚达特罗 / 格隆溴铵	格隆溴铵 50 μg/ 茚达特罗 110 μg	每日 1 次，每次 1 粒	感染和侵染：上呼吸道感染、鼻咽炎、鼻窦炎、鼻炎、尿路感染、超敏反应、高血糖、头晕、头痛、咳嗽、口咽疼痛、消化不良、龋齿、膀胱梗阻和尿潴留、发热等

药品	常见规格	常见用法用量	常见不良反应
维兰特罗/乌美溴铵	乌美铵 62.5 μg/维兰特罗 25 μg	每日 1 次，每次 1 吸	常见：尿路感染、鼻窦炎、鼻咽炎、咽炎、上呼吸道感染、头痛、咳嗽、口咽疼痛、矛盾性支气管痉挛、便秘、口干等
奥达特罗/噻托溴铵	塞托铵 2.5 μg/奥达特罗 2.5 μg	每日 1 次，每次 2 吸	口干、便秘、青光眼、肠梗阻、尿潴留、头痛、震颤、恶心、肌肉痉挛、疲劳、高血糖等

3）三联制剂 ICS/LABA/LAMA

表 19-9　三联制剂 ICS/LABA/LAMA 药品、常见规格、用法用量及不良反应

药品	常见规格	常见用法用量	常见不良反应
布地格福气雾剂	布地奈德 160 μg/格隆铵 7.2 μg/富马酸福莫特罗 4.8 μg	每日 2 次，每次 2 吸	口腔念珠菌病、心悸、发音困难、咳嗽、恶心、肌肉痉挛等
氟替美维粉吸入剂	糠酸氟替卡松 100 μg/乌美铵 62.5 μg/维兰特罗 25 μg	每日 1 次，每次 1 吸	鼻咽炎、头痛、呼吸道感染、口咽部念珠菌病、发音困难、肌肉痉挛、关节痛等

（2）药物作用机制：同前。

（3）用药指导

1）该类复方吸入性药物主要由吸入性糖皮质激素（ICS）、长效 β_2 受体激动剂（LABA）、长效抗胆碱能药（LAMA）分别组成的双联或三联制剂。

2）ICS/LABA 双联制剂使用较单用 ICS 或单用 LABA 在肺功能、临床症状和健康状态改善以及降低急性加重风险方面获益更佳。

3）LABA/LAMA 双联制剂也可更好改善肺功能和症状，降低疾病进展风险等。

4）ICS/LABA 治疗后仍然有症状的患者中，增加 LAMA 的 ICS/LABA/LAMA 三联制剂治疗能显著改善肺功能及健康状态，减轻症状，并能减少急性加重。若患者血嗜酸粒细胞计数每微升≥300 个，同时症状较为严重（慢阻肺评估测试

问卷（CAT）＞10分），可考虑使用 ICS/LAMA/LABA 三联制剂治疗，其较 ICS/LABA 有更好的临床疗效 ，三联制剂治疗能显著降低患者病死率。

6. 祛痰类药品

（1）药品、常见规格、用法用量及不良反应见表 19-10。

表 19-10　祛痰类药品、常见规格、用法用量及不良反应

药品	常见规格	常见用法用量	常见不良反应
盐酸氨溴索片（缓释片、胶囊、缓释胶囊）	30 mg；75 mg	每日 3 次，每次 30~60 mg；缓释剂为每日 1 次，每次 75 mg	胃肠道不适、过敏反应等
乙酰半胱氨酸泡腾片（颗粒）	600 mg；0.1 g；0.2 g	泡腾片：每日 1~2 次，每次 600 mg；颗粒剂：每日 3 次，每次 0.2 g	超敏反应、头痛、耳鸣、心动过速等

（2）药物作用机制

1）氨溴索为黏液溶解剂，能增加呼吸道黏膜浆液腺的分泌，减少黏液腺分泌，从而降低痰液黏度，促进肺表面活性物质的分泌，增加支气管纤毛运动，使痰液易于咳出。

2）N- 乙酰基 -L- 半胱氨酸（NAC）通过分解黏蛋白复合物、核酸，将痰中的脓性成分及其他黏液和黏液分泌物从黏稠变为稀薄而发挥强烈的黏液溶解作用。

（3）用药指导

1）肾功能受损患者需在咨询医师或药师后，才可使用本品。

2）胃溃疡或有胃溃疡病史的患者，尤其是当与其他对胃黏膜有刺激作用的药物合用时慎用本品。

第三节　老年慢性阻塞性肺疾病保健知识

一、疾病教育

对所有老年 COPD 患者都应提供宣教，让其充分认识 COPD 并掌握自我管理技能。同时，教育还应提供给家属和看护者，以便更好地配合治疗和加强预防措施，减少反复加重，维持病情稳定，提高生活质量。具体教育内容有：

（1）教育与督促患者戒烟。

（2）使患者了解 COPD 的病理生理与临床基础知识。

（3）掌握一般和某些特殊的治疗方法。

（4）学会自我控制病情的技巧，如腹式呼吸及缩唇呼吸锻炼等。

（5）定期就诊，随访管理。

二、康复训练

进行适当耐力训练和呼吸，包括腹式呼吸练习和呼吸体操练习等；与此同时，根据患者个性爱好为其制定适宜项目，包括自行车、太极拳、爬楼梯、五禽戏等。在此过程中应遵循循序渐进、按部就班原则。此外，适当予以氧疗护理。为提升患者耐力、提高其血氧分压和血氧饱和度，应定期给予患者氧疗护理。其中，氧流量控制为 1~2 L/min，吸氧时长则以 1~2 小时为宜。在吸氧过程中，应定时观察其生命体征变化并及时清理鼻腔分泌物。

三、饮食指导

（1）高蛋白质、高脂肪、低碳水化合物饮食。将三大供热营养素比例分配为蛋白质为 20%~30%，脂肪占 20%~30%，碳水化合物为 35%~50%。

（2）注重饮食搭配，忌生冷、过咸、油腻食物，鼓励多吃蔬菜、水果，蛋白质以鱼、蛋、奶类为主，宜少食多餐，避免高碳水化合物和过高热卡摄入，以免产生过多 CO_2。

（3）每天饮水 2000 ml 左右，能够促使痰液稀释，利于咳出。增加水果、蔬菜等纤维素，预防便秘而引起呼吸困难。

（4）营养不良患者予以营养支持，增加如牛奶、鸡蛋、蛋白粉、匀浆、营养糊、多种维生素、微量元素等营养食品与改善呼吸功能相结合的办法。

（5）重度营养不良者除以上方法外，可根据患者病情合理安排餐次，每日 4~6 餐和适量静脉输注白蛋白、脂肪乳剂或氨基酸等。

四、心理指导

社会、家庭的支持与协助可以增加患者康复的信心和动力，使患者能较好地达到康复目标。在患者情绪变化时，家属及时与患者沟通，给予患者情感上的支持和帮助，积极帮助患者树立战胜疾病的信心，使其感受到被关怀的温暖。具体如下：

（1）慢阻肺患者因病程长、预后差，易反复发作，迁延不愈，气促、呼吸困难、活动耐力下降、睡眠困难等症状严重影响生活质量，在长期忍受疾病折磨的同时，易产生抑郁、焦虑、紧张、悲观等不良心理状态。因此，应根据所学专业知识，用简单易懂的语言，采取一对一进行交流。对患者所关心的问题进行认真解答，提供所需信息，满足患者心理需求，改善不良情绪。

（2）采取讲课的形式向患者和家属耐心讲解 COPD 的定义、病因、发病机制、临床表现、主要治疗原则，以及患者的心理、饮食、生活方式与 COPD 的关系等。

（3）每天下午让患者独自听 15~20 分钟轻快、舒缓的音乐，常会起到良好效果。

五、老年 COPD 的护理

（1）基于慢性阻塞性肺疾病患者多出现痰液干结、黏稠等现象，并由此加重痰液阻塞，加重其呼吸困难症状；因此，在临床护理中，应予以患者呼吸道湿化护理，以稀释痰液，促进排痰。护理中可借助翻身、叩背等形式予以气道一定震击，进而预防肺不张、肺泡萎缩，改善痰液阻塞。与此同时，应引导患者多饮水，并根据其病情情况选择适宜药物联合雾化治疗以实现痰液排出。

（2）由于慢性阻塞性肺疾病难治愈且病程长、易反复，因而在护理过程中针对患者焦躁、抑郁等负面心理，应给予适当心理干预以缓解其消极情绪，提高临床治疗依从性。与此同时，护理中应加强与患者家属交流沟通，以争取其支持，形成医院、患者、家属三方合力，共同促进慢性阻塞性肺疾病临床治疗工作。

第二十章 老年支气管哮喘与用药保健指导

支气管哮喘作为一个严重危害人类健康的公共卫生问题，已引起世界医学家们的高度重视，世界卫生组织将每年的 12 月 11 日定为世界哮喘日。过去一直认为哮喘普遍发病于青少年易感人群，老年人较少发病。随着人口老龄化的发展以及对哮喘研究的深入，很多学者发现支气管哮喘也是老年人的一种常见病，老年期是除青少年期外哮喘第二大发病高峰期。哮喘是严重危害人们身心健康，减弱劳动能力，降低生活质量的一种疾病，而且难以得到根治，易反复发作，轻者伤身，重者致人丧命，因此防治哮喘刻不容缓。哮喘可防可治，根据全球和我国哮喘防治指南提供的资料，经过长期规范化治疗和管理，80% 以上的患者可以达到哮喘的临床控制。

第一节 老年支气管哮喘概论

一、概述

老年支气管哮喘（bronchial asthma）简称老年哮喘，是由多种细胞（如嗜酸性粒细胞、肥大细胞、T 淋巴细胞、中性粒细胞、气道上皮细胞等）和细胞组分参与的气道慢性炎症性疾病。主要特征包括气道慢性炎症，气道对多种刺激因素呈现的高反应性，广泛多变的可逆性气流受限以及随病程延长而导致的一系列气道结构的改变，即气道重构。老年哮喘患者与青壮年哮喘患者在临床特征方面有着显著的差异，老年哮喘的正确诊断率低，患者往往病情更重，医疗负担更大，死亡率更高，预后更差，在治疗上难度更大。

二、病因及发病机制

1. 病因

（1）遗传因素：哮喘是一种复杂的、具有多基因遗传倾向的疾病，其发病具有家族集聚现象，亲缘关系越近，患病率越高。

（2）激发因素：支气管哮喘大多在遗传因素的基础上受到体内外多种因素的激发而发病，其中重要的有：

1）呼吸道感染。

2）精神因素：如情绪波动，长期的精神压抑、焦虑和紧张等，均可通过某种神经机制或神经反射诱发哮喘。

3）剧烈运动：70%~80% 的哮喘患者在剧烈运动后诱发哮喘，故称运动性哮喘。

4）药源性哮喘：一些药物可引起哮喘发作，如解热镇痛药阿司匹林、吲哚美辛，心血管药物如普萘洛尔、普罗帕酮，抗生素中的青霉素、磺胺类药物等。其中以阿司匹林引起者最为多见。

5）环境因素：具有哮喘易感基因的人群发病与是否受环境因素的影响较大，其发病受遗传和环境因素的双重影响，是遗传和环境两个方面因素共同作用的结果。环境因素包括变应原性因素和非变应原性因素。变应原性因素如室内变应原（尘螨、家养宠物、蟑螂）、室外变应原（花粉、草粉）、职业性变应原（油漆、饲料、活性染料）、食物（鱼、虾、蛋类、牛奶）、药物（阿司匹林、抗生素）。非变应原性因素如大气污染、吸烟、运动、肥胖等。气候也在一定程度上影响哮喘的发作，如气温、湿度、气压、空气离子等的改变。

2. 发病机制

哮喘的发病机制尚未完全阐明，包括遗传因素和环境因素，目前可概括为气道免疫 - 炎症机制、神经调节机制及其相互作用等。

三、流行病学

哮喘是世界上最常见的慢性疾病之一，全球约有 3 亿哮喘患者。各国哮喘患病率为 1%~30%，我国为 0.5%~5%，且呈逐年上升趋势。2020 年我国一项对 1500 名中老年居民流行病学特征的调查结果显示，中老年支气管哮喘发病率较高，为

7.00%（105/1500），以女性为主，多见于 55~64 岁，有其他过敏疾病、哮喘家族史、有毒有害颗粒、接触潮湿环境与霉变物质是其独立危险因素。一般认为发达国家哮喘患病率高于发展中国家，城市高于农村。哮喘死亡率为 1.6~36.7/10 万人，多与哮喘长期控制不佳、最后一次发作时治疗不及时有关，其中大部分是可预防的。我国已成为全球哮喘病死率最高的国家之一。

四、老年支气管哮喘分型

1. 早发型老年哮喘

儿童期发病，常有过敏性疾病史和（或）家族史（如湿疹、过敏性鼻炎、食物或药物过敏），气道可逆性较好，诱导痰或病理学显示气道较多嗜酸性粒细胞浸润，但因病程较长，一般病情相对较重，肺功能较差。

2. 晚发型老年哮喘

发病年龄≥65 岁，与早发型老年哮喘相比，过敏史较少，吸烟者较多。哮喘在夜间发作较多，病情相对较轻，肺功能较好，但随年龄增长肺功能逐渐下降及气道可逆性变差。气道以中性粒细胞和（或）嗜酸粒细胞增多为主，常合并有鼻炎或鼻窦炎及抑郁焦虑状态等。

3. 其他表型

（1）与肥胖相关的哮喘。

（2）固定性气流受限型哮喘。

（3）与吸烟相关的哮喘。

（4）哮喘—慢阻肺重叠（ACO）等。

区分这些表型有利于识别其特征性表现，明确发病机制，更有针对性地进行治疗及判断预后。

五、临床表现

1. 症状

典型症状为发作性伴有哮鸣音的呼气性呼吸困难。症状可在数分钟内发生，并持续数小时至数天，经平喘药物治疗后可缓解或自行缓解。夜间及凌晨发作或加重是哮喘的重要临床特征。此外，临床上还存在没有喘息症状的不典型哮喘，患者可表现为发作性咳嗽、胸闷或其他症状。对以咳嗽为唯一症状的不典型哮喘称为咳嗽变异性哮喘（cough variant asthma，CVA）。对以胸闷为唯一症状的不典型哮喘称为胸闷变异性哮喘（chest tightness variant asthma，CTVA）。无反复发作喘息、气促、胸闷或咳嗽的表现，但长期存在气道反应性增高称为隐匿性哮喘。

2. 体征

发作时典型的体征是双肺可闻及广泛的哮鸣音，呼气音延长。但非常严重的哮喘发作，哮鸣音反而减弱，甚至完全消失，表现为"沉默肺"，是病情危重的表现。非发作期体检可无异常发现，故未闻及哮鸣音，不能排除哮喘。

3. 老年哮喘临床表现和体征特点

老年哮喘临床症状不典型，病情重。临床多表现为活动后或夜间发作性喘息、气急、胸闷或咳嗽，但常缺乏特异性。夜间症状更明显，需与心功能不全相鉴别。老年人由于抑郁、认知障碍等原因可能会推迟医疗就诊。体检时常为阴性体征，因此胸部听诊无哮鸣音并不能排除哮喘。诱发因素复杂，以呼吸道感染最常见，冷空气、运动、药物（阿司匹林等非甾体抗炎药及 β- 受体阻滞剂）过敏等可诱发哮喘发作，且易发生重症哮喘，甚至出现呼吸衰竭及肺心病。并发症和伴发病较多，主要包括鼻炎或鼻窦炎、胃食管反流、慢阻肺、肥胖、阻塞性睡眠呼吸暂停低通气综合征或其他睡眠疾病、焦虑抑郁状态、骨质疏松、高血压、糖尿病、缺血性心脏病、脑血管病、肿瘤等。

第二节　老年支气管哮喘用药指导

哮喘治疗药物分为控制性药物和缓解性药物，重度哮喘附加治疗药物。控制性药物指需要长期使用的药物，主要用于治疗气道慢性炎症，使哮喘维持临床控制，亦称抗炎药。缓解性药物指按需使用的药物，通过迅速解除支气管痉挛从而缓解哮喘症状，也称解痉平喘药（表 20-1）。

表 20-1　哮喘治疗药物分类

缓解性药物 / 解痉平喘药	控制性药物 / 抗炎药
短效 β_2 受体激动剂（SABA）	吸入性糖皮质激素（ICS）
吸入性抗胆碱能药物（SAMA）	全身性激素
茶碱	白三烯调节剂

续表

缓解性药物 / 解痉平喘药	控制性药物 / 抗炎药
全身用糖皮质激素	长效 β_2 受体激动剂（LABA，不单独使用）
	缓释茶碱
	色甘酸钠
	抗免疫球蛋白 IgE 抗体
	联合药物（如 ICS/LABA）

另外，还有抗组胺药，如氯雷他定、酮替芬等。

1. 糖皮质激素

（1）药品、常见规格、用法用量及不良反应见表 20-2。

表 20-2　糖皮质激素类药品、常见规格、用法用量及不良反应

药品	常见规格	常见用法用量	常见不良反应
丙酸倍氯米松气雾剂	每揿 50 μg；每揿 250 μg	鼻腔吸入，每日 3~4 次，每次 50~100 μg，每日最大量不超过 1 mg	鼻咽部烧灼感、鼻出血等
布地奈德吸入剂	每吸 100 μg	口腔吸入，每日 2 次，每次 100~200 μg；每日总量 400 μg，在老年哮喘急性发作治疗中效果较理想	咳嗽、声嘶等
丙酸氟替卡松吸入气雾剂	每揿 50 μg；每揿 125 μg；每揿 250 μg	口腔吸入，每日 2 次，每次 100~1000 μg	口腔及咽喉的念珠菌病等
环索奈德吸入气雾剂	每揿 100 μg；每揿 200 μg	傍晚口腔吸入，起始剂量每日 200 μg，该剂量也是最大剂量；维持剂量每日 1 次，每次 100 μg	支气管痉挛等
醋酸泼尼松龙片	5 mg	口服，起始剂量每日 30~60 mg，缓解后逐渐减量至每日 ≤10 mg	长期使用可致库欣综合征等

（2）药物作用机制：糖皮质激素类是目前支气管哮喘治疗中最为有效的药物。它能抑制炎症细胞迁移和活化，抑制炎症介质的释放，增强平滑肌细胞 β_2 受体的反应性，从而达到控制慢性非特异性炎症的目的。长期使用糖皮质激素的患者如撤药过快，可能导致急性的支气管哮喘发作和呼吸道炎症的复发。

（3）用药指导

1）吸入用气雾剂使用步骤

① 将口腔内的食物咽下，尽量将痰液咳出。

② 用前将气雾剂摇匀，确保吸入器内物质被充分混合。

③ 将双唇紧贴近喷嘴，头稍微后倾，缓缓呼气尽量让肺部的气体排尽。

④ 将喷口放在口内，并合上嘴唇含着喷口。在开始通过口部深深地、缓慢地吸气的同时，马上按下药罐将药物释出，并继续深吸气。

⑤ 屏住呼吸 5~10 秒或在没有不适的感觉下尽量屏息久些，然后缓慢呼气。

⑥ 若需要多吸一剂，应等待至少 1 分钟后再重复上述步骤② ~ ⑤。

⑦ 使用完毕后，用温水漱口以清洗口腔或用 0.9% 氯化钠溶液漱口。

2）布地奈德吸入剂是一种多剂量吸入器，给药时不需使用添加剂。当吸药时，药粉就会被带到肺部，经吸嘴吸药时一定要有力且深长地吸气。布地奈德吸入剂使用方便，使用步骤如下：

① 旋松盖子并拔出吸入器。

② 使旋柄在下方，握住吸入器使之直立。尽量把旋柄拧到底，然后再回到原来位置，这样就往吸入器加入了一个剂量的药物。

③ 呼气，但不可对着吸嘴呼气。

④ 轻轻地把吸嘴放在上下牙齿之间，双唇包住吸嘴，不要咀嚼或用力咬吸嘴，不要包住进气口，用力且深长地用嘴吸气。

⑤ 将吸入器从嘴部移开，屏气 5~10 秒后恢复正常呼吸，如需吸入多个剂量时可重复上述过程。

⑥ 吸入所需剂量后，盖上盖子。

⑦ 然后用水反复漱口，漱液吐出，不要咽下。

3）布地奈德吸入剂使用时还需注意以下几点：

① 严禁对着吸嘴呼气。每次用完后应盖好盖子。不要拧动吸嘴，其固定在吸入器上，禁止拆装。

② 剂量指示窗提示吸入器中剩余多少剂量。最后 10 个剂量单位其背景为红色，红色出现即表示剩余 10 次剂量，提示应及时另配一个以备使用。

③ 当红色记号 0 到达指示窗中部时，吸入器将不再给出正确的药量。该吸入器应被丢弃。此时摇动吸入器所听到的声音不是药物所产生，而是干燥剂产生的。

④ 定期（每周 1 次）用干纸巾擦拭吸嘴的外部，严禁用水或液体擦洗。

⑤ 由于药粉剂量少，每次吸入时可能难以感觉到药粉，只要按照上述步骤操作，可确信已吸入所需剂量。

⑥ 正确掌握吸入方法，经吸嘴有力且深长地吸气，确保合适的剂量被吸入肺中是进行有效治疗的重要环节。

4）当需要口服激素时，对于激素依赖型哮喘患者，可采用每天或隔天清晨顿服给药的方式，以减少外源性激素对下丘脑 - 垂体 - 肾上腺轴的抑制作用。长期口服激素可以引起骨质疏松、高血压、糖尿病、下丘脑 - 垂体 - 肾上腺轴的抑制、肥胖症、白内障、青光眼、皮肤菲薄导致皮纹和瘀斑、肌无力等。

5）口服糖皮质激素用药后应在哮喘控制良好的情况下逐渐停用，一般在气雾剂后续治疗 4~5 天后才慢慢减量停用。

6）气雾剂类型药物只用于慢性哮喘，急性发作时应使用其他平喘药。

7）吸入型激素在口咽部局部的不良反应包括声嘶、咽部不适和念珠菌感染，吸药后应及时用清水含漱口咽部，哮喘患者每天吸入低至中等剂量的激素不会出现明显的全身不良反应，长期高剂量吸入激素后可能出现的不良反应包括皮肤瘀斑、肾上腺功能抑制和骨密度降低等。老年人对全身用激素引起的骨质疏松等副作用更加敏感。

2. β_2 受体激动剂（或长效 β_2 受体激动剂 + 糖皮质激素复合剂）

（1）药品、常见规格、用法用量及不良反应见表 20-3。

表 20-3　β_2 受体激动剂药品、常见规格、用法用量及不良反应

药品	常见规格	常见用法用量	常见不良反应
硫酸沙丁胺醇气雾剂	每揿 100 μg	口腔吸入，必要时每次 100 μg；长期治疗时，最大剂量为每日给药 4 次，每次 2 揿	头痛、心悸、震颤等

续表

药品	常见规格	常见用法用量	常见不良反应
吸入用硫酸沙丁胺醇溶液	2 mg/ml；5 mg/ml	雾化吸入 每次 2.5~5.0 mg，必要时，某些患者的剂量可高达 10 mg	同上
硫酸特布他林片	2.5 mg	口服，给药剂量应个体化。开始 1~2 周，每日 2~3 次，每次 1.25 mg；以后可增至每日 3 次，每次 2.5 mg	头痛、震颤等
硫酸特布他林雾化液	2 ml：5 mg	雾化吸入，无需稀释。每日 3 次，每次 5 mg	同上
沙美特罗替卡松粉吸入剂	每吸 50 μg：100 μg；每吸 50 μg：250 μg；每吸 50 μg：500 μg	口腔吸入，每日 2 次，每次 1 吸	头痛、声嘶等
布地奈德福莫特罗粉吸入剂	每吸 80 μg：4.5 μg	口腔吸入，每日 2 次，每次 1~2 吸	头痛、震颤、声嘶等
富马酸福莫特罗粉吸入剂	10 mg（每吸 4.5 μg）；20 mg（每吸 9.0 μg）	口腔吸入，早和（或）晚各 1 次，每次 4.5~9 μg，每天最多可吸 36 μg	头痛、心悸、震颤等
倍氯米松福莫特罗吸入气雾剂	每揿 100 μg：6 μg	吸入，每日 2 次，每次 1~2 揿，每日最大剂量为 4 揿	头痛、心绞痛等

（2）药物作用机制：β_2 受体激动剂是控制哮喘急性发作的首选药物，起效快，全身不良反应少，用于缓解哮喘发作。此类药主要作用为舒张气管；抑制过敏反应介质释放，增加纤毛运动，降低血管通透性而发挥平喘作用；增加黏液纤毛清除功能，调节嗜碱粒细胞及肥大细胞的介质释放等，进而缓解哮喘症状。其中，短效 β_2 受体激动剂的作用可维持 4~6 小时，长效 β_2 受体激动剂的作用可维持 10~12 小时。

（3）用药指导

1）干粉吸入剂的准纳器工作原理为：滑动准纳器滑动杆，在吸嘴处打开一个小孔，打开一个剂量的药物，以备吸入。关上准纳器后，滑动杆自动返回原位，为下一吸的使用做好准备。当不用时，外壳可起到保护准纳器的作用。其使用步骤为：

①打开：一只手握住外壳，另一只手的拇指放在拇指柄上。向外推动拇指直至完全打开。

②推开：握住准纳器使吸嘴对着自己。向外推滑动杆直至发出"咔哒"声。表明准纳器已做好吸药的准备。每次当滑动杆向后滑动时，一个剂量药物已备好以供吸入，在剂量指示窗口有相应显示。不要随意拨动滑动杆以免造成药物的浪费。

③吸入：握住准纳器并使之远离嘴。在保证平稳呼吸的前提下，尽量呼气。切记不要将气呼入准纳器中。将吸嘴放入口中，深深地平稳地吸入药物，切勿从鼻吸入。将准纳器从口中拿出继续屏气 5~10 秒，在没有不适的情况下尽量屏住呼吸，然后慢慢恢复呼气。

④关闭：将拇指放在拇指柄上，向后拉手柄。发出"咔哒"声表明准纳器已关闭。滑动杆自动返回原有位置。准纳器又可用于下一吸药物的使用。

⑤如果需要吸入两吸药物，必须关上准纳器后间隔约 1 分钟时间，重复上述步骤。

2）准纳器使用时还需注意以下几点：

①保持准纳器干燥。

②不用的时候，保持关闭状态。

③不要对着准纳器呼气。

④只有在准备吸入药物时才可推动滑动杆。

⑤不要超过推荐剂量，远离儿童。

⑥准纳器上部的剂量指示窗口显示剩余药量。数目"5~0"将显示为红色，警告剩余剂量已不多。

3）雾化吸入的步骤如下：

①遵医嘱将雾化药液（遵医嘱决定是否稀释）按正确方法加入雾化罐内。对于大多数雾化器，适当的药液容量为 2~4 ml。

②取舒适的半卧位或坐位，颌下铺毛巾，接通电源，打开开关。

③气雾喷出时，将口含嘴放入患者口中，紧闭双唇用口做深吸气、鼻呼气的方法进行雾化治疗。

④治疗完毕，确保药杯中药液用尽，取下口含嘴或面罩，关闭雾化器电源。

⑤ 用水洗脸并漱口。

⑥ 按要求清洁喷雾器并晾干。

4）雾化治疗的过程中还需要注意以下几点：

① 雾化过程中密切观察患者反应（面色、呼吸情况等），家属帮助患者自下而上、从外向内拍背，协助排痰，并指导患者进行有效咳嗽。

② 若药物中含有激素，注意雾化后要漱口，预防口腔真菌感染。

5）对于沙丁胺醇的气雾剂，老年患者的起始用药量应低于推荐的成年患者用量，如果没有达到充分的支气管扩张作用，应逐渐增加剂量。

6）SABA 应按需间歇使用，过量应用可引起骨骼肌震颤、低血钾、心律失常等不良反应。长期、单一应用 β_2 受体激动剂可造成细胞膜 β_2 受体的向下调节，表现为临床耐药现象，故应予避免。

7）推荐联合使用吸入型激素和 LABA 治疗哮喘，这两者具有协同的抗炎和平喘作用，可获得相当于（或优于）应用加倍剂量的吸入型激素时的疗效，并可增加患者的依从性、减少较大剂量的吸入型激素引起的不良反应，尤其适用于中至重度持续性哮喘患者的长期治疗。

3. 常用的联合用药

（1）药品、常见规格、用法用量及不良反应见表 20-4。

表 20-4　ICS+LABA+LAMA 三联复合制剂药品、常见规格、用法用量及不良反应

药品	常见规格	常见用法用量	常见不良反应
布地格福气雾剂	布地奈德 160 μg/ 格隆铵 7.2 μg/ 富马酸福莫特罗 4.8 μg	每日 2 次，每次 2 吸	口腔念珠菌病、心悸、发音困难、咳嗽、恶心、肌肉痉挛等
氟替美维粉吸入剂	糠酸氟替卡松 100 μg/ 乌美铵 62.5 μg/ 维兰特罗 25 μg	每日 1 次，每次 1 吸	鼻咽炎、头痛、呼吸道感染、口咽部念珠菌病、发音困难、肌肉痉挛、关节痛等

（2）药物作用机制：同前。

（3）用药指导

1）ICS+SABA：长期规则使用 ICS 和按需吸入 SABA，可使大多数轻、中度

哮喘患者达到完全和良好控制的目标。

2）ICS+LABA：ICS 与 LABA 分别作用于哮喘发病的不同环节，具有互补和协同效应。临床应用的 LABA 包括沙美特罗和福莫特罗。目前认为，吸入 ICS 和 LABA 是预防哮喘发作最有效的方法，常用的 ICS 和 LABA 的复合吸入剂有布地奈德 / 福莫特罗和氟替卡松 / 沙美特罗。

其中福莫特罗能够快速起效，因此也可以急性期按需使用。ICS+ 福莫特罗可有效控制气道炎症，降低气道高反应性，减轻哮喘症状，改善肺功能，提高生活质量，减少哮喘发作的频率和减轻发作时的严重程度，降低病死率。ICS+ 福莫特罗复合制剂用于维持加缓解治疗方案（证据等级 A），均可明显提高治疗效果。

4. 白三烯调节剂

（1）药品、常见规格、用法用量及不良反应见表 20-5。

表 20-5　白三烯调节剂药品、常见规格、用法用量及不良反应

药品	常见规格	常见用法用量	常见不良反应
孟鲁司特钠（片、咀嚼片、颗粒）	10 mg；5 mg；0.5 g：4 mg（颗粒）	睡前口服，每日 1 次，每次 4~10 mg	腹痛、头痛等
扎鲁司特钠片	20 mg	餐前口服，每日 2 次，每次 20 mg	头痛、胃肠道反应等
普仑司特胶囊	112.5 mg	餐后口服，每日 2 次，每次 225 mg	皮疹、腹痛等

（2）药物作用机制：白三烯作用于炎症细胞相应受体，引起气道平滑肌痉挛，微血管通透性增加，黏液分泌增多。抗白三烯药物包括半胱氨酰白三烯受体拮抗剂和 5- 脂氧合酶（5-LOX）抑制剂。目前在国内应用的主要是半胱氨酰白三烯受体拮抗剂。

（3）用药指导

1）白三烯受体拮抗剂如扎鲁司特、孟鲁司特，可引起头痛、嗜睡、烦躁不安、失眠、胃肠道症状（如腹痛、恶心、呕吐、消化不良）、氨基转移酶升高、皮疹等。

2）孟鲁司特可能引起嗜睡，故应睡前服用，且服药期间避免驾驶车辆及进

行高空作业等。

3）错过剂量的患者应在其常规时间服用下一剂，并且不应同时服用两剂。

4）此类药物对已经发作的哮喘无缓解作用，因此不可用于哮喘急性发作。

5）虽然在医师的指导下可逐渐减少合并使用的 ICS 的剂量，但不应用本品突然替代吸入或口服糖皮质激素。

6）对药品中任何成分过敏者禁用。

5. 茶碱类

（1）药品、常见规格、用法用量及不良反应见表 20-6。

表 20-6　茶碱类药品、常见规格、用法用量及不良反应

药品	常见规格	常见用法用量	常见不良反应
氨茶碱片	100 mg	每日 3 次，每次 100~200 mg；极量为每次 500 mg，每日 1 g	恶心、呕吐、失眠等
茶碱缓释片	100 mg	早、晚各 1 次，每次 100~200 mg；每日用药量不超过 0.9 g，分 2 次服用	同上

（2）药物作用机制：茶碱类药物可增强呼吸肌的力量以及增强气道纤毛清除功能等，从而起到舒张支气管和气道抗炎作用，是目前治疗哮喘的有效药物之一。

（3）用药指导

1）不良反应的发生率主要与茶碱的血药浓度成正比，即给药剂量过大所致。当血浆茶碱浓度 >20 μg/ml 时，可出现恶心、呕吐、心悸、心动过速、心律失常、烦躁不安、失眠的症状，需减量或更换为其他类药物。当血浆茶碱浓度 >40 μg/ml 时，可出现发热、失水、惊厥、呼吸和心跳停止，甚至死亡；应采取催吐、洗胃、口服药用炭、血液透析等措施。

2）使用茶碱类药物时，不可同时饮用或食用含咖啡因的饮料或食物。茶碱缓释片为缓释制剂，不可压碎或咀嚼破坏剂型，以免导致药物减效甚至出现严重不良反应。

3）茶碱类药物个体差异大，剂量应视个体病情变化选择最佳剂量和用药方法。其治疗浓度与中毒浓度接近，应监测血药浓度。

4）肝功能不全的患者必要时减少剂量。

5）由于茶碱与其他药物之间的相互作用发生率高，因此正在服用茶碱的患者就诊时应告知医师和临床药师服用茶碱的情况。

6）对茶碱过敏的患者、活动性消化溃疡和未经控制的惊厥疾病患者禁用。

6. 抗胆碱药品

（1）药品、常见规格、用法用量及不良反应见表 20-7。

表 20-7　抗胆碱药品、常见规格、用法用量及不良反应

药品	常见规格	常见用法用量	常见不良反应
异丙托溴铵气雾剂	每揿 40 μg	口腔吸入，每日 2~3 次，每次 40~80 μg，一般每天总量不宜超过 12 揿	头痛、咳嗽、口干等
吸入用异丙托溴铵溶液	2 ml：500 μg	雾化吸入，每日 3~4 次，每次 500 μg	同上
噻托溴铵粉吸入剂	每粒 18 μg	口腔吸入，每日 1 次，每次 1 粒	口干等

（2）药物作用机制：M 胆碱受体拮抗剂通过阻断 M3 受体来降低迷走神经兴奋性，产生支气管扩张作用；还可通过阻断肥大细胞表面的胆碱受体，阻止乙酰胆碱的释放，促进肥大细胞释放过敏介质。其中，短效 M 胆碱受体拮抗剂的作用可维持 4~6 小时，长效 M 胆碱受体拮抗剂的作用可维持 24 小时。

（3）用药指导

1）使用噻托溴铵需要使用吸乐装置，药粉吸入器吸入装置包括：防尘帽、吸嘴、基托、刺孔、按钮和中央室。其使用步骤如下：

①打开防尘帽。完全按下刺孔按钮，再松开。

②向上拉打开防尘帽，然后打开吸嘴。

③从包装中取出一粒胶囊（只在用前即刻取出），将其放入中央室中。

④用力合上吸嘴直至听到一声"咔嗒"声，保持防尘帽敞开。

⑤手持药粉吸入器装置使吸嘴向上，将绿色刺孔按钮完全按下一次，然后松开。这样可在胶囊上刺出许多小孔，吸气时药物便可释放出来。

⑥完全呼气（先做一次深呼吸）。注意：无论何时都应避免呼气到吸嘴中。

⑦举起药粉吸入器装置放到嘴上，用嘴唇紧紧含住吸嘴，保持头部垂直，缓慢地深吸气，其速率应足以能听到胶囊振动。吸气到肺部全充满时，尽可能长时

间地屏住呼吸，同时从嘴中取出药粉吸入器装置。重新开始正常呼吸。重复步骤⑥和⑦一次，胶囊中的药物即可完全吸出。

⑧ 再次打开吸嘴，倒出用过的胶囊并弃之。关闭吸嘴和防尘帽，将药粉吸入器装置保存起来。

⑨ 每月需清洁一次药粉吸入器装置，方法为：打开防尘帽和吸嘴，然后向上推起刺孔按钮打开基托，用温水全面淋洗吸入器以除去粉末，将药粉吸入器装置置纸巾上吸去水分，之后保持防尘帽、吸嘴和基托敞开，置空气中晾干 24 小时。也可在刚用过之后进行清洁，这样可以保证下次的使用。必要时吸嘴的外面可以用微潮的纸巾清洁。

2）抗胆碱药的主要不良反应有口干、胃肠道症状、排尿障碍、眼压升高等。发生这些不良反应可采取的对策有用水漱口或吃无糖糖块补充水分、摄取促进肠蠕动的饮食、减量或停药。

3）因为噻托溴铵主要经肾排泄，伴有中度至重度肾功能受损（肌酐清除率≤50 ml/min）的患者在接受治疗时，应密切监测抗胆碱能不良反应。

7. 抗免疫球蛋白 IgE 抗体

（1）药品、常见规格、用法用量及不良反应见表 20-8。

表 20-8 抗 IgE 抗体类药品、常见规格、用法用量及不良反应

药品	常见规格	常见用法用量	常见不良反应
注射用奥马珠单抗	150 mg	皮下注射，每次给药剂量 75~600 mg，按需分 1~4 次注射；最大推荐给药剂量为 600 mg，每 2 周给药 1 次	头痛、发热、上腹痛等

（2）药物作用机制：奥马珠单抗作为当前使用最广泛、唯一被批准的抗 IgE 抗体，主要用于治疗经过 ICS 和 LABA 联合治疗后，仍未达到控制且血清 IgE 水平增高的重症哮喘患者。

（3）用药指导

1）根据基线 IgE（治疗开始前测定）和体重确定本药合适的给药剂量和给药频率。IgE 水平低于 76 IU/ml 的患者获益不明显，对于 IgE 水平低于 76 IU/ml 的成年人，在开始治疗前，需确认患者体外测定（RAST）结果已明确对常年性过敏原过敏。

2）本药用于长期治疗，临床试验证明，至少经过 12~16 周应用本药治疗后，才能显示出有效性。治疗 16 周后，应由患者的主治医师对患者的治疗有效性进行评价，以确定是否继续给药。

3）本药不适用于急性哮喘加重、急性支气管痉挛或哮喘持续状态的治疗。

4）建议不要在开始本药治疗后突然中断全身或吸入型糖皮质激素治疗，应在医师的直接监督下减少糖皮质激素的用量，可逐渐降低剂量。

5）此药仅可采用皮下注射，不得采用静脉注射或肌内注射给药方法。患者自行注射的经验有限，所以仅供医疗专业人员给药。

8. 其他抗炎和抗组胺药品

（1）药品、常见规格、用法用量及不良反应见表 20-9。

表 20-9　其他抗炎和抗组胺药品、常见规格、用法用量及不良反应

药品	常见规格	常见用法用量	常见不良反应
色甘酸钠气雾剂	每揿 3.5 mg	气雾吸入，每日 3~4 次，每次 3.5~7.0 mg	排尿困难、咳嗽等
富马酸酮替芬片	1 mg	口服，每日 2 次，早晚各 1 次，每次 1 片；最大推荐剂量为每日 4 mg	嗜睡、恶心等

（2）药物作用机制

1）色甘酸钠作用机制是抑制过敏反应介质的释放，进而抑制过敏反应介质对组织的不良作用。

2）酮替芬兼有组胺 H_1 受体拮抗作用和抑制过敏反应介质释放作用，不仅抗过敏作用较强，且药效持续时间较长，能有效预防各种支气管哮喘发作，对外源性哮喘的疗效比对内源性哮喘的疗效更佳。

（3）用药指导

1）色甘酸钠气雾剂的不良反应有排尿困难（偶尔）、喷雾吸入可致刺激性咳嗽。

2）色甘酸钠气雾剂起效较慢，需连用数日甚至数周后才起作用，支气管哮喘病例应在发病季节之前 2~3 周提前用药，且对正在发作的哮喘无效。

3）使用色甘酸钠气雾剂期间不要中途突然停药，以免引起哮喘复发。

4）肝肾功能不全患者慎用色甘酸钠或需减量。

5）酮替芬的不良反应常见有嗜睡、倦怠、口干、恶心等胃肠道反应。服用酮替芬期间不得驾驶车辆及进行高空作业。

6）酮替芬与多种中枢神经抑制剂或乙醇并用，可增强自身的镇静作用，应予避免。

第三节　老年支气管哮喘保健知识

一、疾病教育

1. 知识教育

让患者了解哮喘的本质和发病机制，并教育患者哮喘可防可治，生活方式、饮食习惯等对疾病的影响重大。讲究个人卫生，作息规律，睡眠充足，饮食清淡，养成良好生活习惯，对哮喘的防治起重要作用。

2. 呼吸指导

指导患者进行腹式呼吸、缩唇呼吸等有效呼吸方式，并教会患者有效咳痰、体位引流等排痰技巧。在患者疾病控制、体力有所恢复后，嘱患者进行适量的有氧运动以增强机体免疫力。

3. 用药指导

指导患者正确用药方法及注意事项，包括各种吸入装置的使用，随身携带气雾剂，并常检查气雾剂储量。了解常用的激素类药物、平喘类药物的不良反应，提高患者用药遵医性。

4. 记录指导

教育患者进行自我监测病情变化并进行评定，学会哮喘急性发作时进行简单的紧急处理方法，有情况时与医生联系，交流信息。

5. 出院宣教

依据患者病情控制程度进行相关健康教育，重申规律、自律、健康的生活习惯对防止哮喘复发的决定性，坚定患者建立科学饮食结构、生活模式的信心。对可能存在的诱发哮喘的危险因素进行动态评估，及时干预，降低复发风险。

二、饮食指导

指导患者科学合理的饮食，采用"少食多餐"的原则。禁烟戒酒，饮食以清淡为主，禁止刺激性、辛辣食物的摄入，低盐低脂的流质或半流质饮食，控制糖和钠盐的摄入，适当多喝水，保持呼吸道湿润。及时补充各种营养成分，多食用含纤维素高的食物及水果，保持大便通畅。哮喘患者根据自身情况，合理"忌口"，可避免因饮食不慎而导致的哮喘发作。待患者病情恢复稳定后，可根据患者喜好适当调整饮食结构，使患者的食欲有所提高，增加每日营养摄入。嘱咐患者每日饭后漱口，保证口腔卫生清洁，避免食物残渣误入呼吸道导致病情加重。

三、心理保健

心理干预应贯穿治疗全程。向患者讲解哮喘发作原因、常见诱发因素、并发症等，并讲解哮喘发作时自我缓解方法，缓解患者对哮喘的恐惧。讲述患者的自我照顾方法，提高患者对疾病控制的信心。利用专业技巧有针对性地疏导患者心理问题，教会患者以转移注意力、深呼吸、系统脱敏法等自我缓解压力的方法。也可向患者列举康复效果成功、哮喘得以控制的同类病例，从而提高患者信心，改善其负面心理，使其能正视疾病、乐观积极。

四、运动指导

适当运动可改善患者心理状态，增加抵抗力，改善睡眠。运动方式多选择散步、打太极拳等有氧运动，运动量不宜过多，每次运动时间不宜超过30分钟，或患者不感到疲劳为止。运动应循序渐进、持之以恒，不可剧烈运动。

哮喘发作间歇期指导患者在温暖、空气清新的环境下练习保健操，每次持续10~15分钟，鼓励患者在哮喘症状消失后长期坚持。

在病情得以控制后可指导患者多进行缓慢型躯干运动，如慢跑等，每次持续时间<25分钟。

呼吸康复锻炼：

（1）腹式呼吸：吸气时腹壁放松，缓缓隆起腹部；呼气时收缩腹肌，双手施加轻微压力让腹壁逐渐趋于平坦。

（2）缩唇呼吸：经鼻吸气、经口呼气时缩紧双唇并向前突起做吹口哨状，均匀呼出气体，同时发出"呜"的声音，吸气和呼气时间比为1∶2。

（3）膈肌缩唇呼吸：协助患者取45°仰卧位，双手置于患者胸骨下端双侧肋骨交界处，先让患者平静呼吸，然后在缩唇呼气时向下轻轻试压，吸气时则让患者腹部对抗双手用力，待患者掌握仰卧位呼吸法后可指导其进行坐位、站立位练习。

五、疾病护理

为住院患者提供安静、舒适、整洁的病房环境，并限制患者家属探访时间和次数，避免增加空气中的细菌数量而导致患者哮喘发作，同时调节室内温湿度，避免空气干燥或着凉诱发哮喘。

患者出院后嘱禁止在室内放置花草，避免因花粉等致敏原引发哮喘；注意防寒保暖，尽量不去人员密集的公共场所及存在致敏原的地方，出门佩戴口罩，减少烟尘、花粉、空气细菌对呼吸道造成的刺激。

随着气温及气候的变化及时增减衣物。注重身体素质的增强，感冒流行季应保持室内空气流通，且做好预防上呼吸道感染的相应准备。

第二十一章　老年消化性溃疡与用药保健指导

消化性溃疡（peptic ulcer，PU）主要是指胃肠道黏膜被胃酸和胃蛋白酶等自身消化而发生的溃疡，其深度达到或超过黏膜肌层。95% 的消化性溃疡发生于胃、十二指肠，故消化性溃疡一般指胃溃疡（gastric ulcer，GU）和十二指肠溃疡（duodenal ulcer，DU）。老年人消化性溃疡病情较年轻人严重，但临床症状往往不典型，易发生并发症，传统治疗方法疗效较差，而侵袭治疗因伴发疾病受到限制，因此应予以足够的重视。

第一节　老年消化性溃疡概论

一、概述

老年消化性溃疡是指 65 岁以上的胃、十二指肠溃疡。其中有老年发病的溃疡，也有中壮年起病而迁延至老年的慢性溃疡。老年消化性溃疡具有临床表现不典型，病程迁延，复发率高，并发出血者多而严重，伴随疾病多以及死亡率高的特点。

胃溃疡（GU）和十二指肠溃疡（DU）应是独立的疾病，但其流行病学、发病机制和临床表现有不少共性，因此合并在一起论述。

二、病因及发病机制

消化性溃疡的发病机制主要与胃、十二指肠黏膜的损伤因素和黏膜自身防御 - 修复因素之间失平衡有关。

1. 损伤因素增强

（1）胃酸 / 胃蛋白酶分泌增加。

（2）幽门螺杆菌（helicobacter pylori，Hp）感染，约70%的老年消化性溃疡患者Hp检查为阳性。

（3）长期服用非甾体抗炎药（non-steroid anti-inflammatory drugs，NSAIDs）。

（4）十二指肠胆汁反流。

（5）其他药物如糖皮质激素、部分抗肿瘤药物和抗凝抗血小板药物的广泛使用。

2. 保护因素减弱

（1）胃黏膜屏障：老年患者随着衰老胃黏膜逐渐萎缩，黏膜上皮细胞更新率降低，使保护作用减弱。

（2）胃黏膜血流：老年人胃黏膜血流明显低于年轻人，因此其屏障作用较差。

（3）胃肠道激素：促胰液素、生长抑素、胆囊收缩素、血管活性肠肽、胰高血糖素等均可直接或间接抑制胃酸分泌。

（4）前列腺素：具有促进胃和十二指肠黏膜上皮分泌黏液和碳酸氢盐，维持黏膜完整性作用。

3. 其他

吸烟、饮酒、饮食因素，遗传、应激与心理因素，胃十二指肠运动异常等在消化性溃疡的发生起一定作用。

三、流行病学

消化性溃疡在我国人群中的发病率尚无确切的流行病学调查资料。据我国部分资料显示，老年人十二指肠溃疡与胃溃疡之比为1∶1.7，胃溃疡较常见。老年人中男∶女为2∶1~3∶1。老年人胃溃疡发病率也随年龄递增而增高，65岁以上胃溃疡发病率为5.2%，70岁以上增至8.5%。

四、老年消化性溃疡的几种特殊类型

1. 非甾体抗炎药所致溃疡

非甾体抗炎药（NSAID）对胃黏膜有损伤作用，这类药物所致的黏膜损伤穿过黏膜肌层称为NSAID溃疡。老年人群因心、脑血管病变及关节病变比青年人使用更多的非甾体抗炎药，发生NSAID溃疡的危险性必然增加。

2. 巨大型胃和十二指肠溃疡

胃溃疡的直径>3 cm或十二指肠溃疡的直径>2 cm，称为巨大性溃疡。巨大十二指肠溃疡经常发生在 60~70 岁的男性，主要症状是难以忍受的上腹痛，常发散至背部。但应警惕有 10% 的患者无腹痛。

3. 幽门管溃疡

好发于 50~60 岁，少见。临床特点是餐后很快发生疼痛，不易用制酸剂控制，早期出现呕吐，易并发幽门梗阻、出血和穿孔。

4. 食管溃疡

其发生是食管和酸性胃液接触的结果。本病多发生于反流性食管炎和滑动性食管裂孔疝伴有胃 - 食管反流的患者，食管溃疡多发生于 30~70 岁，约有 2/3 的患者在 50 岁以上。

5. 应激性溃疡

应激性溃疡系指在严重烧伤、颅脑外伤、脑肿瘤、颅内神经外科手术和其他中枢神经系统疾病、严重外伤和大手术、严重的急性或慢性内科疾病（如脓毒症、肺功能不全）等应激的情况下，在胃和十二指肠产生的急性溃疡。老年人随机体免疫力的下降易导致重症感染，并发应激性溃疡的机会也明显增加。

五、临床表现

老年消化性溃疡患者与典型临床表现相比，有以下特点：

（1）腹痛尤其是节律性腹痛发生率较低，以非节律性为主，伴反酸、嗳气、厌食、头晕、乏力、体重减轻等非特异症状。并且老年人随着全身器官退行性改变，疼痛刺激敏感度下降，老年消化性溃疡无症状患者可达 25%。

（2）老年患者以胃溃疡为主，高位溃疡和巨大溃疡较常见。

（3）老年消化道出血是最常见的并发症，出血量相对于年轻人较大，考虑可能与老年患者临床症状较隐匿，以及 NSAID 类药物应用率较高等因素有关，病程持续时间长，容易反复出血。其次是消化道穿孔，老年人消化道穿孔的发生率是年轻人的 10 倍，且发生消化道穿孔时症状较轻，体征不明显，容易延误诊治。

第二节　老年消化性溃疡用药指导

目前我国临床上使用消化性溃疡药物包括以下 5 类药物（表 21-1）。

表 21-1　消化性溃疡药物分类

药物种类	药物具体分类或代表药物
抑酸剂	质子泵抑制剂（PPI）和 H_2 受体拮抗剂 新型抑酸药钾离子竞争性酸阻滞剂
抗酸药	无机弱碱性物质，如铝碳酸镁
黏膜保护剂	铋剂、海藻酸类药物、硫糖铝等
促胃肠动力药	5-HT 受体激动剂、多巴胺受体拮抗剂
治疗 Hp 感染抗生素	阿莫西林、克拉霉素、呋喃唑酮、甲硝唑、左氧氟沙星、四环素

1. 质子泵抑制剂（proton pump inhibitor，PPI）类药物

（1）药品、常见规格、用法用量及不良反应见表 21-2。

表 21-2　PPI 药品、常见规格、用法用量及不良反应

药品	常见规格	常见用法用量	常见不良反应
奥美拉唑肠溶胶囊	10 mg；20 mg	每日 1~2 次，每次 20 mg；每日晨起或早晚各 1 次吞服；症状控制后，每日可用 10 mg	头痛、腹泻、恶心、呕吐、便秘、腹痛及腹胀等
兰索拉唑肠溶胶囊（口崩片）	15 mg；30 mg	每日 1~2 次，每次 30 mg	过敏、贫血、腹痛、腹泻等
雷贝拉唑钠肠溶片	10 mg；20 mg	晨起吞服，每日 1 次，每次 10~20 mg	休克及类过敏反应、全血细胞减少等
泮托拉唑肠溶片	40 mg	晨起吞服，每日 1 次，每次 40 mg	腹痛、腹泻、恶心、呕吐、头痛等
艾司奥美拉唑肠溶胶囊	20 mg；40 mg	晨起吞服，每日 1 次，每次 20~40 mg	头痛、腹泻、腹痛、皮疹、ALT、AST 一过性升高等
艾普拉唑肠溶片	5 mg	晨起空服，每日 1 次，每次 10 mg	腹泻、头痛、头晕、肝功能异常（ALT、AST 升高）等

（2）药物作用机制：胃酸由胃内壁细胞分泌，胃壁细胞上有乙酰胆碱、胃泌素及组胺 3 个受体，可与相应的配体结合，最终通过 H^+/K^+-ATP 酶释放 H^+ 和 Cl^-

形成胃酸。PPI 为弱碱性化合物，在碱性环境中不易解离，为非活性状态，可通过细胞膜进入壁细胞分泌管内，遇到 pH 为 2 以下的酸性环境，PPI 可转化为次磺酸和次磺酰胺类化合物，与 H^+/K^+-ATP 酶中半胱氨酸残基上的巯基作用，形成二硫键，使 H^+/K^+-ATP 酶失活，从而抑制胃酸的分泌。因 PPI 抑制了胃酸分泌的最后步骤，与其他的抑酸药比较，其抑酸作用更强，疗效更持久。

（3）用药指导

1）常见不良反应是胃肠道反应，一般无须停药或停药后可自行缓解，个别严重者需对症治疗。使用 PPI 还可能出现免疫系统、神经系统、呼吸系统、血液系统、泌尿系统等方面的不良反应；同时还会增加骨质疏松及感染风险。PPI 引起的不良反应呈现多样化，但大多数较轻，停药后可逐渐恢复，较重的及时停药和采取对症措施进行治疗后也大多能恢复正常，极少情况会危及生命。

2）老年患者长期服用 PPI 会诱发或加重骨质疏松，从而增加骨折的风险，所以应用 PPI 考虑低剂量、短疗程治疗方案，定期监测血镁水平，防止低镁血症的出现。

3）PPI 的长期应用会导致肺部感染。老年人是肺炎的易感人群、胃食管反流病的高发人群，也是实施治疗性干预最多的人群，且老年人吞咽协调功能减退，较易发生吸入性肺炎，因此更应尽量避免大剂量、长期应用 PPI。

4）长期应用 PPI 抑制胃酸可能影响维生素 B_{12} 的吸收，而老年患者维生素 B_{12} 缺乏或储备不足较为多见，特别是全身营养情况较差患者，可以检测血清维生素 B_{12} 水平，如缺乏应及时补充。

5）老年人常用药物与 5 种 PPI 之间的相互作用，以奥美拉唑的发生率较高，泮托拉唑的发生率最低，血小板聚集抑制剂氯吡格雷与 PPI 合用会增加心血管事件的发生率，建议避免在应用氯吡格雷的同时联用奥美拉唑和埃索美拉唑，宜优先选用与其他常用药物相互作用较少的 PPI，如泮托拉唑、雷贝拉唑。

6）对吞咽困难的老年人宜选用含肠溶颗粒或含多微粒胶丸的胶囊、片剂或颗粒剂，可将胶囊内容物、药片（置于温水中溶解，但不能咀嚼、研磨）或颗粒剂放在温开水中、酸奶中或糊状食物中服用，也可以放在流汁中鼻饲。口崩片（Oro-Dispersibleablet，目前兰索拉唑有该剂型）置于舌上即可崩解，不需饮水就能咽下，而且药代动力学和疗效不变，这种剂型特别适用于身体虚弱和吞咽困难的老年人，可提高老年人服药的依从性。

7）老年人、肾功能不全和轻中度肝功能不全患者使用PPI无须调整剂量；但严重肝功能不全患者应用PPI应相应减量；对有药物过敏病史、肝功能障碍的患者及老年患者应慎重使用雷贝拉唑。老年人常合并有其他疾病，应注意PPI（如奥美拉唑）可能影响氯吡格雷、华法林、他汀类药物、地高辛、克拉霉素、钙离子拮抗剂（如硝苯地平、氨氯地平）、地西泮等药物的代谢，使这些药物的药物作用增加，增加其不良反应发生可能。

8）由于PPI是前体药，经代谢生成的活性产物作用于活化的质子泵才能取得最佳抑酸效果，晨起时壁细胞上新生质子泵最多，进餐使其活化，因此PPI应在早餐前0.5~1小时服用，若每天服用2次，另一次应在晚餐前0.5~1小时服用。

（4）药物基因检测：目前已经发现与奥美拉唑相关的基因有6种，即CYP2C19、CYP1A2、ABCB1、IL1B、TNF和AHR，其中CYP2C19相关研究较多、证据较充分。奥美拉唑主要经CYP2C19代谢，CYP2C19酶活性下降会导致奥美拉唑在体内蓄积。CYP2C19 UM（超快代谢）患者建议奥美拉唑剂量增加100%~200%；CYP2C19 IM（中间代谢）患者使用奥美拉唑治疗幽门螺杆菌，细菌根除率比慢代谢（PM）患者低，但高于快代谢（EM）患者，治疗应答比PM患者差，但比EM患者好。兰索拉唑、雷贝拉唑和泮托拉唑的个体差异同样与CYP2C19基因多态性相关。

2. H_2 受体拮抗剂

（1）药品、常见规格、用法用量及不良反应见表21-3。

表 21-3 H_2 受体拮抗剂药品、常见规格、用法用量及不良反应

药品	常见规格	常见用法用量	常见不良反应
西咪替丁片（胶囊）	0.2 g；0.8 g	每日2次，每次0.2 g，24小时内不超过0.8 g	腹泻、乏力、头晕、嗜睡、皮疹、男性乳房肿胀、性欲减退等
盐酸雷尼替丁胶囊	150 mg	每日2次，每次150 mg，或睡前1次，每次300 mg	恶心、皮疹、便秘、乏力、头痛、头晕等
法莫替丁片（胶囊）	20 mg	每日2次，每次20 mg；24小时内不超过2片	头痛、头晕、失眠、便秘和腹泻等

（2）药物作用机制：H_2受体拮抗剂选择性地竞争结合胃部壁细胞膜上的H_2受体，使壁细胞内 cAMP 产生，胃酸分泌减少。H_2受体拮抗剂不仅对组胺刺激的酸分泌有抑制作用，尚可部分地抑制胃泌素和乙酰胆碱刺激的酸分泌。

（3）用药指导

1）常见不良反应较少，但其长期使用可引起氨基转移酶升高、肌酐升高、粒细胞减少和血小板减少。老年患者，尤其是肝肾功能异常者慎用，使用时用药间隔时间可延长，剂量酌减。

2）西咪替丁与氢氧化铝、氧化镁等抗酸剂合用时，会导致西咪替丁吸收可能减少，故一般不提倡同用。与硝西泮（硝基安定）、地西泮（安定）、茶碱、普萘洛尔（心得安）、苯妥英钠、阿司匹林等同用时，均可使这些药物的血药浓度升高，作用增强，出现不良反应，甚至是毒性反应，故不宜与这些药物同用。与氨基糖苷类抗生素如庆大霉素等同用时可能导致呼吸抑制或呼吸停止。

3）老年患者服用盐酸雷尼替丁后偶见定向力障碍、嗜睡、焦虑等精神状态。盐酸雷尼替丁、法莫替丁可掩盖胃癌症状，用药前先要排除癌性溃疡，严重肝、肾功能不全患者慎用。

4）该类药可阻断脑细胞的H_2受体，致嗜睡、焦虑、抑郁等，对脑动脉硬化老年患者更明显。该类并发症在停药后可逆转，罕见严重并发症，但对严重心脏病、肝肾功能不全者慎用，老年患者注意减量应用。

3. 新型抑酸药：钾离子竞争性酸阻滞剂

（1）药品、常见规格、用法用量及不良反应见表 21-4。

表 21-4　钾离子竞争性酸阻滞剂药品、常见规格、用法用量及不良反应

药品	常见规格	常见用法用量	常见不良反应
富马酸伏诺拉生片	20 mg	每日 1 次，每次 20 mg	腹泻、便秘等

（2）作用机制：钾离子竞争性酸阻滞剂（P-CAB）是一类吡咯衍生物，以钾离子竞争性方式可逆性抑制 H^+、K^+-ATP 酶活性，理论上也属于 PPI，但无须转换为活性形式，具有一种非常快速、竞争性强、可逆的酸分泌抑制作用，可长时间停留于胃壁细胞部位而抑制胃酸的生成，可有效抑制胃肠道上部黏膜损伤的形成。

（3）用药指导

1）常见不良反应为腹泻、便秘，偶见肝功能损害、头痛、皮疹、药物性皮

炎、过敏、多形性红斑及中毒性表皮松解坏死症等。因该药同样抑制胃酸，故对长期服用的患者可能导致胃肠道感染及骨质疏松风险增加。老年患者的整体生理机能下降，因此老年人应慎用。

2）P-CAB 会导致胃内 pH 升高，故对于胃内 pH 是口服生物利用度重要决定因素的药物，可能会影响其吸收，不应与阿扎那韦、利匹韦林同服，谨慎与奈非那韦、伊曲康唑、酪氨酸激酶抑制剂、地高辛等同服。

3）P-CAB 服用时间与进食无关，且这大大方便患者，多项临床研究显示P-CAB 在食管炎黏膜愈合率和反流症状的缓解方面不劣于 PPI。

4. 抗酸药

（1）药品、常见规格、用法用量及不良反应见表 21-5。

表 21-5 抗酸药药品、常见规格、用法用量及不良反应

药品	常见规格	常见用法用量	常见不良反应
碳酸氢钠片	0.3 g；0.5 g	每日 3 次，每次 0.3~2 g	嗳气及继发性胃酸分泌增加等
复方氢氧化铝片	氢氧化铝 245 mg，三硅酸镁 105 mg，颠茄流浸膏 2.6 μl	饭前半小时或胃痛发作时嚼碎后口服，每日 3 次，每次 2~4 片	便秘、骨质疏松等
铝碳酸镁咀嚼片（颗粒）	0.5 g	嚼服，每日 3~4 次，每次 500~1000 mg	便秘、稀便、口干和食欲缺乏等
磷酸铝凝胶	20 g	每日 2~3 次，每次 20 g	便秘等

（2）药物作用机制：该类药物为弱碱性，可迅速中和胃酸，提高胃内及食管下段的 pH，降低反流物的酸性和蛋白酶活性，减轻酸性反流物对食管黏膜的损伤，并且可轻度增加下食管括约肌压力。

（3）用药指导

1）常见不良反应有排便习惯的改变、中等程度的腹泻等，如原先便秘的老年患者应慎用。

2）氢氧化铝服药后 1 小时内应避免服用其他药物，因氢氧化铝可与其他药物结合而降低吸收，影响疗效。

3）该类药物较多为重金属盐类，长期反复服药的安全性并不明确，因此应该避免连续使用超过 3 个月。其中复方氢氧化铝避免连续使用超过 7 天。慢性肾衰竭及高磷血症患者禁用磷酸铝凝胶。

5. 胃黏膜保护剂

（1）药品、常见规格、用法用量及不良反应见表 21-6。

表 21-6　胃黏膜保护剂药品、常见规格、用法用量及不良反应

药品	常见规格	常见用法用量	常见不良反应
米索前列醇片	0.2 mg	三餐时及睡前（分 2 或 4 次服用），每日总量 0.8 mg	头痛、头晕、腹泻、腹痛、恶心、呕吐等
硫糖铝片（咀嚼片）	0.25 g	三餐前 1 小时及睡前服用，每日 4 次，每次 0.25 g	口干、便秘、恶心、腹泻等
枸橼酸铋钾片（颗粒、胶囊）	0.3 g（含铋 110 mg）	三餐前 1 小时及睡前服用，每日 4 次，每次 110 mg	舌苔及大便呈灰黑色等

（2）药物作用机制

1）增加胃黏膜血流。

2）增加胃黏膜细胞黏液和碳酸氢盐的分泌，改善黏膜血流或在黏膜表面形成保护层增强黏膜抵抗力。

3）增加胃黏膜细胞前列腺素的合成。

4）增加胃黏膜和黏液中磷脂的含量，从而增加黏液层的疏水性。胃黏膜保护剂种类很多，有的还兼有一定的抗酸作用和杀灭幽门螺杆菌的作用。

（3）用药指导

1）常见不良反应有便秘等。由于其铋剂的不溶性和局部作用的特点，服药期间口中可能带有氨味，并可使舌、大便变黑，牙齿短暂变色，停药后能自行消失。硫糖铝服后吸收较少，故不良反应较少，可能出现腹胀、腹泻等胃肠道反应。

2）牛奶和抗酸药可干扰枸橼酸铋钾的作用，不能同时服用。

3）硫糖铝及铋剂在酸性环境中产生保护胃、十二指肠黏膜作用，故不宜与碱性药物合用。

4）硫糖铝及铋剂主要在酸性环境发挥作用，H_2 受体阻断剂、质子泵抑制剂等抑酸剂使胃酸分泌减少，可干扰硫糖铝及铋剂发挥作用，故不宜合用。

5）为防止铋中毒，两种铋剂不宜联用。

6. 促胃肠动力药

（1）药品、常见规格、用法用量及不良反应见表 21-7。

表 21-7 促胃肠动力药药品、常见规格、用法用量及不良反应

药品	常见规格	常见用法用量	常见不良反应
甲氧氯普胺片	5 mg	餐前口服，每日 3 次，每次 5~10 mg	倦怠、焦虑、头晕、锥体外系反应等
多潘立酮片（混悬液）	10 mg 1 ml：1 mg	餐前口服，每日 3 次，每次 10 mg，每日不得超过 40 mg	头痛、腹泻、倦怠、嗜睡、男子乳房女性化等
枸橼酸莫沙必利片（分散片、胶囊）	5 mg	餐前口服，每日 3 次，每次 5 mg	腹泻、腹痛、口干、皮疹及倦怠、头晕等
盐酸伊托必利片	50 mg	餐前口服，每日 3 次，每次 50 mg	皮疹、头痛、腹泻、腹痛、肝功能异常等

（2）药物作用机制：促胃肠动力药可加强胃排空而使细菌不能在胃内久留，减轻食物对胃的刺激，减少促胃液素分泌，减轻胃酸对胃黏膜的损害，同时可抑制十二指肠食物反流，减轻胆盐对胃的刺激。

（3）用药指导

1）常见不良反应有腹泻、腹痛、头痛、感觉麻木、眩晕、易激怒、睡眠障碍、口干、胃烧灼感、便秘、胸背痛和倦怠等。使用甲氧氯普胺时，药物进入血脑屏障，可引起疲倦、焦虑等精神神经症状，老年患者用药后应避免独自外出活动或开车等。

2）莫沙必利、多潘立酮、甲氧氯普胺等可引起女性泌乳、卵巢功能紊乱、生殖器萎缩、阴毛减少、多食、肥胖、甚至闭经，男性可致乳房发育、性欲减退、阴茎勃起功能障碍，停药后即可恢复正常。

3）莫沙必利在老年患者清除半衰期中度延缓，稳态血浆浓度一般会增高，故治疗剂量应酌减、慎用。

4）莫沙必利、伊托必利禁用于胃肠道出血、阻塞或穿孔，以及其他刺激胃肠道可能引起危险的疾病。

5）对 60 岁以上或有心脏基础疾病者，多潘立酮注意相关禁忌，建议每日用

药剂量不超过 30 mg。

（4）药物基因检测：目前与甲氧氯普胺相关的基因主要为 CYB5R1、CYB5R2、CYB5R3 和 CYB5R4。CYB5R（细胞色素 b5 还原酶）缺乏症患者应用甲氧氯普胺时可增加发生高铁血红蛋白和（或）硫化血红蛋白血症的风险。

7. 治疗幽门螺杆菌（Hp）感染抗生素

（1）药品、常见规格、用法用量及不良反应见表 21-8。

表 21-8　治疗 Hp 感染抗生素药品、常见规格、用法用量及不良反应

药品	常见规格	常见用法用量	常见不良反应
阿莫西林片（胶囊）	0.25 g；0.5 g	每日 2 次，每次 1 g	腹泻、恶心、呕吐、斑丘疹等
克拉霉素片	0.25 g	每日 2 次，每次 0.5 g	恶心、消化不良、腹痛、腹泻等
呋喃唑酮片	0.1 g	每日 2 次，每次 0.1 g	恶心，呕吐、腹泻、头痛等
甲硝唑片	0.2 g	每日 3~4 次，每次 0.4 g	恶心、呕吐、眩晕等
左氧氟沙星片	0.1 g；0.5 g	每日 1 次，每次 0.5 g；或每日 2 次，每次 0.2 g	恶心、呕吐、荨麻疹等
四环素片	0.25 g	每日 3~4 次，每次 0.5 g	恶心、呕吐、上腹不适、腹胀等

（2）作用机制：该类药物可抑制和杀灭 Hp，帮助消化性溃疡的治愈。

（3）用药指导

1）根除幽门螺杆菌时，该类药物一般不单用，一般为阿莫西林同克拉霉素、左氧氟沙星、呋喃唑酮、甲硝唑、四环素合用，或是四环素同甲硝唑、呋喃唑酮合用。同时联合标准剂量 PPI+ 标准剂量铋剂（2 次 / 日，餐前 0.5 小时口服）。

2）使用阿莫西林应确保无青霉素过敏。

3）四环素易引起肝毒性，故老年患者需慎用。

第三节　老年消化性溃疡保健知识

一、疾病教育

对所有老年消化性溃疡患者都应提供教育，让其充分认识消化性溃疡并掌握自我管理技能。此外，消化性溃疡教育还应提供给家属和看护者，尤其是痴呆患者。具体教育内容有：

（1）应对老年人进行消化性溃疡相关知识的宣传教育，使之了解本病病因及诱发因素，了解该病的主要临床表现及并发症等。

（2）对于有烟酒等不良嗜好的老年患者，应积极说明其对健康的不利影响及诱发消化性溃疡的机制，劝导其戒烟、限酒。

（3）加强饮食指导：使患者了解饮食不规律对胃肠黏膜的损伤及对消化性溃疡的促发机制，指导患者少食辛辣、酸冷等刺激性食物，避免暴饮暴食。

（4）指导用药：在疾病治疗中，应尽量避免使用非甾体抗炎药物，如需使用，则应选择副作用较轻微的环氧合酶2特异性抑制剂，并同时给予胃黏膜保护剂，且于餐后服用。

（5）防治Hp感染：使患者了解Hp传播途径，养成良好的卫生习惯，在根治Hp感染的治疗中，选用抗菌药物与制酸剂联合应用，且遵医嘱坚持疗程，并及时随诊，以防复发。

（6）患者出院后应保持乐观、稳定的情绪，生活要有规律，避免劳累、精神紧张等诱发因素。

（7）指导患者及家属注意观察病情，提高自我监护病情的能力，如出现上腹部疼痛、不适、压迫感、恶心、呕血或黑便等，应立即到医院就诊，以免加重病情，延误治疗。

二、饮食指导

饮食是治疗溃疡病的重要环节之一，加强饮食管理，合理膳食对缓解症状、减轻痛苦发挥重要的作用。老年人十二指肠溃疡与年轻人相似，常在饭后4~5小时或空腹、半夜时疼痛，进食后可缓解，所以应注意以下事项。

（1）养成良好的饮食习惯，定时进食。不吃刺激性食物，应忌辛辣、咖啡、浓茶、汽水、酸性饮料、糯米食品、过多油炸食物等；勿暴饮暴食；戒烟酒。

（2）注意饮食卫生。不注意饮食卫生、偏食、挑食、饥饱失度或过量进食冷饮冷食，或嗜好辣椒、浓茶、咖啡等刺激性食物，均可导致胃肠消化功能紊乱，不利于溃疡的愈合。注意饮食卫生，做到一日三餐定时定量，饥饱适中，细嚼慢咽，是促进溃疡愈合的良好习惯。

（3）加强营养。应选用易消化，含足够热量、蛋白质和维生素丰富的食物。如稀饭、细面条、牛奶、软米饭、豆浆、鸡蛋、瘦肉、豆腐和豆制品；富含维生素 A、维生素 B、维生素 C 的食物，如新鲜蔬菜和水果等。这些食物可以增强机体抵抗力，有助于修复受损的组织和促进溃疡愈合。反酸多的患者应少喝牛奶。

（4）限制多渣食物。应避免吃油煎、油炸食物以及含粗纤维较多的芹菜、韭菜、豆芽、火腿、腊肉、鱼干及各种粗粮。这些食物不仅粗糙不易消化，还会引起胃液大量分泌，加重胃的负担。但经过加工制成菜泥等易消化的食物可以食用。

（5）不吃刺激性大的食物。禁吃刺激胃酸分泌的食物，如肉汤、生葱、生蒜、浓缩果汁、咖啡、酒、浓茶等，以及过甜、过酸、过咸、过热、生、冷、硬等食物。甜食可增加胃酸分泌，刺激溃疡面加重病情；过热食物刺激溃疡面，引起疼痛，致使溃疡面血管扩张而引起出血；辛辣食物刺激溃疡面，使胃酸分泌增加；过冷、过硬食物不易消化，可加重病情。另外，溃疡患者还应戒烟，烟草中的尼古丁能改变胃液的酸碱度，扰乱胃幽门正常活动，诱发或加重溃疡病。

（6）烹调要恰当，以蒸、烧、炒、炖等法为佳。煎、炸、烟熏等烹制的菜不易消化，在胃内停留时间较长，影响溃疡面的愈合。

三、心理保健

老年人胃酸分泌功能降低，胃黏膜屏障功能减弱，全身或局部血管硬化等会导致一系列心理上的功能障碍，往往感到痛苦、焦虑、情绪低落及心情抑郁，而溃疡病患者长期心理应激状态可使胃黏膜损害因素增强，不利于溃疡愈合。故医护人员应对恐惧、焦虑、悲观、抑郁患者给予耐心、周到的个体化护理，根据患者不同心理特征选用分析、支持、矫正和暗示性心理护理，使患者树立战胜疾病的信心，以最佳的身心状态配合治疗。

四、疾病护理

老年消化性溃疡是老年人消化系统的常见疾病，也是典型的身心疾病之一。慢性、易复发、服药时间长是本病的特点。老年消化性溃疡在积极治疗的同时，从入院到出院，严密观察病情，基于个性化的精心护理以及康复指导，对早期发现病情、减少并发症的发生、促进溃疡愈合、防止溃疡复发具有重要作用。

督促患者按时服药，指导和帮助患者减少或去除加重和诱发疼痛的因素，如必须服用甾体类药者，要同时服用抑酸药；避免暴饮暴食和食用刺激性的食物；烟酒嗜好者劝其戒除。对于有规律性疼痛的患者，在疼痛前进食或服用抗酸药物防止疼痛的发生；在症状较重时嘱患者卧床休息，可使疼痛症状缓解，病情许可时则鼓励适当活动，以分散注意力。

消化性溃疡患者易出现合并症，因此应严密观察生命体征的变化：

1. 上消化道出血止血

老年患者由于动脉硬化，毛细血管通透性增强，而且止血功能差，易出血不止，应根据出血原因和病情进展，迅速采取止血措施，补充血容量。患者需绝对卧床休息，做好心理护理，消除紧张情绪。呕血患者要去枕平卧，头偏向一侧，注意呼吸道通畅，防止呕血引起的窒息和吸入性肺炎。保持口腔清洁，及时更换被呕血污染的床单、衣物，以避免患者因恶心而诱发再次呕血。密切观察病情变化，积极协助抢救，观察患者意识、血压、脉搏、呼吸、尿量等及时报告医生。

2. 穿孔

急性穿孔一经发现，应迅速做好输血、补液及外科手术的准备，并做好安慰、解释工作，消除患者紧张情绪。

3. 幽门梗阻

严重梗阻时需禁食、补液和洗胃；幽门梗阻时口腔内酸酵气味易导致患者恶心、呕吐，所以应做好口腔护理。

第二十二章 老年慢性病毒性肝炎与用药保健指导

慢性病毒性肝炎（chronic viral hepatitis）是常见的肝病，病毒性肝炎病程持续半年以上者即为慢性病毒性肝炎，慢性病毒肝炎主要指乙肝病毒和丙肝病毒。在病毒性肝炎中，只有乙肝病毒和丙肝病毒会转为慢性，甲肝病毒和戊肝病毒不会转为慢性。

病毒性肝炎是老年人的常见病之一，其发病率占肝炎患者的 8%~10%，当病毒侵犯肝时，人体内会引发一系列免疫反应，以抵抗感染。如果不予治疗，就会发展为肝硬化，还有少部分患者会发展至肝癌。老年病毒性肝炎特点为黄疸发生率高，黄疸深，且以梗阻性黄疸为表现者多，重型肝炎发生率高，病死率高。因此，正确认识老年人慢性病毒性肝炎和用药保健，合理控制感染和相关并发症，日常生活中做好预防，降低肝硬化和肝癌的发生率，对老年人的健康和生活质量的提高有重要意义。

第一节　老年慢性乙型肝炎概论

一、概述

老年病毒性肝炎以乙型肝炎为主，我国现有乙型肝炎病例也绝大多数是慢性乙型肝炎。慢性乙型肝炎（chronic hepatitis B，CHB，简称乙肝）是指由乙肝病毒（HBV）持续感染引起肝慢性炎症性疾病。HBV 属嗜肝 DNA 病毒科（hepadnaviridae），是有包膜的 DNA 病毒，为部分双链环状 DNA。患者几乎都是幼小时（母体宫内、分娩时、哺乳时、学龄前感染等）感染乙肝病毒，病毒潜伏于肝，青壮年时开始发病。后天感染，尤其是成年人感染乙肝病毒，一般很少形成慢性化。

二、病因及发病机制

CHB 是由于感染 HBV 引起的，乙肝患者和 HBV 携带者是本病的主要传染源，HBV 可通过母婴、血和血液制品、破损的皮肤黏膜及性接触传播。感染 HBV 后，由于受病毒因素、宿主因素、环境因素等影响，会出现不同的结局和临床类型，导致其发展为慢性乙型肝炎的常见原因有：家族性传播、婴幼儿期感染乙肝病毒、缺乏预防意识、漏诊、免疫功能低下者感染病毒、既往有其他肝病史感染病毒者等。

三、流行病学

据统计，全球每年约有 88.7 万人死于 HBV 感染，其中肝硬化和原发性肝细胞癌（hepatocellular carcinoma）的病死率分别占 30% 和 45%。亚洲乙型肝炎病毒 HBV 地方性流行程度各不相同，多数亚洲地区为中至高流行区，少数为低流行区。目前我国慢性 HBV 感染者约 7000 万例，其中慢性乙型肝炎患者为 2000 万 ~3000 万例。而老年乙肝大多病情重，合并急性肝衰竭可达 15%~25%，肝炎病死率超过 10%。

四、临床表现

本病潜伏期为 6 周 ~6 个月，一般为 3 个月。从肝炎病毒入侵到临床出现最初症状以前，这段时期称为潜伏期。潜伏期随病原体的种类、数量、毒力、人体免疫状态而长短不一。起病缓慢，病情发展缓慢。自觉症状与病变重度不一致。恢复也缓慢。

1. 全身表现

常感身体乏力，容易疲劳，可伴轻度发热等。失眠、多梦等可能与此有关。

2. 消化道表现

常出现厌食、恶心、厌油、上腹部不适、腹胀等。

3. 黄疸

黄疸发生率较高，胆汁淤滞较多见，可占 1/4。80% 以上老年肝炎有黄疸，多在中度以上，且持续时间较长，黄疸期约比其他年龄段的患者长 1 倍。尿液颜色变黄，是黄疸最早的表现。血液中胆红素浓度继续增加，可引起眼睛、皮肤黄染。

4. 肝区疼痛

慢性乙肝一般没有剧烈的疼痛。部分患者可有右上腹、右季肋部不适、隐痛、压痛或叩击痛。

5. 肝、脾大

由于炎症、充血、水肿、胆汁淤积，患者常有肝大。晚期大量肝细胞破坏，纤维组织收缩，肝可缩小。急性肝炎或慢性肝炎早期，脾无明显肿大，门静脉高压时，脾淤血，可引起脾大。

6. 肝外表现

慢性乙肝尤其是肝硬化患者面色黧黑晦暗，称肝病面容。手掌大、小鱼际显著充血称肝掌。皮肤上一簇呈放射状扩张的形如蜘蛛的毛细血管团称蜘蛛痣，其他部位也可出现。男性可出现勃起功能障碍，对称或不对称性的乳腺增生、肿痛和乳房发育，偶可误诊为乳腺癌；女性可出现月经失调、闭经、性欲减退等。这可能与肝功能减退，雌激素灭活减少，体内雌激素增多有关。

7. 肝纤维化

慢性乙肝炎症长期不愈，反复发作，肝内纤维结缔组织增生，而其降解活性相对或绝对不足，大量细胞外基质沉积下来形成肝纤维化。

第二节 老年慢性乙型肝炎用药指导

目前我国临床上慢性乙型肝炎的治疗药物包括：抗病毒药物如 NAs（核苷类似物）药物、干扰素类药物、抗炎抗氧化保肝降酶药物和抗纤维化药物四大类（表 22-1）。

表 22-1　慢性乙肝治疗药物分类

药物种类	治疗慢性乙肝药物具体分类
抗病毒药物 （如 NAs 药物）	核苷酸类似物： （1）L-核苷类：拉米夫定（LAM）、替比夫定（LdT） （2）脱氧鸟苷类似物：恩替卡韦（ETV） （3）开环磷酸核苷类似物：阿德福韦（ADV）、替诺福韦（TDF、TAF）
干扰素类	普通 α 干扰素、聚乙二醇化干扰素
抗炎抗氧化保肝 降酶药物	甘草酸制剂、水飞蓟素制剂、多不饱和卵磷脂制剂、双环醇

1. 抗病毒药物

（1）药品、常见规格、用法用量及不良反应见表 22-2。

表 22-2　抗病毒药品、常见规格、用法用量及不良反应

药品	常见规格	常见用法用量	常见不良反应
拉米夫定片	100 mg	不受进食影响，每日 1 次，每次 100 mg	乏力、呼吸道感染、头痛、腹部不适和腹痛、恶心、呕吐和腹泻等
拉米夫定口服液	5 mg/ml	不受进食影响，每日 1 次，每次 100 mg	同上
替比夫定片	600 mg	不受进食影响，为每日 1 次，每次 600 mg	肌酸激酶（CK）升高、恶心、腹泻、疲劳、肌痛和肌病等
恩替卡韦片（分散片）	0.5 mg 1 mg	空腹口服，每日 1 次，每次 0.5 mg；拉米夫定治疗时发生病毒血症或出现拉米夫定耐药突变的患者为每日 1 次，每次 1 mg；肾功能不全需调整用药剂量，肝功能不全无须调整剂量	头痛、疲劳、眩晕、恶心等
阿德福韦酯片（胶囊）	10 mg	不受进食影响，每日 1 次，每次 10 mg	疲乏、胃肠道反应（腹部不适、上腹痛、腹泻、恶心、胃部不适）、鼻咽炎、头晕、皮疹等
富马酸替诺福韦二吡呋酯片（胶囊）	300 mg	不受进食影响，每日 1 次，每次 300 mg	轻至中度的胃肠道事件和头晕等
富马酸丙酚替诺福韦片	25 mg	需随食物服用，每日 1 次，每次 25 mg	头痛、恶心和疲劳等

（2）药物作用机制：核苷类抗乙肝药物的主要作用机制是抑制 HBV 病毒聚合酶的活性。拉米夫定、替比夫定是 L 型核苷类似物，阿德福韦酯是无环腺嘌呤核苷类似物，恩替卡韦是环戊基鸟苷类似物，替诺福韦是无环腺嘌呤核苷酸。这些药物都是前药，需要先在细胞内活化，生成活性磷酸盐代谢产物，作为 HBV

病毒聚合酶的抑制剂，通过竞争抑制作用阻止内源性核苷酸参与 HBV-DNA 的复制，快速有效地减少 HBV-DNA 的合成，从而阻断细胞外乙型肝炎病毒 DNA（cccDNA）的扩增。所以，核苷类药物可以有效减少血清中 HBV-DNA 的水平，但是它们不可能完全清除血清中的乙型肝炎 e 抗原（HBeAg）及乙肝表面抗原（HBsAg）。

（3）用药指导

1）拉米夫定不是一种可以根治乙型肝炎的药物。患者必须在有乙肝治疗经验的专科医生指导下用药，不能自行停药，并需在治疗中进行定期监测。至少应每 3 个月测 1 次 ALT 水平，每 6 个月测 1 次 HBV-DNA 和 HBeAg。

2）老年人伴有肝肾功能不全，需根据老年人肝肾功能情况调整拉米夫定用药。

3）替比夫定主要通过肾排泄而消除，因此推荐对肌酐清除率＜50 ml/min 的患者及正在接受血透治疗的患者调整给药间隔。老年患者因伴随疾病或使用其他药物导致肾功能下降的可能性较高，要慎重，需监测肾功能，并且按照肾功能进行剂量调整；患者在出现无法解释的肌无力、触痛或疼痛时及时报告给医生；联合使用替比夫定每日 600 mg 与每周 1 次皮下注射聚乙二醇干扰素 α-2a 180 μg 会增加周围神经病变的发生风险。

4）恩替卡韦主要由肾排泄，在肾功能损伤的患者中，可能发生毒性反应的危险性更高。老年患者多数肾功能有所下降，应注意药物剂量的选择，并且监测肾功能；恩替卡韦主要通过肾清除，服用降低肾功能或竞争性通过主动肾小球分泌的药物的同时，服用恩替卡韦可能增加这两个药物的血药浓度。同时服用恩替卡韦与拉米夫定、阿德福韦、替诺福韦不会引起明显的药物相互作用。

5）服用阿德福韦酯的患者，应定期监测乙型肝炎的生化指标、病毒学指标和血清标志物，至少 6 个月 1 次；患者停止乙型肝炎治疗会发生肝炎的急性加重，包括停止使用阿德福韦酯。因此，停止乙肝治疗的患者应严密监测肝功能，若必要，应重新进行抗乙肝病毒治疗。对于肾功能障碍或者潜在肾功能障碍风险的患者，特别是老年患者，在使用阿德福韦酯长期治疗时，会导致肾毒性。这些患者必须密切监测肾功能并适当调整剂量。

6）服用富马酸丙酚替诺福韦若出现肝炎恶化情况：① 停止治疗后突发肝炎急性加重，应在停止乙型肝炎治疗至少 6 个月内，通过临床和实验室随访定期进行肝功能监测。如果合适，可能需要恢复乙型肝炎治疗。在进展期肝病或肝硬化患者中，不建议停止治疗，因为治疗后肝炎加重可能导致肝功能失代偿。② 治疗期间突发慢性乙型肝炎自发性加重，相对较为常见，应在治疗期间加以严密监测血清丙氨酸氨基转移酶（ALT）。

7）失代偿性肝病患者对患有失代偿性肝病以及肝功能 Child Pugh Turcotte（CPT）评分＞9（即 C 级）的 HBV 感染患者，尚无富马酸丙酚替诺福韦片安全性和疗效方面的数据。这些患者出现严重肝、肾不良反应的风险可能更高。因此，应严密监测此类患者人群的肝和肾各项指标和参数。

8）单独使用核苷类似物（包括富马酸替诺福韦酯或其他替诺福韦前体药物）治疗或联用其他抗逆转录病毒药物治疗时，可能出现乳酸性酸中毒 / 严重脂肪性肝大，应暂停富马酸丙酚替诺福韦片治疗。

9）富马酸丙酚替诺福韦片不应与含丙酚替诺福韦、富马酸替诺福韦酯或阿德福韦酯的药品合用。

10）富马酸丙酚替诺福韦片含有 α 乳糖，患有半乳糖不耐受、乳糖酶缺乏症或葡萄糖 - 半乳糖吸收不良的罕见遗传问题的患者不应服用此药品。

11）富马酸丙酚替诺福韦片对驾驶和操作机械的能力的影响因人而异，需告知患者在服用富马酸丙酚替诺福韦片治疗期间可能存在头晕的现象。

2. 干扰素类

（1）药品、常见规格、用法用量及不良反应见表 22-3。

表 22-3　干扰素类药品、常见规格、用法用量及不良反应

药品	常见规格	常见用法用量	常见不良反应
重组人干扰素 α-2b 注射液	1.2 ml：18 MIU；1.2 ml：30 MIU	推荐剂量为每周总量 30~35 MIU，皮下注射，每日 5 MIU，连续 7 天；或每周 3 次，每次 10 MIU（隔日 1 次）	咽炎、病毒感染、白细胞减少症、中性粒细胞减少症、贫血、厌食、抑郁、失眠、头晕、头痛等
聚乙二醇干扰素 α-2a 注射液	135 μg：0.5 ml；180 μg：0.5 ml	推荐剂量为每次 180 μg，每周 1 次，腹部或大腿皮下注射	同上

（2）药物作用机制：干扰素（interferon，IFN）是一种广谱抗病毒剂，属于结构类似、功能相近的低分子糖蛋白。干扰素有 α、β 和 γ 等类型，其中 α 和 β 具有直接抗病毒作用。干扰素主要通过细胞内多种肽信号的转导引起细胞核内基因表达的变化，产生抗病毒蛋白，从而降解病毒的核糖核酸，随后逆转录停止，DNA 复制消失，它在抗病毒时可提高人体的免疫力，作用时间长，减少肝硬化和肝癌发生。

（3）用药指导

1）干扰素常见的不良反应是流感样症状、肌肉疼痛、白细胞及血小板减少、脱发、抑郁等。

2）患者血清胆红素＞正常值上限 2 倍、失代偿性肝硬化、有自身免疫性疾病、有重要器官病变（严重心、肾疾患、糖尿病、甲状腺功能亢进或低下以及明显的神经精神异常等）不宜用 α 干扰素（IFN-α）。

3）干扰素治疗过程除观察 HBV-DNA 和乙肝标志物等疗效指标外，还应监测血常规、血糖等血生化及甲状腺功能，并定期评估精神状态。对于所有慢性乙肝特别是肝硬化患者，应每 6 个月检查 1 次肝超声和血清甲胎蛋白。对于老年患者，应综合评估患者预期的生存情况、肝功能代偿情况、对于可能的不良反应耐受情况、合并高血压、糖尿病、冠心病等基础疾病情况以及治疗后可能的肝功能改善情况等。

（4）药物基因检测：聚乙二醇干扰素 α-2a 的相关药物基因有 IL-28B，其基因多态性与患者对聚乙二醇干扰素治疗具有的持续病毒学反应有关。IL-28B*1 CC 型患者的病毒治疗完全有效率是 TT 型的 3 倍；IL-28B*2 GG 型的患者，治疗应答差，而 TT 型应答较好；IL-28B*3 GG 型患者，治疗应答较好，而 GA 和 AA 型应答较差。

3. 抗炎抗氧化保肝降酶类药物

（1）药品、常见规格、用法用量及不良反应见表 22-4。

表 22-4　抗炎抗氧化保肝降酶类药品、常见规格、用法用量及不良反应

药品	常见规格	常见用法用量	常见不良反应
复方甘草酸苷片	复方制剂	饭后口服，每日 3 次，每次 2~3 片，可依年龄、症状适当增减	血钾值降低、血压上升、腹痛等

续表

药品	常见规格	常见用法用量	常见不良反应
水飞蓟素胶囊	140 mg	饭前口服，每日2次，每次140 mg	偶尔发现有轻度腹泻现象等
水飞蓟宾胶囊	35 mg	每日3次，每次70~140 mg	轻微的胃肠道症状（恶心、呃逆）和胸闷等
多烯磷脂酰胆碱胶囊	228 mg	每日3次，每次开始时456 mg；每日最大不能超过1368 mg；稳定后，剂量可减至每日3次，每次228 mg，维持剂量	胃肠道紊乱、过敏反应如皮疹、荨麻疹等
双环醇片	25 mg	每日3次，每次25~50 mg	皮疹、头晕、腹胀、恶心等

（2）药物机制

1）甘草酸苷具有抑制兔的局部过敏坏死反应及抑制施瓦茨曼现象等抗过敏作用；对于皮质激素，有增强激素的抑制应激反应作用，拮抗激素的抗肉芽形成和胸腺萎缩作用；还可直接参与花生四烯酸代谢，阻碍酶的磷酸化而抑制活化。

2）水飞蓟素对自由基的捕获能力，具有抗过氧化活性，对肝细胞膜有稳定作用，它阻止或避免溶解性细胞成分（例如各种转氨酶）的流失；还可限制某些肝毒性物质穿透进入细胞内部，增强肝细胞的修复能力和再生能力。

3）多烯磷脂酰胆碱通过直接影响膜结构使受损的肝功能和酶活力恢复正常；调节肝的能量平衡；促进肝组织再生；将中性脂肪和胆固醇转化成容易代谢的形式；稳定胆汁。

4）双环醇为联苯结构衍生物。体外试验结果显示双环醇对肝癌细胞转染人乙肝病毒的2.2.15细胞株具有抑制HBeAg、HBV-DNA、HBsAg分泌的作用。

（3）用药指导

1）患有醛固酮症、肌病、低钾血症、有血氨升高倾向的末期肝硬化不宜服用复方甘草酸苷片，对老年患者应慎重给药，预防低钾血症的发生。该制剂中含甘草酸苷，与其他甘草制剂并用时，可增加体内甘草酸苷含量，容易出现假性醛固酮增多症。

2）服用水飞蓟素胶囊，偶尔发现有轻度腹泻现象，药物治疗不能替代对导致肝损伤（例如乙醇）因素的排除。对于出现黄疸的病例（皮肤浅黄或暗黄、眼巩膜黄染），应咨询医师。此药不适用于治疗急性中毒。一般建议老年患者饭后服用，或遵医嘱。请务必按时服药，忘记服药当想起时，请尽快补服，下次就恢复正常的时间服药；若已接近下次服药时间，只要服用下次的药。不可一次服用两次的药量。

3）服用多烯磷脂酰胆碱胶囊偶尔会出现胃肠道紊乱的不良反应。由于含有大豆油成分，本品可能会导致严重的过敏反应，对本品所含成分过敏的患者禁用。使用本品时，必须同时避免有害物质（如乙醇等）的摄入，以预防出现更严重的损害。

4）服用双环醇片，在用药期间应密切观察患者临床症状、体征和肝功能变化，疗程结束后也应加强随访。服用本药后，个别患者可能出现的不良反应均为轻度或中度，一般无须停药。短暂停药或对症治疗即可缓解。

第三节　老年慢性乙型肝炎保健知识

一、疾病教育

正确用药：告知患者服药方法、用量、副作用、注意事项、不良反应及应对方法。避免滥用药，如苯巴比妥类等。教会患者消毒生活用具及分泌物、排泄物的方法。家庭密切接触者及早进行预防接种，定期复诊肝功能、乙肝两对半、甲胎蛋白和 B 超。

正确对待疾病，排解不良情绪，劳逸结合，生活规律，合理营养、戒烟、禁酒。慢性乙肝患者宜食含优质蛋白质高的食物，注意高纤维、高维生素食物和硒的补充及低脂肪、适当的糖饮食。忌酒，少吃辛辣、油炸食品；忌食过甜食品；忌盲目进补，以免损害肝或增加肝负担。

二、饮食指导

合理饮食：主张低脂、优质蛋白质、高维生素、适量碳水化合物的均衡饮食。碳水化合物占热能的 55%~60%，可选择粮谷（米、面）为主食；蛋白质为每公斤体重 1.5~2.0 g，占总热能的 16%~18%，蛋白质选蛋、鱼、肉、豆制品、牛奶等；脂肪每日 0.8~1.2 g/kg，占总热能的 20%~30%；苦瓜、青菜、西红柿等含维生素相当高，香菇、红枣含蛋白质、糖高，据报道长期服用有保肝作用。

（1）蛋白质：恢复期每日 1.5~2.0 g/kg 体重。以优质蛋白为主。如牛奶、新鲜蛋类、瘦肉。急性期每日限制在 1~1.5 g/kg 体重。若出现肝性脑病，禁蛋白摄入或每日少于 1~1.5 g/kg 体重。

（2）碳水化合物：每日 250~400 g。

（3）水钠潴留合并腹水者：少尿时进无盐或低钠饮食，钠限制在每日 1000~5000 mg，进水量不超过每日 1000 ml，腹胀严重时减少产气多的食物摄入，同时勿暴饮暴食。并防止营养过剩，体重增长过快。

禁酒：酒精（乙醇）对肝有直接的伤害作用。饮酒后约 90% 的乙醇在肝代谢，由肝细胞的胞浆乙醇脱氢酶催化生成乙醛，乙醇和乙醛都有直接刺激、损害肝细胞的毒性作用，可使肝细胞变性、坏死，导致严重肝损伤和酒精性肝硬化。HBsAg 阳性患者长期饮酒易致肝硬化和促进肝硬化失代偿形成。乙醇可使乙肝患者病情加重，乙肝患者对乙醇代谢的酶类活性降低，肝解毒功能降低，因此即使少量饮酒，也是有害的。

三、心理保健

首先与患者建立良好的信任关系，尊重患者的人格，多与患者沟通，鼓励患者说出所关心的问题，并耐心解答患者提出的问题，提供心理上的支持，在交谈中用解释、鼓励、安慰、保证、指导、暗示等支持性治疗方案，及时将治疗好的效果反馈给患者，使患者树立信心，找到自己的价值，以积极的态度面对自己的疾病与健康状况。嘱咐家属多理解，多探视，不要流露厌烦、恐惧情绪，病情较重的患者常多疑，失去信心，这时要向患者说明疾病演变过程的复杂性。对于经济负担较重的，尽量为其节省医疗费用。

四、疾病护理

慢性乙肝患者机体免疫功能低下，极易被各种病毒、细菌等致病因子感染，这样会使本来已经静止或趋于痊愈的病情再度活动和恶化。患者在饮食起居、个人卫生等方面都应加倍小心，要适当锻炼，根据天气温度变化随时增减衣服，预防感冒和各种感染。

预防并发症：

（1）避免损伤，有黄疸伴皮肤瘙痒时，每日洗浴，穿着柔软较易吸汗的内衣，勤换洗，剪短指甲，勿直接用手抓痒。

（2）有出血倾向时避免碰伤，用软毛刷刷牙，禁挖鼻、剔牙。肝硬化食管胃底静脉曲张时，禁食过硬及刺激性食物。

（3）长期卧床者注意翻身、拍背，防止局部受压过久，预防压疮。

（4）注意神态变化，如患者情绪异常、性格改变、定向力障碍、计算力减退、烦躁或淡漠，是肝性脑病的表现。

肝功能（血清转氨酶）正常3个月以上者，可逐渐从事轻体力工作，然后逐渐增加工作量，直至恢复原工作。

五、预防

1. 控制传染源

对急性乙肝患者应进行隔离治疗。慢性乙肝患者和乙肝携带者不得献血。现症感染者不能从事饮食业、幼托机构等工作。

2. 切断传播途径

养成良好的个人卫生习惯，接触患者后要用肥皂和流动水洗手；严格执行消毒制度；提倡使用一次性注射用具，对血制品应做 HBsAg 检测，防止医源性传播。

3. 保护易感人群

接种乙肝疫苗是预防 HBV 感染最有效的方法。易感者均可接种，接种对象主要是新生儿；同时，与 HBV 感染者密切接触者、医务工作者、同性恋者等高危人群和从事幼托教育、食品加工、饮食服务等职业的人群均应接种乙肝疫苗，并定期复查抗体。

第二十三章 老年良性前列腺增生与用药保健指导

前列腺增生是老年男性常见病，与性激素平衡失调有关。随着年龄的增长，在众多因素的共同作用下，正常的前列腺细胞不断增多，致使前列腺腺体增大。老年人前列腺增生最典型的症状是尿频，夜尿增多尤其明显。药物治疗无法根治此病，长远疗效不太理想，治疗关键是及时尽早治疗，避免长时间尿潴留影响肾功能。前列腺增生如不及时治疗，尿频、排尿困难等症状会影响老年人正常生活，影响睡眠质量。随着病情发展，长时间尿潴留可能会引发老年人尿路感染、尿路结石等，如果疾病长期得不到治疗，有可能会出现肾衰竭，威胁生命。所以，正确认识老年人前列腺增生和用药保健，改善尿频和排尿困难等症状，防止并发症的发生，对老年人的健康和生活质量的提高有重要意义。

第一节 老年良性前列腺增生概论

一、概述

老年良性前列腺增生（benign prostatic hyperplasia，BPH）简称老年前列腺增生，是引起中老年男性排尿障碍的最为常见的一种良性疾病。组织学上 BPH 的发病率随年龄的增长而增加，最初通常发生在 40 岁以后，到 60 岁时超过 50%，80 岁时高达 83%，与组织学表现相类似，随着年龄的增长，排尿困难等症状也随之增加。60 岁以后大多数人都会有组织学意义上的增生，大约有 1/4 的人会出现临床症状。主要表现为以组织学上的前列腺间质和腺体成分的增生、解剖学上的前列腺增大（benign prostatic enlargement，BPE）、尿动力学上的膀胱出口梗阻（bladder outlet obstruction，BOO）和以下尿路症状（lower urinary tract symptoms，

LUTS）为主的临床症状。

二、病因及发病机制

BPH 发生的具体机制尚不清楚，可能多种因素都与 BPH 发生存在因果关系。BPH 的发生必须具备年龄增长及有功能的睾丸两个重要条件。相关因素有雄激素及其与雌激素的相互作用、前列腺的雄激素受体发生改变、前列腺间质 - 腺上皮细胞的相互作用、间质生长因子的调节异常、炎症细胞、细胞死亡减少、干细胞增加、遗传易感性等。

三、流行病学

21~30 岁的正常男性的前列腺平均重量为 20 g，此后前列腺重量几乎不发生变化，除非出现 BPH。组织学上诊断的 BPH 患病率随年龄增长而增加。2019 年中国良性 BPH 发生率为 59.2%，其中以城镇居民居多（城乡患病率：68.1% vs 47.6%），患病率随年龄增高呈逐渐递增趋势。

我国年龄 60 岁及以上的泌尿科门诊患者 BPH 占就诊疾病的构成比为 47%。与组织学表型相类似，老年男性随年龄排尿等症状亦增加，约 50% 组织学诊断为 BPH 的患者有中、重度下尿路症状（LUTS）。

第二节　老年良性前列腺增生用药指导

目前我国临床上使用的治疗前列腺增生的药物包括四大类（表 23-1）。

表 23-1　抗前列腺增生症药物分类

治疗前列腺增生症药物种类	治疗前列腺增生症的具体药物
α 受体阻滞剂	哌唑嗪、特拉唑嗪、阿夫唑嗪、多沙唑嗪、坦索罗辛、酚苄明、赛洛多辛
5α- 还原酶抑制剂	非那雄胺、度他雄胺、爱普列特
M 受体拮抗剂	托特罗定、索利那新、奥昔布宁
植物制剂	普适泰、非洲臀果木提取物、前列康

1. α受体阻滞剂

（1）药品、常见规格、用法用量及不良反应见表23-2。

表23-2　α受体阻滞剂药品、常见规格、用法用量及不良反应

药品	常见规格	常见用法用量	常见不良反应
盐酸哌唑嗪片	1 mg	每日3次，每次0.5~1 mg；逐渐按疗效调整为每日总量6~15 mg，分2~3次服用	晕厥、眩晕、嗜睡、头痛、精神差、心悸、恶心等
盐酸特拉唑嗪片	2 mg	初始剂量为睡前服用1 mg，1周或2周后每日剂量可加倍以达预期效应；常用维持剂量为每日1次，每次5~10 mg	体虚无力、心悸、恶心、外周水肿、眩晕、嗜睡、直立性低血压；减少血细胞比容、总蛋白浓度等
盐酸阿夫唑嗪片	2.5 mg	首剂量睡前服用；成人常用剂量为每日3次，每次2.5 mg，老年患者起始剂量每日早晚各1片，最多增至每日4片	眩晕、虚弱、头痛、心跳加快等
甲磺酸多沙唑嗪片（缓释片）	2 mg；4 mg	起始剂量为口服每日1次，每次1 mg，1~2周后根据临床反应和耐受情况调整剂量；首剂量及调整剂量宜睡前服用；维持剂量为每日1次，每次1~8 mg，超过4 mg易引起直立性低血压，最大使用剂量至每日16 mg	头晕、头痛、倦怠不适、嗜睡、水肿、恶心、鼻炎、呼吸困难、直立性低血压、心悸、眩晕、口干等
盐酸坦索罗辛缓释胶囊	0.2 mg	成人每日1次，每次1粒，饭后口服	头晕、血压下降、过敏反应、恶心、呕吐、失神、意识丧失等
盐酸酚苄明片	10 mg	开始时每日1次10 mg，1日2次，隔日增加10 mg，直至获得预期临床效果或出现轻微的α受体阻断的不良反应；以每日总量20~40 mg，分2次维持	直立性低血压、鼻塞、口干、瞳孔缩小、反射性心跳加快和胃肠刺激等
赛洛多辛胶囊	4 mg	成人每日2次，每次4 mg，早晚餐后口服	射精障碍、勃起障碍、尿失禁、口干、胃部不适、腹泻、头晕、心动过缓、直立性低血压等

（2）药物作用机制：α受体阻滞剂分为非选择性α受体阻滞剂（酚苄明）、选择性α受体阻滞剂（多沙唑嗪、阿夫唑嗪、特拉唑嗪）和高选择性α_1受体阻滞剂（坦索罗辛、萘哌地尔）。赛洛多辛是一种新的高选择性α_1受体阻滞剂，其对α_{1A}受体的亲和性显著高于α_{1D}和α_{1B}受体（$\alpha_{1A} > \alpha_{1D} > \alpha_{1B}$）。哌唑嗪是一种短效$\alpha_1$肾上腺素受体拮抗剂，一般不用于BPH的治疗，因为需要频繁给药且可能有更多的心血管副作用。

α_1肾上腺素受体拮抗剂（如特拉唑嗪）通过阻断分布在前列腺和膀胱颈部平滑肌表面的肾上腺能受体，松弛膀胱颈、前列腺被膜及前列腺尿道的平滑肌来缓解膀胱出口梗阻的动力性梗阻。

α_1受体在前列腺和膀胱底分布丰富，而在膀胱体分布稀少。在增生的前列腺组织中，这些受体的密度增加。已有α_1肾上腺素受体的3种亚型特征的描述：1A、1B和1D，特拉唑嗪、多沙唑嗪和阿夫唑嗪拮抗这3种受体亚型的亲和力相似，而坦洛新则显示出对α_{1A}和α_{1D}受体具有相对选择性。赛洛多辛是一种对α_{1A}受体有相对选择性的受体阻滞剂。

α_{1A}受体亚型在前列腺组织中约占肾上腺素受体的70%，而α_{1B}受体在血管平滑肌中更加多见，α_{1D}受体亚型占前列腺肾上腺素受体的比例少于30%，且位于前列腺基质中。现已发现α_{1D}受体存在于膀胱逼尿肌、膀胱颈及脊髓骶区。

（3）用药指导

1）α受体亚型的选择性和药动学等因素影响药物的副作用发生率。常见的副作用包括头晕、头痛、乏力、困倦、直立性低血压、异常射精等。

2）直立性低血压是老年患者应用α_1受体阻滞剂的药物不良反应。衰弱老人慎用。已有直立性低血压或血压过低的老年患者应禁用α_1受体阻滞剂。α_1受体阻滞剂与其他降压药物合用，降压作用增强，需要调整剂量，进行个体化治疗。

3）老年患者用药应从小剂量开始，缓慢增加剂量，停药后需重新用药的患者亦需从小剂量开始；开始用药和增加药物剂量时应避免突然改变体位，且不宜从事危险性作业（如驾驶、机械操作等）；用药期间建议监测立卧位血压，尤其衰弱的老年人；用药期间如出现直立性低血压，应立即减量、停药或更换药物。

轻者取平卧位、头低位，补充液体，多数能缓解。重症者需用活性炭洗胃和使用缩血管药物。

4）帕金森或帕金森叠加综合征、脑干卒中、脊髓病变的老年患者均存在自主神经功能障碍，直立性低血压是其重要临床症状，α受体阻滞剂可能会加重低血压，应慎用。血流动力学障碍引起的缺血性脑卒中及脑卒中急性期患者，非选择性α受体阻滞剂可加剧脑血流低灌注的发生，导致脑梗死加重，此类患者用药应先评估或咨询神经专科医生并分阶段、有计划、个体化地进行治疗。

5）服用α$_1$受体阻滞剂的患者接受白内障手术时可能出现虹膜松弛综合征，因此建议在白内障手术前停用α$_1$受体阻滞剂，但是术前多久停药尚无明确标准，建议在白内障手术前咨询眼科专科医师。

6）多沙唑嗪常用剂量可用于肾功能不全的患者和老年患者。特拉唑嗪对肾功能损伤患者无需改变推荐剂量。阿夫唑嗪对轻、中度肝功能不全的患者应调整剂量，对严重的肝肾功能不全者慎用。

7）特拉唑嗪可以使血细胞比容、血红蛋白、白细胞、总蛋白浓度减少，提示该药具有使血液稀释的可能性。尽管特拉唑嗪引起阴茎异常勃起的报道很少见，但应告知患者如果出现这种症状，应立刻通知医师，以避免应用特拉唑嗪而导致的永久性勃起功能障碍。

8）高选择性α$_1$受体阻滞剂具有良好的心血管安全性，对血压影响相对较小，出现低血压相关不良反应的风险较低。坦索罗辛对α肾上腺素能受体有较高的亲和力，可使射精时膀胱颈部关闭失控，输精管道收缩乏力，会导致射精功能障碍。逆行射精的发生率和药物剂量有关，且显著高于其他α受体阻滞剂。坦索罗辛在肾功能不全和重度肝功能障碍患者中慎用。赛洛多辛可根据症状酌情减量，重度肾功能损伤患者（肌酐清除率<30 ml/min）禁用；中度肾功能损伤及重度肝功能损伤患者慎用。

9）α受体阻滞剂有降低血清前列腺特异性抗原（PSA）的作用，结果有可能使前列腺潜伏癌早期发现变得更加困难，长期用药时须加以注意。

2. 5α- 还原酶抑制剂

（1）药品、常见规格、用法用量及不良反应见表 23-3。

表 23-3　5α- 还原酶抑制剂类药品、常见规格、用法用量及不良反应

药品	常见规格	常见用法用量	常见不良反应
非那雄胺片	5 mg	每日 1 次，每次 5 mg，空腹服用或与食物同时服用均可	阳痿、性欲降低、射精障碍、抑郁、乳腺癌等
度他雄胺软胶囊	0.5 mg	每日 1 次，每次 0.5 mg	阳痿、性欲下降、射精障碍、乳腺疾病［乳房增大和（或）触痛］等
爱普列特片	5 mg	每日早、晚各 1 次，每次 5 mg	恶心、食欲减退、腹胀、腹泻、口干、勃起功能障碍、射精量下降、耳鸣、耳塞、髋部痛等

（2）药物作用机制

1）5α- 还原酶抑制剂通过抑制体内的睾酮向双氢睾酮（DHT）转变，进而降低前列腺内双氢睾酮的含量，达到缩小前列腺体积、改善膀胱出口梗阻症状，减少急性尿潴留及手术的风险。5α- 还原酶抑制剂对前列腺体积较大和（或）血清 PSA 水平较高的患者治疗效果更好。5α- 还原酶抑制剂的起效时间相对较慢，随机对照试验结果显示使用 6~12 个月后获得最大疗效，连续药物治疗 6 年疗效持续稳定。

2）5α- 还原酶有两类同工酶：① I 型 5α- 还原酶：主要分布在前列腺以外的组织中（例如皮肤或肝）。② II 型 5α- 还原酶：前列腺内的主要 5α- 还原酶类型起主要作用。

3）非那雄胺抑制 II 型 5α- 还原酶。度他雄胺可抑制 I 型和 II 型 5α- 还原酶（双重阻滞剂），可能比非那雄胺更强效。

（3）用药指导

1）5α- 还原酶抑制剂最常见的不良反应包括勃起功能障碍、射精异常、性欲低下，其他不良反应包括男性乳房女性化、乳腺痛和皮疹等。研究结果证实，度他雄胺导致的性功能相关不良反应和乳房疼痛并发症发生率明显高于非那雄胺。

2）5α 还原酶抑制剂适用于前列腺较大和（或）PSA 水平升高的中重度、进

展风险高的 BPH/LUTS 患者。

3）为规避男性关注的药品的性欲降低、勃起功能障碍、精液量减少等不良反应，临床治疗中宜用前将风险告知患者，由患者抉择。对有意保持性功能的患者尽量不用 5α- 还原酶抑制剂。

4）大部分反应于停药后消失，应对患者加强健康教育和药学监护。

5）非那雄胺、爱普列特起效慢，对 BPH 症状严重者、尿流率严重减慢者、残余尿量较多者不宜选用，推荐应用度他雄胺。

6）BPH 的症状是循渐性和持续性的，5α- 还原酶抑制剂的作用可逆，停药后其血浆 DHT 和前列腺体积可以复旧和反弹，因此维持用药的时间必须长久，甚至终身，不宜间断用药。

3. M 受体阻滞剂

（1）药品、常见规格、用法用量及不良反应见表 23-4。

表 23-4　M 受体阻滞剂类药品、常见规格、用法用量及不良反应

药品	常见规格	常见用法用量	常见不良反应
酒石酸托特罗定片（胶囊）	1 mg；2 mg	每日 2 次，每次 2 mg；维持剂量每日 2 次，每次 1 mg	口干、消化不良、泪液减少等
酒石酸托特罗定缓释片（缓释胶囊）	2 mg；4 mg	每日 1 次，每次 4 mg，维持剂量每日 2 mg	同上
琥珀酸索利那新片	5 mg；10 mg	每日 1 次，每次 5 mg；必要时可增至每日 1 次，每次 10 mg	口干、视物模糊、便秘、恶心、消化不良、腹痛等

（2）药物作用机制：M 受体阻滞剂通过阻断膀胱毒蕈碱（M）受体（主要是 M_2 和 M_3 亚型），缓解逼尿肌过度收缩、降低膀胱敏感性，从而改善 BPH 患者的储尿期症状。M 受体阻滞剂分为非选择性和选择性两种。其中非选择性 M 受体阻滞剂主要包括托特罗定、奥昔布宁；选择性 M_3 受体阻滞剂主要是索利那新。目前，在国内常用的 M 受体阻滞剂主要有托特罗定和索利那新。

（3）用药指导

1）M 受体阻滞剂的不良反应包括口干、头晕、便秘、排尿困难和视物模糊等，多发生在用药 2 周内和年龄＞66 岁的患者。

2）BPH 患者以储尿期症状为主时，M 受体阻滞剂可以单独应用，仅限于排尿后残余尿量低的男性。对膀胱功能有突出作用。托特罗定用药后 1 小时和 5 小时的作用主要是增加了残余尿量，反映了膀胱的不全排空以及逼尿肌压力的降低。治疗过程中，应严密随访残余尿量的变化。

3）M 受体阻滞剂由于阻断了唾液腺的 M 受体，口干为最常见不良反应。不同 M 受体阻滞剂的口干发生率不同：托特罗定速释片为 8%~50%，托特罗定缓释片为 7%~34%，索利那新为 8%~30%。

4）对于急性尿潴留高风险患者［残余尿量>50 ml 和（或）最大尿流率（Qmax）<10 ml/s］，M 受体阻滞剂应慎用；对逼尿肌功能受损的老年患者慎用 M 受体阻滞剂，逼尿肌收缩无力时禁用。尿潴留、胃潴留、闭角型青光眼以及对 M 受体阻滞剂过敏者禁用。

5）心血管系统和中枢神经系统的不良事件最为严重。对心脏 M_2 受体拮抗可引起心率加快、QT 间期延长并导致室性心动过速。对合并心血管疾病的老年患者要慎用。大脑中的 M_1 受体在认知方面发挥重要作用。M 受体阻滞剂对中枢神经系统的影响表现为认知障碍、头痛等。

第三节　老年良性前列腺增生保健知识

一、疾病教育

老年前列腺增生患者年老体弱，行动不便，因尿频、排尿困难、溢尿而产生自卑、羞涩心理，病情长久不愈、反复发作，使患者战胜疾病的信心下降，产生烦躁不安、抑郁情绪。所以应对所有老年前列腺增生症患者提供教育，让其充分认识前列腺增生并掌握自我管理技能。药师应根据患者的文化程度及个体差异通过良好的语言交流向患者进行个体化的教育，具体教育内容有：

（1）告知患者良性前列腺增生是一种正常的生理老化过程，以此缓解患者的心理压力，消除不良情绪，以乐观积极的态度配合治疗，争取早日康复。

（2）老年前列腺增生的概念和并发症。

（3）前列腺增生的表现（尿频、尿急、排尿困难、尿流无力、排尿间断、尿潴留、血尿、充盈性尿失禁）。

（4）抗前列腺增生药物的种类、用法用量。

（5）适当运动和饮食结构调整；注意肥胖、高血压、糖尿病等危险因素，避免血压血糖明显波动。

（6）应戒酒、戒烟，养成良好的排尿习惯，不憋尿，有尿尽量及时排尽。

二、饮食指导

（1）辛辣刺激性食物、饮酒、吸烟等都会对前列腺有一定的影响。在前列腺增生的任何阶段，患者可因受凉、劳累、饮酒等使前列腺突然充血、水肿，发生急性尿潴留。因此，前列腺增生患者的饮食宜清淡，多食谷类、坚果与蔬菜类食物，多食蜂蜜以保持大便通畅，适量食用牛肉、鸡蛋。避免过多食用油脂类食品，如肥肉等。还要避免因受凉、劳累、饮酒、便秘等而引起急性尿潴留。

（2）多饮水、多排尿，通过尿液经常冲洗尿道，帮助前列腺分泌物排出，以预防感染。禁止憋尿，以免前列腺包膜张力增高而加重前列腺增生。为减轻夜间尿频，饮水和稀饭可安排在早餐和午餐，下午少用饮料。

（3）避免或减少咖啡因、乙醇、辛辣性食物的摄入。乙醇和咖啡具有利尿和刺激作用，可以引起尿量增多、尿频、尿急等症状。

三、运动指导

根据病情选择锻炼方法。如果病情较重，需绝对卧床休息；疾病恢复期可进行功能锻炼；病情恢复后可适当进行体育锻炼，每天规律运动，指导老人适当运动可增强体力，增进自我照顾能力。对长期卧床的患者应给予被动卧位，及时更换体位，活动肢体以保持血液循环及肺功能等，防止压疮、关节僵硬、坠积性肺炎等并发症的发生。病情较轻的患者应多做一些简单的运动，如太极、慢走之类的，加强身体的锻炼，但尽量不要骑自行车，车上的三角座容易压迫前列腺窝，可能导致出血。

四、疾病护理

定期监测是接受观察等待的 BPH 患者的重要临床过程。观察等待开始后的第 6 个月进行第 1 次监测，以后每年进行 1 次。

注意个人卫生，保持会阴部清洁，经常清洗外阴，以防隐藏在外阴的细菌进入男性尿道侵犯前列腺导致前列腺炎。穿宽松式的内衣以改善前列腺的血液循环。平时注意防寒保暖，尽量不要感冒，并注意不要在冰凉的座位上久坐。寒冷可使交感神经兴奋性增强，导致尿道内压增加而引起逆流。不可久坐，久坐加重痔疮，使会阴部充血，引起排尿困难。节制性欲，中老年时期性生活过于频繁，或有手淫及性生活中断等不良习惯，容易导致前列腺反复充血、肿胀甚至出现无菌性炎症，从而诱发前列腺增生。

避免或减少咖啡因、乙醇、辛辣性食物的摄入。乙醇和咖啡具有利尿和刺激作用，可以引起尿量增多、尿频、尿急等症状。优化排尿习惯，伴有尿不尽症状的患者可以采用放松排尿、二次排尿和尿后尿道挤压等。膀胱训练，伴有尿频症状的患者可以鼓励患者适当憋尿，以增加膀胱容量和排尿间歇时间。伴有便秘者应同时治疗便秘。

主要参考文献

［1］张相林.治疗药物监测临床应用手册.北京：人民卫生出版社，2020.

［2］刘晓红，陈彪.老年医学.北京：人民卫生出版社，2020.

［3］钟明康，王长连，洪震.临床药物治疗学：神经系统疾病.北京：人民卫生出版社，2020.

［4］于普林.老年医学.北京：人民卫生出版社，2017.

［5］王建业，胡欣.临床药物治疗学：老年疾病.北京：人民卫生出版社，2017.

［6］王一婧，吕红玲，徐艳霞，等.中医药治疗老年性便秘研究进展.辽宁中医药大学学报，2020，22（1）：150-153.

［7］李婕，段应龙，吴孝琦，等.老年尿失禁患者应对方式评估工具的研究进展.中南大学学报（医学版），2020，45（6）：733-738.

［8］谢美莲，张志云，张海霞，等.老年尿失禁病人护理的研究进展.护理研究，2020，34（6）：1052-1056.

［9］张健瑜，梁茜，许兆延.高龄老年慢性心力衰竭患者在临床表现及危险因素方面的特点探讨.中国现代药物应用，2020，14（14）：24-26.

［10］钱海燕，王征，刘德平，等.≥75岁老年患者血脂异常管理的专家共识.中国心血管杂志，2020（3）：201-209.

［11］中华医学会精神医学分会抑郁障碍研究协作组.抑郁症认知症状评估与干预专家共识.中华精神科杂志，2020，53（5）：369-376.

［12］陈生弟，陈海波.中国帕金森病治疗指南（第四版）.中华神经科杂志，2020，53（12）：973-986.

［13］中华医学会神经病学分会帕金森病及运动障碍学组.中国帕金森病轻度认知障碍的诊断和治疗指南（2020版）.中国神经精神疾病杂志，2021，47（1）：1-12.

［14］中华医学会，中华医学会杂志社，中华医学会全科医学分会，等.帕金森病基层诊疗指南（实践版·2019）.中华全科医师杂志，2020，19（1）：18-26.

［15］中国医师协会神经内科分会癫痫专委会.中国基因性全面性癫痫临床诊治实践指南.中华神经医学杂志，2020，19（10）：973-976.

［16］田金洲，解恒革，王鲁宁，等.中国阿尔茨海默病痴呆诊疗指南（2020年版）.中华老

年医学杂志，2021，40（3）：269-283.

［17］中国医师协会肾脏内科医师分会．中国肾性贫血诊治临床实践指南．中华医学杂志，2021，101（20）：1463-1502.

［18］中华医学会呼吸病学分会慢性阻塞性肺疾病学组．慢性阻塞性肺疾病诊治指南（2021年修订版）．中华结核和呼吸杂志，2021，44（3）：170-205.

［19］段瑞瑞，牛宏涛，于涛，等．大气污染对慢性阻塞性肺疾病表观遗传学影响的研究进展．国际呼吸杂志，2020，40（14）：1100-1105.

［20］周莉芳．中老年支气管哮喘患者的流行病学特点及危险因素．河南医学研究，2020，29（18）：3346-3348.

［21］王晓丹．奥马珠单抗治疗支气管哮喘临床分析．继续医学教育，2020，34（2）：156-157.

［22］王燕玲．全面化护理对老年哮喘患者肺功能和生命质量的影响．中国民康医学，2020，32（3）：163-165.